全国高等学校配套教材

外科学各论实习指导

主　审　廖　斌　何延政

主　编　陈礼刚　杜一华

副主编　江　涌　夏先明

编　者（以姓氏笔画为序）

王　清	王　斌	酉　建	王海燕	邓明彬	包长顺
刘　亮	刘　勇	刘　铭	江　涌	孙晓磊	杜一华
李　颖	李　昊	李慎杰	杨庆强	杨昌美	杨福兵
吴　斌	何开明	何延政	何海平	张　苓	陈礼刚
明　扬	罗庆莲	周　杰	庞金伟	胡　智	姜　睿
夏先明	夏祥国	夏德林	郭　静	黄昌仁	彭　强
彭汤明	彭里磊	彭建华	葛建华	董劲虎	植　勇
鲁晓波	曾　山	廖　斌	廖凯男	谭　毅	熊爱兵
黎　靖	戴天阳				

编写秘书　李慎杰　彭汤明

人民卫生出版社

图书在版编目（CIP）数据

外科学各论实习指导 / 陈礼刚，杜一华主编. —北京：人民卫生出版社，2017

ISBN 978-7-117-25786-2

Ⅰ. ①外…　Ⅱ. ①陈…　②杜…　Ⅲ. ①外科学 - 实习 - 医学院校 - 教学参考资料　Ⅳ. ①R6-45

中国版本图书馆 CIP 数据核字（2017）第 324962 号

人卫智网　www.ipmph.com	医学教育、学术、考试、健康，购书智慧智能综合服务平台	
人卫官网　www.pmph.com	人卫官方资讯发布平台	

外科学各论实习指导

主　　编：陈礼刚　杜一华
出版发行：人民卫生出版社（中继线 010-59780011）
地　　址：北京市朝阳区潘家园南里 19 号
邮　　编：100021
E - mail：pmph @ pmph.com
购书热线：010-59787592　010-59787584　010-65264830
印　　刷：北京人卫印刷厂
经　　销：新华书店
开　　本：787 × 1092　1/16　印张：17
字　　数：414 千字
版　　次：2018 年 1 月第 1 版　2018 年 1 月第 1 版第 1 次印刷
标准书号：ISBN 978-7-117-25786-2/R·25787
定　　价：55.00 元

打击盗版举报电话：010-59787491　E-mail：WQ @ pmph.com
（凡属印装质量问题请与本社市场营销中心联系退换）

前　言

外科学各论实习是临床教学的重要环节，是外科学理论学习与外科学临床实践的桥梁。近年来，随着科学技术的迅速发展，外科学的内容也随之快速更新与扩充，许多外科学理念也在不断发生变化。目前，国内各医学院校尚缺乏统一的外科学各论实习指导教材，为了适应目前的教学改革，提高临床教学质量，规范外科学各论实习教学，帮助课间实习和进入临床实习阶段的学生巩固外科学的基础知识和培养临床思维能力，西南医科大学附属医院外科学教研室组织专家撰写了《外科学各论实习指导》。

本教材紧扣临床医学专业外科学教学大纲，主要内容涵盖国家卫生和计划生育委员会规划教材《外科学》第八版。内容简明扼要，重点突出，条理清晰，实用性强。每一节都由三个部分组成，即目的要求、知识要点及思考题。

"目的要求"主要对本节要求掌握或了解的内容做提示性的概括叙述，目的是使学生能很快把握住应该掌握的内容。

"知识要点"主要是对本节的知识做概括性的阐述，利于学生掌握该节的重点知识。

"思考题"主要是针对本节的重点、难点以及要求掌握的知识进行提问，由学生自行检查自己对该节内容的掌握程度，达到巩固知识的目的，这对提高学生的自学能力是很有必要的。

另外，针对每一种疾病制定了完善的实习方法。"实习方法"主要是对需要学生实习的内容进行分析和阐述，突出重点、适合临床应用，以帮助学生较为系统和扎实地掌握该类疾病诊断、治疗的精髓，也便于教师指导学生实习。它由采集病史、诊断要点、治疗三个部分组成。"采集病史"又由"问诊、查体及辅助检查"组成，是让学生了解针对本病应该怎样去获取较详尽而有用的病史资料，这样有利于及时、准确地诊断疾病，也有利于培养学生的临床思维能力"诊断要点"、"治疗"主要是概括性地阐述本病的诊断、治疗要点，使学生在进行诊断和治疗的过程中思路清晰。

本书从开始计划编写到出版，历时两年多的时间，此间进行了多次的修改，目的是尽可能地为学生提供一本真正有用的实习指导教材。参加编写的人员主要是多年从事教学和临床工作的专家、教授，他们在编写过程中尽心竭力。在此，我们对全体参编教师表示衷心的感谢。同时对人民卫生出版社在出版中给予的大力支持也表示衷心的感谢。

由于本书内容涉及范围较广，受编写时间和编者水平所限，难免存在疏漏和不足，恳请广大师生提出宝贵意见，以便修订完善。

陈礼刚　杜一华

2017 年 10 月

目　　录

第一章

神经外科疾病

第一节 颅内高压症

目的要求

1. 了解颅内压增高的原因。
2. 掌握颅内压增高的临床表现。
3. 熟悉颅内压增高的诊断方法、治疗原则和治疗方法。
4. 了解脑疝的分类。
5. 熟悉脑疝的临床表现。
6. 了解脑疝的治疗原则。

知识要点

颅内高压症是神经系统常见的一组临床病理综合征，是多种疾病所共有的征象。各种原因造成的颅内压一般持续增高在 2.00kPa（200mmH$_2$O）以上时所引起的相应综合征称为颅内高压症。了解颅内压调节机制和颅内压增高的发生机制，以及颅内压增高最危急情况——脑疝的发生机制是学习和掌握神经外科学的基础、重点和关键。

一、颅内压增高

颅内压增高（increased intracranial pressure，IICP）是神经系统疾病常见的综合征。颅内血肿、脑肿瘤、脑脓肿、脑积水等多伴有颅内压（intracranial pressure，ICP）增高，一些内科疾病也可并发颅内压增高。本节要求学员掌握颅内压增高的临床表现（头痛、呕吐、视乳头水肿等）、诊断方法、治疗原则及治疗方法。

实习方法

带教流程：①简单复习理论课学习内容，即颅内压正常值、颅内压增高的发病机理、三联征、五联征以及诊断方法等；②指导学生病床旁询问病史，进行神经系统查体；③学员分组采集颅内压增高的典型病史、体征，制定诊断方法及治疗方案；④带习教师结合头颅电子计算机断层扫描（CT）等辅助检查结果对颅内压增高典型病例的实习方法进行总结，以便使学员巩固课堂所学的知识。

【采集病史】

问　诊

1. 头痛起始时间、部位、规律、性质。
2. 有无呕吐，何时出现呕吐，呕吐与头痛的关系，呕吐的状况（是否为喷射性）。
3. 有无意识障碍及生命体征变化，有无与头痛、呕吐同时出现的其他伴随症状。
4. 有无产生头痛、呕吐的诱因。
5. 曾经做过何种辅助检查、诊断、治疗，治疗结果如何。

查　体

1. 检查意识状况。
2. 头颅的外观及颅神经检查，是否可见颅神经麻痹症状，如外展神经麻痹、动眼神经麻痹等。
3. 四肢有无锥体束损害体征（锥体束损害是指肌肉收缩力下降、肌张力增高、腱反射亢进、病理反射阳性等）。
4. 是否出现深、浅感觉减退或缺失，有无共济失调及脑膜刺激征。

辅 助 检 查

1. 头颅 X 线片可提示有无颅骨骨折。
2. 头颅 CT、MRI 可提示病变部位及可能性质。

【诊断要点】

1. 病史　患者有无颅内压增高的典型病史。
2. 体征　患者有无视乳头水肿及神经系统阳性体征。
3. 辅助检查
（1）头颅 CT：快速、精确、经济、无创伤，诊断颅内病变首选，对绝大多数病变可作出定位诊断，也助于定性诊断。
（2）头颅 MRI：无创性检查，但检查时间较长，对颅骨骨质显示不佳，但对软组织病变显示良好。
（3）数字减影血管造影（digital subtraction angiography，DSA）：DSA 可诊断血管性疾病，如颅内动脉瘤、动静脉畸形等，也可诊断富于血运的颅脑肿瘤。
（4）X 线片：可显示蝶鞍扩大、颅缝分离、颅内异物等，现已少用。
（5）腰椎穿刺：腰椎穿刺可测量颅内压力、取脑脊液进行诊断及治疗，但该项检查有一定危险，对颅内压增高患者可诱发脑疝，故应慎重选择施行。
（6）有创颅内压监测：可植入颅内压力传感器进行持续监测，指导药物治疗和手术时机选择。

【治疗】

快速降低颅内压，及时明确诊断，尽快解除病因，辅以对症治疗是治疗急性颅内压增高的主要原则。

1. 一般治疗　密切观察意识、瞳孔及生命体征变化,头部抬高 30° 卧位,吸氧,保持呼吸道通畅,控制高热,呕吐者防止误吸,防治癫痫发作,适当镇痛等。

2. 药物治疗

（1）高渗渗透剂:20% 甘露醇 125ml 或 250ml,快速静脉滴注,每日 2~4 次,或使用高渗盐水。

（2）呋塞米（速尿）20~40mg,肌肉或静脉注射,每日 1~2 次。

（3）适当使用激素:减轻瘤周水肿,静脉注射地塞米松或氢化可的松,口服泼尼松等。

3. 亚低温冬眠疗法　降低脑新陈代谢率,减少脑组织耗氧量,防止脑水肿发生发展。

4. 辅助过度通气　排出体内 CO_2,降低动脉血 CO_2 分压,降低脑血流量,可在短时间内使 ICP 下降,但不提倡长时间采用。

5. 脑脊液引流　侧脑室体外引流术或侧脑室 – 腹腔分流术。

6. 减压术　去骨瓣减压等外减压术。部分非功能区脑叶切除等内减压术。

7. 病因治疗　开颅切除脑肿瘤、清除颅内血肿等。

二、急 性 脑 疝

急性脑疝（acute brain hernia）是颅内压增高的危急状态,直接威胁着患者生命,应高度重视,立即处理,分秒必争地进行紧急抢救或手术,以挽救患者生命。若脑疝得不到及时医治,患者就有生命危险。

实习方法

教师先简单复习脑疝的发病机制、分类、治疗方法等,然后带学生到病床旁观察典型病例,增加学生对脑疝的理性和感性认识。

【采集病史】

问　诊

1. 产生颅内压增高的时间。是否存在进行性加重的剧烈头痛、频繁呕吐或烦躁不安。
2. 何时出现昏迷、肢体瘫痪或强直。
3. 做过什么检查、治疗。
4. 有无外伤、发热等病史。

查　体

1. 检查意识状况。
2. 颅神经检查可见动眼神经麻痹、瞳孔不等大现象。
3. 可见四肢有锥体束损害体征。
4. 可见生命体征明显异常。

辅 助 检 查

头颅 CT 及 MRI 辅助检查以了解病变的部位与性质。

【诊断要点】

1. 病史　是否有急性颅内压增高病史。
2. 体征　意识状况,有无单侧或双侧瞳孔散大、锥体束损害,生命体征改变。
3. 辅助检查　头颅 CT、MRI 检查对颅内病变作出定位诊断,也助于定性诊断。

【治疗】

1. 治疗原则　脑疝是由于急剧的颅内压增高造成的,在作出脑疝诊断的同时应迅速降低颅内压,以缓解病情,争取时间,尽快明确诊断,完成术前准备,手术去除病因,必要时引流脑脊液或行减压术。

2. 治疗方法　与颅内压增高的治疗方法相同,措施要更快、更得力,一切措施同时进行,以最快、最有力的措施将颅内压降下去之后,再尽可能进行病因治疗,力求挽救患者生命。

思考题

1. 何谓颅内压增高?
2. 颅内压增高的临床表现有哪些?
3. 颅内压增高的治疗要点有哪些?
4. 常见的脑疝有哪几种?
5. 小脑幕切迹疝的临床表现是什么?
6. 脑疝的抢救措施有哪些?

（张　芩　杨昌美　罗庆莲　庞金伟）

第二节　颅 脑 损 伤

目的要求

1. 熟悉头皮血肿的分类、临床表现及治疗方法。
2. 了解颅骨的解剖结构。
3. 熟悉颅底骨折的临床表现。
4. 掌握颅底骨折的处理原则。
5. 了解原发性脑损伤的损伤方式和损伤机理。
6. 熟悉原发性脑损伤的临床表现。

7. 掌握原发性脑损伤的诊断要点。

8. 了解颅脑损伤的治疗原则。

9. 了解颅脑损伤的常见原因。

10. 熟悉颅内血肿的诊断方式。

11. 掌握硬膜外血肿、硬膜下血肿临床诊断要点及处理原则。

知识要点

颅脑损伤（craniocerebral injury）是一种常见病、多发病，发病率占全身各种损伤的第二位，但其死亡率和致残率却居第一位，正确处理颅脑损伤具有重要临床意义。头部外伤当时即有的脑损伤为原发性脑损伤，原发性脑损伤分为闭合性和开放性两类。闭合性脑损伤分为脑震荡、脑挫裂伤、弥漫性轴索损伤。开放性脑损伤指颅脑损伤后脑组织与外界相通。头部外伤一段时间后才出现的脑损伤为继发性脑损伤，主要有脑水肿、脑肿胀、颅内血肿、颅内感染。继发性脑损伤中的颅内血肿是致死的重要原因，掌握颅内血肿的诊断要点及处理方法对挽救患者生命至关重要。

一、头皮损伤

头皮损伤（scalp injury）是由直接外力造成，损伤类型与致伤物种类密切相关。单纯的头皮损伤一般不会引起严重后果，但在颅脑损伤的诊治中不可忽略，因为：①根据头皮损伤的情况可推测外力的性质和大小，而且头皮损伤的部位常是着力部位，而着力部位对判断脑损伤的位置十分重要；②头皮血供丰富，伤后极易失血，部分伤员尤其是小儿可因此导致休克；③虽然头皮抗感染和愈合能力较强，但处理不当，一旦感染，便有向深部蔓延引起颅骨骨髓炎和颅内感染的可能。

实习方法

教师带领学生查看头皮损伤典型病例，并组织学生讨论和总结。

【采集病史】

问 诊

1. 是否有头部外伤史。头部外伤史包括头部受伤的时间、地点、受伤方式、致伤物等。

2. 头皮是否完整。头顶是否出现包块，包块大小、是否局限、有无波动感等。

3. 是否出现头昏、心慌、头痛、呕吐等现象。

4. 曾经受过何种治疗。

查 体

1. 检查头皮状况。

2. 检查头顶包块体积、波动感。

3. 检查创面情况。包块是否清洁、创缘是否整齐等。

4. 检查全身情况。

辅 助 检 查

1. 头颅 X 线片有助于鉴别皮下血肿与凹陷性骨折。

2. 头颅 CT 可直接显示头皮损伤及颅内情况。

【诊断要点】

皮下血肿（subcutaneous hematoma）

1. 位于皮下层与帽状腱膜层之间。

2. 体积较小,较局限,无波动感。

3. 周边较中心硬,易误诊为凹陷性骨折。

帽状腱膜下血肿（subgaleal hematoma）

1. 位于帽状腱膜下的蜂窝组织。

2. 体积较大,可延及全头,不受颅缝限制。

3. 有明显波动感。

4. 出血量可达数百毫升,可致休克。

骨膜下血肿（subperiosteal hematoma）

1. 位于颅缝之间的骨膜下。

2. 体积较大,但不超过颅缝,张力高。

3. 可有波动感。

4. 可伴颅骨骨折。

【治疗】

1. 对症治疗　皮下血肿一般无需处理,数日后可自行吸收;帽状腱膜下血肿以及骨膜下血肿,体积较小时可加压包扎,体积较大者可穿刺引流后加压包扎。

2. 手术治疗　对于头皮裂伤,在客观条件许可的情况下,争取在 24 小时内清创缝合。

3. 康复治疗。

二、颅 底 骨 折

颅底骨折（skull base fracture）是颅骨线形骨折中的一种。由于脑脊液（cerebro-spinal fluid, CSF）外漏使脑组织和外界相通,故颅底骨折也属于开放性脑损伤。

实习方法

教师带领学生查看颅底骨折典型病例,查阳性体征。

【采集病史】

问　　诊

1. 是否有头部外伤史。头部外伤史包括头部受伤的时间、地点、受伤方式。
2. 有无原发昏迷,出现昏迷的时间,清醒后有无头痛、呕吐现象。
3. 有无眼眶周围出血,乳突周围皮肤淤血、青紫,口、鼻、耳出血现象。

查　　体

1. 检查意识状况。
2. 检查眼周皮肤及眼结膜出血情况,检查口、鼻腔或外耳道有无血性液体外流,耳后乳突部皮肤有无迟发性淤血、瘀斑。
3. 检查颅神经有无损伤及其损伤程度。

辅 助 检 查

1. 头颅 X 线片　常不能显示颅底骨骨折线。
2. 头颅 CT　偶可见颅底骨骨折线,颅内积气。

【诊断要点】

1. 有无局部淤血,血性脑脊液外漏。
2. 颅神经损伤。
3. 头颅 CT 提示的直接、间接征象。

【治疗】

1. 头抬高患侧向下卧位休息。
2. 常规使用抗生素预防感染。
3. 对脑脊液外漏 4 周后仍不停者应考虑进行手术修补封闭瘘口。
4. 对伤后视力减退,疑为碎骨片挫伤或血肿压迫视神经者,应争取在 12 小时内行视神经探查减压术。
5. 对于伤后立即出现的完全性面瘫,CT 扫描发现岩骨骨折造成面神经管明显不连续时,应尽早将面神经管磨开,行面神经减压术。

三、原发性脑损伤

　　原发性脑损伤(primary brain injury)是头部受外力作用当时即发生的脑损伤。原发性脑损伤的及时处理,对并发症的积极预防治疗,可改善治疗效果。原发性脑损伤分为闭合性脑损伤和开放性脑损伤。闭合性脑损伤包括脑震荡、脑挫裂伤、弥漫性轴索损伤。

实习方法

教师带领学生查看原发性脑损伤典型病例,阳性体征,随后选择典型病例采集病史及查体。最后由教师结合 CT 等辅助检查结果进行总结。

【采集病史】

问 诊

1. 是否有头部受伤史。头部受伤史包括头部受伤的时间、地点,受伤的方式。
2. 有无原发昏迷,昏迷发生和持续的时间,清醒后有无头痛、呕吐现象。
3. 做过什么治疗,结果如何。

查 体

1. 检查意识状况,昏迷程度。
2. 检查瞳孔大小、光反射情况。
3. 检查有无神经损害体征、脑膜刺激征。
4. 检查生命体征有何变化。

辅 助 检 查

1. 头颅 X 线片 对诊断帮助不大。
2. 头颅 CT 可显示各类脑损伤不同的典型表现,为首选检查。
3. 头颅 MRI 在非出血及微小病灶的显示中较有优势。

【诊断要点】

脑震荡(cerebral concussion)

1. 意识障碍,但昏迷时间 <30min。
2. 逆行性遗忘指不能回忆受伤前的情况。
3. 神经系统检查无阳性体征。
4. 腰椎穿刺检查可见脑脊液中红细胞呈阴性。
5. 头颅 CT 未见异常。

脑挫裂伤(cerebral contusion and laceration)

1. 昏迷时间 >30min,有的甚至可长达数日、数周。
2. 颅内压增高症状可轻,可重。
3. 神经系统阳性体征表现为瘫痪,失语等。
4. 生命体征常有脉搏缓慢。
5. 腰椎穿刺可见血性脑脊液。
6. 头颅 CT 显示有点、片状出血。

弥漫性轴索损伤(diffuse axonal injury , DAI)

1. 意识障碍重,长时间昏迷,脑水肿常使昏迷加重。

2. 瞳孔单或双侧散大,光反射迟钝。

3. 广泛神经系统损害。

4. 头颅 CT 检查可见脑白质散在点、片状出血。

开放性脑损伤(open brain injury)

1. 可见伤口出血,伤口内有异物。

2. 颅内压不一定高。

3. 局部脑损伤重。

4. 清创需清除异物,修补好硬膜。

【治疗】

1. 对症治疗 治疗方法参考颅内压增高的治疗。

2. 手术治疗 下列情况可考虑手术:

(1)继发性脑水肿严重,脱水治疗无效,病情日益恶化。

(2)颅内血肿清除后,颅内压无明显缓解,脑挫裂伤区继续膨出,而又除外了颅内其他部位血肿。

(3)脑挫裂伤灶或血肿清除后,伤情一度好转,以后又恶化出现脑疝。手术方法包括脑挫裂伤灶清除、额极或颞极切除术、颞肌下减压或骨瓣切除减压等。

3. 康复治疗。

四、颅 内 血 肿

颅内血肿(intracranial hernatoma)是颅脑损伤常见的继发性损害,常发生脑疝。颅内血肿是致患者死亡的重要原因。掌握颅内血肿的诊断要点及治疗方法对挽救颅脑损伤患者的生命至关重要。常见的颅内血肿有急性硬膜外血肿,急性硬膜下血肿,慢性硬膜下血肿及迟发性外伤性颅内血肿。

实 习 方 法

在教师带领下,学生查看颅内血肿患者,见习阳性体征。选择典型病例,采集病史及查体。最后教师结合 CT 等辅助检查结果进行总结。

【采集病史】

问 诊

1. 是否有头部外伤史。头部外伤史包括头部受伤的时间、地点、受伤方式。

2. 有无原发昏迷,处于昏迷状态的时间多长,清醒后有无头痛、呕吐现象。

3. 有无再昏迷,出现再昏迷的时间。

4. 做过什么治疗及治疗的结果如何。

查　体

1. 检查意识状况,昏迷程度。
2. 检查瞳孔大小、光反射情况。
3. 检查有无锥体束受损。
4. 检查生命体征有何变化。

辅 助 检 查

1. 头颅 X 线平片检查可确定骨折部位。
2. 行头颅 CT 检查。

【诊断要点】

急性硬膜外血肿(acute extradural hematoma)
1. 有加速性损伤外伤史。
2. 有意识障碍,有中间清醒期或迟发昏迷。
3. 清醒期有颅内压增高(如头痛、呕吐)现象。
4. 可见锥体束受损体征。
5. 常发生脑疝。脑疝征象包括患侧的瞳孔散大,受伤对侧肢体瘫痪。
6. 生命体征改变,显示有 Cushing 综合征表现。
7. 头颅 X 线片可见颅骨骨折线。
8. CT 可见双凸面镜形或弓状形高密度影。

急性硬膜下血肿(acute subdural hematoma)
1. 常有枕部着地外伤史。
2. 意识障碍有中间意识好转期或昏迷加深。
3. 急性颅内压增高,频繁呕吐。
4. 脑疝。
5. 生命体征改变,显示有 Cushing 综合征表现。
6. 头颅 CT 可见新月形高密度影。

慢性硬膜下血肿(chronic subdural hematoma)
1. 常有轻微外伤史。
2. 颅内压增高的症状常常较轻,易误诊。
3. 脑受压以轻微偏瘫、尿失禁、智力下降为主。
4. 头颅 CT 可见硬膜下有低密度、等密度、高密度及混杂密度影。

迟发性外伤性颅内血肿(delaycd traumatic intracranial hematoma)
迟发性外伤性颅内血肿指脑外伤后首次头颅 CT 扫查显示无颅内血肿,复查头颅 CT 时才出现的血肿,或在原出血部位发现新的血肿,血肿多在伤后 24 小时内发生。故对于伤后首次 CT 检查发现脑挫伤或颅骨骨折者,3 天内应每 4~8 小时行 CT 复查,及时发现迟发性血肿的可能并加强监护。

【治疗】

1. 颅内血肿的非手术治疗指征

（1）对于急性硬膜外血肿 <30ml、颞部 <20ml、最大厚度 <15mm、中线移位 <5mm，格拉斯哥昏迷评分（Glasgow coma scale，GCS）>8 分，没有脑局灶损害症状和体征的患者可保守治疗。但必须住院严密观察病情变化，行头颅 CT 动态观察血肿变化。一旦出现临床意识改变、高颅压症状，甚至瞳孔改变或 CT 血肿增大，都应该立刻行开颅血肿清除术。

（2）对于急性硬膜下血肿 <30ml、颞部 <20ml、血肿最大厚度 <10mm、中线移位 <5mm、GCS 评分 <9 分的急性硬膜下血肿的患者，可以先行非手术治疗。如果出现伤后进行性意识障碍，GCS 评分下降 >2 分，立即采用外科手术治疗；对于具有颅内压监测技术的医院，GCS 评分 <8 分的重型颅脑损伤合并颅内血肿的患者都应行颅内压监测。

（3）对于急性脑实质损伤（脑内血肿、脑挫裂伤），无意识改变和神经损害表现的患者，如药物能有效控制高颅压，CT 未显示明显占位效应，可在严密观察意识和瞳孔等病情变化下，继续药物保守治疗。

（4）对于后颅窝血肿 <10ml、无神经功能异常、CT 扫描显示不伴有占位征象或有轻微占位征象的患者，可以进行严密观察治疗，同时进行定期复查 CT。

（5）对于无临床症状和体征、CT 或者 MRI 扫查显示单侧或双侧硬膜下血肿厚度 <10mm、中线移位 <10mm 的患者可采取动态临床观测。

2. 颅内血肿的手术指征

（1）急性硬膜外血肿 >30ml、颞部 >20ml、需立刻开颅手术清除血肿。

（2）急性硬膜下血肿 >30ml、颞部 >20ml、血肿厚度 >10mm 或中线移位 >5mm 的患者，需立即采用手术清除血肿。

（3）对于急性脑实质损伤（脑内血肿、脑挫裂伤）的患者，如果出现进行性意识障碍和神经功能损害，药物无法控制高颅压，CT 出现明显占位效应，应该立刻行外科手术治疗；额颞顶叶挫裂伤体积 >20ml、中线移位 >5mm，伴有基底池受压的患者，应该立刻行外科手术治疗。对于急性脑实质损伤的患者，通过脱水等药物治疗后颅内压 ≥ 25mmHg（1mmHg=0.133kPa），脑灌注压小于等于 65mmHg，应该行外科手术治疗。

（4）对于后颅窝血肿 >10ml、CT 扫查有占位效应（第四脑室的变形、移位或者闭塞，基底池受压或消失，梗阻性脑积水）的患者，应立即行外科手术治疗。

（5）对于临床出现高颅压症状和体征，伴有或不伴有意识改变和大脑半球受压体征或CT 或 MRI 扫查显示单侧或双侧硬膜下血肿厚度 >10mm、单侧血肿导致中线移位 >10mm 的患者，应立即行外科手术治疗。

3. 颅内血肿的手术原则

（1）对于额颞顶叶广泛脑挫裂伤合并脑内血肿、CT 出现明显占位效应的患者，应该提倡采用标准外伤大骨瓣开颅清除脑内血肿和失活脑挫裂伤组织、彻底止血，常规行去骨瓣减压，硬膜减张缝合。

（2）对于无脑内血肿、额颞顶叶广泛脑挫裂伤脑肿胀合并难以控制高颅压、出现小脑幕切迹疝征象的患者，应常规行标准外伤大骨瓣开颅，硬膜减张缝合，去骨瓣减压。

（3）对于单纯脑内血肿、无明显脑挫裂伤、CT 出现明显占位效应的患者，按照血肿部位,采用相应部位较大骨瓣开颅清除血肿、彻底止血,根据术中颅内压情况决定保留或去骨瓣减压,硬膜原位缝合或减张缝合。

（4）对于后枕部着地减速性损伤、对冲伤导致的双侧大脑半球脑实质损伤（脑内血肿、脑挫裂伤）导致的脑内多发血肿患者,应该首先对损伤严重侧病灶进行开颅手术,必要时行双侧开颅大骨瓣减压手术。

思考题

1. 颅底骨折的临床表现是什么?
2. 原发性脑损伤的临床表现特点有哪些?
3. 颅内血肿的临床表现是什么?
4. 颅内血肿的治疗原则是什么?

（陈礼刚　刘　亮　彭汤明　李慎杰）

第三节　颅内肿瘤

目的要求

1. 了解颅内肿瘤的分类。
2. 熟悉颅内肿瘤的临床表现。
3. 了解常见的颅内肿瘤的诊断要点。
4. 了解颅内肿瘤的诊断方法、治疗原则。

知识要点

颅内肿瘤（intracranial tumors）是中枢神经系统的常见病、多发病,是引起颅内压增高的常见原因。颅内肿瘤以胶质瘤（星形细胞瘤、多形性脑胶质母细胞瘤、室管膜瘤、少枝胶质瘤）最常见,其次为脑膜瘤、垂体瘤、听神经瘤、髓母细胞瘤等。头颅增强 MRI、CT 可显示各种颅内肿瘤的典型表现。

实习方法

带教流程:①教师指导学员学习神经系统疾病常规检查方法,颅内肿瘤的阳性体征。②在教师指导下,学员分组问诊、查体、看辅助检查结果,从而了解常见颅内肿瘤的临床表现,了解颅内肿瘤的诊断方法和治疗原则。③教师结合增强 MRI 等辅助检查结果进行总结,以便使学员掌握常见颅内肿瘤的有关知识。

【采集病史】

问 诊

1. 有无颅内压增高史,出现时间,加重情况。
2. 何时出现神经系统损害症状(如抽搐、瘫痪、失语及视力下降等)。
3. 发病后做过何种治疗,治疗结果怎样。

查 体

1. 检查有无生命体征改变。
2. 检查有无颅神经受损体征。
3. 检查有无锥体束损害。

辅 助 检 查

1. 颅骨 X 线片可显示颅骨骨质破坏情况。
2. 脑血管造影可显示有无血管移位、异常血供、肿瘤染色。
3. 推荐颅内肿瘤影像学诊断以 MRI 平扫加增强检查为主,CT 为辅,增强的头颅 CT、MRI 可确定病变部位、为明确肿瘤性质提供参考。

【诊断要点】

星形细胞瘤(astrocytoma)

1. 常发生于大脑半球,约占胶质瘤的 40%。
2. 肿瘤性质为低恶性。中青年人及儿童多见。
3. 生长较慢,常见以下两种情况:
(1)实性肿瘤与周围组织分界不清,中青年人多见。
(2)肿瘤有囊性变,有清楚的囊壁和瘤结节,多见于儿童小脑半球。
4. 头颅 CT、MRI 检查可见肿瘤边界不清,有不均匀增强的肿瘤影像或有囊性变,囊内有肿瘤结节。

多形性脑胶质母细胞瘤(glioblastoma multiforme)

1. 多发于大脑半球,约占胶质瘤的 20%。
2. 肿瘤性质为高恶性,多见于中青年人。
3. 为浸润生长,生长速度快,瘤体易坏死出血,产生急性颅内压增高。
4. 头颅 CT、MRI 检查可见肿瘤边界不清,有不均匀增强的肿瘤影像,常有瘤内出血或出血后囊性变。

室管膜瘤(ependymoma)

1. 为低度恶性的颅内肿瘤,约占胶质瘤的 12%。
2. 常见于脑室周围及脊髓中央管。
3. 界线清楚,可囊性变,在脊髓内可节段生长。
4. 头颅 CT、MRI 检查可见脑室周围有增强欠均匀、边界清楚的肿瘤影像。

少枝胶质瘤（oligodendroglioma）

1. 为低度恶性颅内肿瘤，约占胶质瘤的 7%。

2. 好发部位为大脑半球白质内，多见于中青年人。

3. 生长缓慢，形态不规则，界线较清晰，常有钙化。

4. 头颅 CT、MRI 检查可见边界尚清楚、增强不均匀、瘤内有钙化的肿瘤影像。

髓母细胞瘤（medulloblastoma）

1. 为残留胚胎组织产生的高恶性肿瘤，约占颅内肿瘤的 5%。

2. 好发于小脑蚓部，常见于儿童。

3. 可致患者颅内压增高、步态不稳、眼球震颤等。

4. 生长速度快，导致脑脊液受阻产生脑积水，可以随脑脊液播散。

5. 头颅 CT、MRI 检查可见小脑蚓部边界尚清楚，有增强不均匀的肿瘤影像，可见四脑室受压，多有脑积水。

脑膜瘤（meningioma）

1. 为发生于蛛网膜的良性肿瘤，约占颅内肿瘤的 20%。

2. 常见部位为矢状窦旁、镰旁、大脑凸面，多见于 30~50 岁人群。

3. 生长缓慢，病程长，包膜完整，有钙化，血供丰富，凸面肿瘤附近颅骨常有增生、破坏。

4. 头颅 X 线片检查可见颅骨骨质增生或骨质破坏。

5. 头颅 CT、MRI 检查可见肿瘤边界清楚，有增强明显且均匀的瘤体影像，肿瘤周围多有水肿。

6. 数字减影脑血管造影可见明显的肿瘤血供和肿瘤染色。

垂体瘤（pituitary adenoma）

1. 为发生于垂体前叶的良性肿瘤，约占颅内肿瘤的 10%~20%，多见于中青年人。

2. 内分泌改变

（1）泌乳素（prolactin，PRL）腺瘤（嗜酸性）：表现为停经（女性）、溢乳、不育。

（2）生长激素（growth hormone，GH）腺瘤（嗜酸性）：表现为肢端肥大，巨人症。

（3）促肾上腺皮质激素（adrenocorticotropic hormone，ACTH）腺瘤（嗜碱性）：临床表现为 Cushing 综合征。

（4）无分泌功能腺瘤（嫌色性）：表现为视力障碍，垂体功能下降。

3. 肿瘤长大压迫视交叉出现双颞侧偏盲，压迫视神经则出现视力下降。

4. 头颅 CT、MRI 检查可见鞍区边界清楚，有增强不均匀的肿瘤影像。

5. 蝶鞍 X 线片显示蝶鞍扩大、骨质破坏。

听神经瘤（acoustic neuroma）

1. 发生于前庭神经的良性肿瘤，约占颅内肿瘤的 10%，多见于 31~40 岁人群。

2. 可致患者耳鸣，听力下降，小脑桥脑角（cerebellopontine angle，CPA）症状，小脑症状，后组颅神经症状，颅内压增高。

3. 头颅 CT、MRI 检查可见 CPA 区有边界清楚，增强不均匀的肿瘤影像，可见病变侧内听道扩大。

4. 脑干诱发电位（brainstem auditory evoked potential，BAEP）检查可早期发现肿瘤。

颅咽管瘤（craniopharyngioma）

1. 为发生于鞍区的先天性良性肿瘤,约占颅内肿瘤的5%,好发于儿童。

2. 可致患者视力下降、肥胖、尿崩、发育迟缓,晚期可见颅内压增高。

3. 头颅CT、MRI检查可见鞍区边界清楚,有增强不均匀的肿瘤影像,也常有囊性变、钙化的肿瘤影像,若肿瘤向三脑室生长则有脑积水。

4. 颅骨X线片可见鞍区钙化。

血管网状细胞瘤（angioreticuloma）

1. 好发于小脑半球,为血管性良性肿瘤,约占颅内肿瘤的2%~3%,20~40岁人群常见。

2. 可为实体肿瘤,常有囊性变,囊内有血供丰富的瘤结节。

3. 常伴真性红细胞增高症和高血红素症。

4. 常伴有希 – 林综合征（Von Hippel-Lindau syndrome, VHL）,有家族性,常染色体显性遗传。

【治疗】

治疗原则包括降低颅内高压、切除病灶或综合治疗。

1. 降低颅内高压治疗

（1）脱水治疗:与颅内压增高的治疗方法相同。

（2）对症治疗:与颅内压增高的治疗方法相同。

2. 手术治疗

（1）手术原则:若为良性肿瘤则全切,若为恶性肿瘤则力争全切,若位于深部的肿瘤则争取全切,总之手术要以患者的生存质量为最终指标。

（2）手术方法:手术方法有四种。①肿瘤切除术:全切,次全切,大部分切除,肿瘤活检;②内减压术:切除非功能区脑组织;③外减压术:去骨瓣减压;④脑脊液引流术:侧脑室 – 腹腔分流术,侧脑室 – 枕大池分流术,三脑室底部造瘘术,终板造瘘术。

3. 立体定向放射外科手术（γ刀）的适应证:

（1）肿瘤直径2~3cm。

（2）边界清楚的良性肿瘤。

4. 垂体瘤治疗

（1）微腺瘤（直径<1cm）:γ刀、药物、经蝶窦肿瘤切除术。

（2）小腺瘤（直径1~2cm）:γ刀、药物、经蝶窦肿瘤切除术。

（3）大腺瘤（直径>2cm）:经蝶窦、经颅手术。

5. 辅助治疗

（1）放疗:以^{60}Co放射治疗,吸收剂量30~60Gy。

（2）化疗:主要以替莫唑胺进行化疗。

思考题

1. 颅内肿瘤如何分类?

2. 常见颅内肿瘤的临床特点有哪些?

（陈礼刚　明　扬　夏祥国　周　杰）

第四节 脑血管性疾病

目的要求

1. 了解自发性蛛网膜下腔出血的病因。
2. 熟悉自发性蛛网膜下腔出血的临床表现、诊断。
3. 了解自发性蛛网膜下腔出血的治疗原则。
4. 了解颅内动脉瘤的病因及分类。
5. 掌握颅内动脉瘤的临床表现。
6. 熟悉颅内动脉瘤的诊断及治疗。
7. 了解颅内动静脉畸形临床表现、诊断及治疗原则。
8. 了解高血压脑出血的外科治疗原则。

知识要点

脑血管疾病是神经系统常见的疾病,包括颅内动脉瘤、颅内动静脉畸形、高血压脑出血等。脑血管疾病的发病率和死亡率都很高,严重威胁着人类健康,与恶性肿瘤和心血管疾病构成人类死亡的三大疾病。

一、自发性蛛网膜下腔出血

蛛网膜下腔出血(subarachnoid hemorrhage,SAH)是指脑血管和椎管内血管破裂,血液流至蛛网膜下腔出现的一组症状,分为自发性和外伤性两类,在此仅述自发性SAH。

实习方法

在教师指导下,学生分组问诊、查体、查看辅助检查结果,了解自发性蛛网膜下腔出血的临床表现、诊断方法和治疗原则。最后教师结合 CT、CTA、DSA 等辅助检查结果进行总结,使学生掌握自发性蛛网膜下腔出血的相关知识。

【采集病史】

问 诊

1. 头痛的起始时间、急缓、部位与范围、性质、程度、频度(间歇性或持续性)、激发或缓解因素。以突发爆炸样头痛为主要特征,患者常描述为"一生中最严重的头痛"。
2. 部分患者动脉瘤破裂前,有情绪激动、大便困难、咳嗽、用力等诱因。
3. 有无呕吐,何时出现呕吐,呕吐与头痛的关系,呕吐的状况(是否为喷射性)。
4. 与头痛、呕吐同时出现的其他伴随症状(颈项痛、下肢痛、抽搐发作、发热)。

5. 是否经过自己或其他医疗机构处理。何时于何处就医,辅助检查结果,诊断,予以处理方案(药物:药名、剂量、时间、效果)等。

查 体

1. 检查意识状况。
2. Hunt-Hess 分级。
3. 检查有无脑膜刺激征(颈项强直、Kernig 征、Brudzinski 征)。
4. 检查有无脑神经损害(一侧动眼神经麻痹)、偏瘫、视力视野障碍等。

辅 助 检 查

1. CT 是 SAH 筛查的首选影像学检查手段。
2. CTA 是明确 SAH 原因的最常用的影像学检查手段。
3. MRA 可用于 SAH 病因的诊断。
4. DSA 是诊断 SAH 的金标准。

【诊断要点】

1. 病史 以突发急性发作剧烈头痛为主要特征。
2. 体征 突发意识障碍,脑膜刺激征,局灶性神经症状。
3. 辅助检查 CT、CTA、DSA(DSA 是确定 SAH 病因的金标准)。

【治疗】

治疗目的是防止再出血、血管痉挛及脑积水等并发症,降低死亡率和致残率。
1. 出血急性期,应绝对卧床休息,可用止血剂。
2. 头痛剧烈者适当给予止痛、镇静剂,保持大便通畅等。
3. 伴颅内压增高者应用甘露醇脱水治疗。
4. 患者条件允许,尽早行脑血管造影,以明确出血原因,尽早病因治疗,如开颅动脉瘤夹闭或脑血管疾病介入栓塞术等。
5. 出血早期可应用尼莫地平抗血管痉挛。

二、颅内动脉瘤

颅内动脉瘤(intracranial aneurysm)是血管壁局部病理性扩张,通常是因先天性的血管壁结构缺损,也有外伤、全身或局部疾病等发生在动脉管壁的后天因素。因动脉瘤破裂所致 SAH 约占 70%,年发生率为 6/10 万 ~35.3/10 万。脑血管意外中,动脉瘤破裂出血仅次于缺血性脑卒中和高血压脑出血,居第三位。高发年龄为 40~60 岁。

按性质有真性和假性之分,假性动脉瘤是由于血肿机化后形成的纤维囊,并无真正的动脉瘤壁。真性动脉瘤有 3 种主要形式,即囊状、梭形和夹层动脉瘤。

动脉瘤位置:动脉瘤通常发生于大血管分叉处,包括 Willis 环或大脑中动脉分叉处。

动脉瘤大小:直径 ≤ 0.5cm 为小型,直径 0.6~1.5cm 为一般型,直径 1.6~2.5cm 为大型,

直径 >2.5cm 为巨大型。

实习方法

在教师指导下,学生分组问诊、查体、查看辅助检查结果,了解颅内动脉瘤的临床表现、诊断方法和治疗原则。最后教师结合 CT、CTA、DSA 等辅助检查结果进行总结,使学生掌握颅内动脉瘤的有关知识。

【采集病史】

问 诊

1. 头痛的起始时间、急缓、部位与范围、性质、程度、频度(间歇性或持续性)、激发或缓解因素。动脉瘤一旦破裂表现为 SAH,以突发爆炸样头痛为主要特征,患者常描述为"头要炸开,一生中最严重的头痛"。

2. 有无呕吐,何时出现呕吐,呕吐与头痛的关系,是否为喷射性。

3. 与头痛、呕吐同时出现的其他伴随症状。

4. 是否经过自己或其他医疗机构处理。何时于何处就医,辅助检查结果,诊断,予以处理方案(药物:药名、剂量、时间、效果)等。

查 体

1. 检查意识状况,出血严重时,患者出现意识障碍,甚至昏迷。

2. Hunt-Hess 分级。

3. 检查有无脑膜刺激征(颈项强直、Kernig 征、Brudzinski 征)。

4. 检查有无脑神经损害(一侧动眼神经麻痹)、偏瘫、视力视野障碍等。

辅 助 检 查

1. CT 是动脉瘤破裂出血患者的首选检查方法。

2. CTA 是明确病因最常用的影像学检查方法。

3. DSA 是颅内动脉瘤诊断和术前决策的金标准。

【诊断要点】

1. 病史 破裂动脉瘤主要表现为蛛网膜下腔出血。

2. 体征 突发意识障碍,脑膜刺激征,神经功能缺损。

3. 辅助检查 CT、CTA、DSA(DSA 是颅内动脉瘤诊断和术前决策的金标准)。

【治疗】

颅内动脉瘤应手术治疗。

手术时机:破裂动脉瘤 Hunt-Hess 分级 Ⅰ~Ⅱ级均应尽早施行手术;Ⅲ~Ⅳ级患者除意识障碍系由脑血管痉挛所致者应延期手术外,原则上也宜早行手术;Ⅴ级患者死亡率极高,除非同时有巨大血肿可能造成脑疝者外,宜待患者病情平稳后手术。

手术方式:包括开颅动脉瘤夹闭术和血管内介入治疗。

1. 开颅动脉瘤夹闭术适应证:(1)瘤颈窄的动脉瘤;(2)巨大动脉瘤和部分血栓的动脉瘤;(3)SAH 病情较轻(Ⅰ~Ⅲ级)者;(4)Willis 环前循环动脉瘤;(5)<75 岁的患者。

2. 血管内栓塞适应证:只要导管可达到的动脉瘤均可选择介入治疗。

其他治疗方法,包括脑血管痉挛的防治,如给予尼莫地平、罂粟碱;3H 治疗(triple-H therapy),即升压、扩容、稀释血液。

三、颅内动静脉畸形

颅内动静脉畸形(arteriovenous malformation,AVM)是一种先天性的血管病变,由缺乏中间毛细血管床的动脉和静脉之间复杂的短路连接构成。多发生在大脑半球,呈楔形,其尖端指向侧脑室,体积可随人体发育而增长,有时伴陈旧性出血。AVM 每年新发病率约为 1/10 万。

实习方法

在教师指导下,学生分组问诊、查体、看辅助检查结果,从而了解颅内动静脉畸形的临床表现、诊断方法和治疗原则。最后教师结合 CT、CTA、DSA 等辅助检查结果进行总结,使学生掌握颅内动静脉畸形的有关知识。

【采集病史】

问　诊

1. 颅内出血:是脑 AVM 最常见的症状,最主要的致残、致死原因之一。患者有头痛呕吐、意识障碍。

2. 癫痫发作:全身性还是局限性、持续强直还是间歇阵挛性。发作时意识状态、有无大小便失禁、发作时的姿势、有无定向力异常。年龄越小出现的几率越高,体积大的脑皮层 AVM 比小而深在的 AVM 容易引起癫痫。早期癫痫可服药控制发作。

3. 缺血性脑卒中表现:偏瘫、失语、癫痫等。

4. 头痛:头痛的起始时间、急缓、部位与范围、性质、程度、频度(间歇性或持续性)、激发或缓解因素。

查　体

检查有无神经功能缺损:偏瘫,感觉、视野以及语言功能障碍。

辅助检查

1. CT 主要用于显示血肿。

2. MRI 扫查 AVM 表现为留空信号,显示畸形血管团与脑的解剖关系,为手术入路提供依据。

3. DSA 是诊断 AVM 的金标准。能显示病变的大小、位置、供血动脉及引流静脉及周围结构和三维解剖关系,对于选择治疗方式、决定手术入路有指导意义。

【诊断要点】

1. 病史 颅内出血、癫痫、头痛等。
2. 体征 神经功能缺失。
3. 辅助检查 CT、磁共振、DSA(DSA是诊断AVM的金标准)。

【治疗】

治疗目的:阻断供血动脉,去除畸形血管团,解决及预防出血;治疗癫痫;消除头痛;解决盗血,恢复神经功能。最终目标应该是彻底消除畸形血管团。

对脑AVM的治疗方法有:

1. 显微手术是AVM主要的治疗方法。
2. 血管内栓塞治疗是目前AVM治疗的趋势。
3. 立体定向放射治疗直径小于3cm的AVM可考虑立体定向放射治疗。通常需要1~3年后才能见效,治疗期间有出血可能。

四、高血压脑出血

高血压脑出血又称出血性中风,是指在长期高血压刺激脑小动脉发生慢性病变的基础上,血压骤升引起脑小动脉破裂发生的脑实质内自发性出血。特点为多单发、呈块状。

实习方法

在教师的带领下,学生查看高血压脑出血患者,见习阳性体征;选择典型病例,采集病史及查体。最后教师结合CT等辅助检查结果进行总结。

【采集病史】

问 诊

1. 高血压病史。
2. 头痛的起始时间、急缓、部位与范围、性质、程度、频度(间歇性或持续性)、激发或缓解因素。常为突然出现剧烈头痛,并且多伴有躁动。

查 体

1. 意识障碍。
2. 偏瘫、偏盲、偏身感觉障碍。
3. 瞳孔变化。

辅助检查

1. CT平扫是首选检查方法,急性期表现为高密度,CT值60~80Hu;血肿体积(V)可根据下列公式计算 V= $\frac{1}{2}$（A×B×C），ABC 分别代表血肿的三个方向的直径。

2. 增强 CT 和 CTA 可提示血肿扩大。

【诊断要点】

1. 高血压脑出血是一个排除性诊断　DSA、CTA 及 MRI 排除继发性脑血管病。早期（72 小时内）或晚期（血肿消失 3 周后）增强 MRI 检查排除脑肿瘤或海绵状血管畸形（cavernous malformations，CM）等疾病。排除各种凝血功能障碍性疾病。

2. 病史　有确切的高血压病史，突然出现剧烈头痛。

3. 体征　偏瘫、偏盲、偏身感觉障碍、瞳孔变化。

4. 辅助检查　急性期 CT 表现为高密度影像，可发现典型的出血部位（包括基底节区、脑室、丘脑、脑干、小脑半球）。

【治疗】

手术治疗的目的在于及时清除血肿、解除脑压迫、缓解严重颅内高压及脑疝、挽救患者生命，并尽可能降低由血肿压迫导致的继发性脑损伤和残废。

1. 手术适应证：

（1）经内科治疗无效，颅压持续升高，病情继续加重，在无手术禁忌证的情况下，应争取在脑组织未遭受不可逆损害前清除血肿。

（2）GCS 评分 ≤ 13 分，患者呈浅昏迷或中度昏迷，不完全或完全性偏瘫、脑疝早期。

（3）幕上血肿量 >30ml，中线结构移位 >1cm 者，但血肿量过大（>85ml）手术效果差；幕下血肿量 >10ml，有脑干或第四脑室受压，第三脑室及第四脑室扩大。

（4）年龄 ≤ 50 岁者，其颅腔容积代偿能力与老龄患者（有脑萎缩）相比较差而手术耐受能力较强，多主张手术治疗。

（5）血肿位于壳核或经壳核向苍白球及丘脑扩展、皮质下、小脑和丘脑血肿破入脑室。

（6）手术后病情一度好转，但经过一段时间后症状有逐渐加重，CT 扫描确定有血肿形成应再次手术。

（7）脑干出血大多采取内科疗法，有继发脑室积血者，可行脑室引流，随着技术水平提高，有手术治疗成功的病例，以血肿量 >5ml 为宜，但应严格掌握手术适应证。

2. 手术时机

高血压脑出血的手术时机分为超早期（发病 6 小时内），早期（发病后 1~2 天）及延期（发病 3 天后）手术。对条件适合的病例应早期或超早期手术，可提高治愈率及患者生存质量。

3. 手术方法

（1）骨瓣开颅血肿清除术。

（2）小骨窗开颅血肿清除术。

（3）神经内镜血肿清除术。

（4）立体定向骨孔血肿抽吸术。

（5）定向软管颅内血肿穿刺技术。

思考题

1. 颅内动脉瘤出血病情 Hunt-Hess 分级方法及其指导意义是什么？
2. 自发性蛛网膜下腔出血的治疗原则是什么？

（江　涌　董劲虎　黄昌仁　李　昊）

第五节　神经脊柱脊髓疾病

目的要求

1. 熟悉脊髓损伤的病理分类、临床表现、并发症和治疗方法。
2. 了解椎管内肿瘤的分类、临床表现、诊断与鉴别诊断。
3. 了解脊柱裂的病因、分类、临床表现、诊断及治疗。

知识要点

脊髓损伤是脊柱骨折的严重并发症，常常导致感觉及运动功能障碍。根据损伤程度又可分为：脊髓震荡、不完全性脊髓损伤和完全性脊髓损伤。

一、脊髓损伤

实习方法

教师简单复习理论课教授脊髓损伤的内容。然后在教师指导下，学生分组问诊、查体、看辅助检查结果，从而熟悉常见的脊髓损伤的临床表现、检查方法和治疗。最后教师结合 CT 及 MRI 等辅助检查结果进行总结，以使学生掌握脊髓损伤的有关知识。

【采集病史】

问　诊

1. 是否有外伤史，外伤史包括受伤的时间、地点、受伤方式。
2. 有无运动感觉功能障碍，持续时间，有无进行性加重。
3. 有无大小便障碍。

查　体

1. 检查意识状况。
2. 检查四肢及躯体感觉、运动系统，了解有无感觉缺失，肌力和肌张力，以及是否存在生理反射及病理反射等;检查作力部位有无伤口及伤口情况;检查脊柱有无压疼、活动受限、畸形。

辅 助 检 查

1. X 线片及 CT 可显示损伤部位骨折情况。

2. MRI 显示脊髓受压程度、性质、范围,有无出血及晚期恢复情况。

3. 运动诱发电位(motor evoked potentials,MEP)和体感诱发电位(somatosensory evoked potentials,SEP)了解脊髓的功能情况。

【诊断要点】

主要依赖于外伤史、临床表现、物理查体及辅助检查。

1. 脊髓震荡 损伤平面以下感觉、运动及反射功能完全消失或部分消失,持续数小时至数天后,逐渐恢复。影像学未见结构改变。

2. 脊髓休克 损伤平面以下感觉完全消失,肢体迟缓性瘫痪、尿潴留、大小便失禁、生理反射消失,一般 24 小时后开始恢复。

3. 不完全损伤 损伤平面以下感觉、运动和直肠膀胱括约肌功能部分丧失。

4. 完全损伤 脊髓休克期过后出现痉挛性瘫痪,表现为损伤平面以下肌张力增高,腱反射亢进,出现病理反射,自主运动及感觉完全丧失。

5. 常合并胸、腹腔脏器等损伤。

【治疗】

1. 非手术治疗 牵引、颈胸支架、手法整复、姿势复位、大剂量甲泼尼龙、甘露醇、高压氧治疗。

2. 手术治疗 包括复位、固定融合和减压。

3. 其他 脏器损伤、休克等的治疗。

4. 预防并发症:

(1)预防压疮:多翻身,保持皮肤干燥。

(2)预防尿路感染:尿管每周更换一次,并进行膀胱冲洗。

(3)预防肺部感染:勤翻身,鼓励患者做深呼吸运动及咳嗽,排痰困难可进行雾化治疗。

(4)预防深静脉血栓:多活动下肢。

二、椎管内肿瘤

知识要点

椎管内肿瘤是指发生在脊髓、神经根、脊膜和椎管壁组织的肿瘤,占中枢神经系统肿瘤的 15%。按病理分神经鞘瘤、脊膜瘤、室管膜瘤、星形细胞瘤、转移瘤、皮样及表皮样囊肿、脊索瘤及畸胎瘤。按发生部位不同,又常分为髓内肿瘤、髓外硬脊膜下肿瘤和硬脊膜外肿瘤。

实习方法

教师简单复习理论课教授椎管内肿瘤的内容。然后在教师指导下,学生分组问诊、查体、看辅助检查结果,从而了解常见的椎管肿瘤的临床表现、检查方法和治疗。最后教师结合 X 线、CT 及 MRI 等辅助检查结果进行总结,以使学生了解常见的椎管内肿瘤的有关知识。

【采集病史】

问 诊

1. 有无神经根疼症状,出现时间、部位及加重情况;有无皮肤感觉障碍,出现时间、部位及加重情况;有无肢体运动障碍,出现时间、部位及加重情况。注意三者发病的顺序及方向。

2. 大小便情况如何,有无其他情况。

3. 发病后干何时何地做过何种检查、何种治疗、治疗结果怎样。

4. 询问既往史、个人史、婚育史、月经史(女性)。

查 体

1. 进行详细的神经系统查体,检查有无神经受损体征、感觉运动障碍及自主神经功能紊乱等体征。

2. 检查有无生命体征改变。

辅 助 检 查

1. MRI 时最主要的检查手段,能够精准显示肿瘤部位及神经组织。

2. 脊柱 CT 能够显示病变部位骨质破坏情况。

3. 脊髓血管造影或 CTA 可除外血管畸形。

【诊断要点】

神经鞘瘤:

1. 最常见的髓外硬脊膜下肿瘤,占脊髓肿瘤 30%~40%,多发于胸段。

2. 首发症状多为神经根疼痛,从远端开始肢体运动障碍。

3. MRI 显示肿瘤压迫脊髓向对侧移位,两者之间夹角为锐角,肿瘤侧蛛网膜下隙增宽,而对侧蛛网膜下隙变窄。肿瘤呈不均匀强化,瘤体与脊髓分界清楚。

脊膜瘤:

1. 较常见的髓外硬脊膜下肿瘤,占脊髓肿瘤 20%,多发于胸段。

2. 首发症状多为神经根疼痛。

3. MRI 显示肿瘤压迫脊髓向对侧移位,两者之间夹角为锐角,肿瘤侧蛛网膜下隙增宽,而对侧蛛网膜下隙变窄。肿瘤呈均匀强化,有"硬脊膜尾征"。

室管膜瘤:

1. 成人最常见的髓内肿瘤,约占 50%。

2. 起病隐匿,首发症状以单侧或双侧肢体疼痛最多见。

3. MRI 显示脊髓增粗,可见肿瘤位于脊髓轮廓内,蛛网膜下腔变窄;肿瘤呈均匀强化。

星形细胞瘤:

1. 21 岁以下人群最常见的髓内肿瘤,约占 40%。

2. 起病隐匿,首发症状以单侧或双侧肢体疼痛最多见。

3. MRI 显示脊髓增粗,可见肿瘤位于脊髓轮廓内,蛛网膜下腔变窄;肿瘤头尾两端可见低强度信号囊肿;强化不均匀。

转移瘤:

1. 原发灶多为肺、前列腺、乳腺和肾。转移途径为血管或淋巴管。

2. 95% 患者以局部根疼或牵扯疼为首发症状,卧床时背疼是其典型表现。

3. CT 显示椎骨破坏及椎间隙狭窄,MRI 扫描为长 T_1、长 T_2 信号。

皮样及表皮样囊肿:

1. 常见于儿童,多发生于髓外硬膜下,好发于马尾部。

2. 常合并脊柱裂和皮肤窦道。

3. MRI 显示表皮样囊肿为 T_1 低强度信号;皮样囊肿为等 T_1 信号。

脊索瘤:

1. 多发于骶尾部。

2. 常表现为骶尾部疼痛。

3. CT 扫描发现钙化是重要依据,MRI 显示长 T_1、长 T_2 信号。

畸胎瘤:

1. 少见,多见于儿童及青少年。

2. MRI 显示椎间内囊性瘤灶中有局灶性短 T_1 脂肪高强度信号。

【治疗】

手术切除是唯一有效的治疗手段。一般髓外硬脊膜下肿瘤属良性,一旦诊断明确,应尽早切除,多能恢复健康;髓内肿瘤,如室管膜瘤借助显微镜有利于完全切除,而星形细胞瘤呈浸润性生长,难以完整切除,术后应予以放化疗等辅助治疗。

三、脊　柱　裂

知识要点

脊柱裂属于神经管闭合畸形,主要原因是孕期缺乏叶酸导致,常分为隐性及显性,前者主要是各种脊髓栓系,后者包括脊膜膨出和脊髓脊膜膨出。

实习方法

教师简单复习理论课教授脊柱裂的内容。然后在教师指导下,学生分组问诊、查体、看辅助检查结果,从而了解脊柱裂的临床表现、检查方法和治疗。最后教师结合 CT 及 MRI 等辅助检查结果进行总结,以便使学生了解常见的脊柱裂的有关知识。

【采集病史】

问 诊

1. 出现体征的时间,部位,有无加重情况。
2. 大小便情况如何、有无其他情况。
3. 发病后于何时何地做过何种检查、何种治疗及治疗结果怎样。

查 体

1. 检查四肢及躯体的运动系统,了解肌力和肌张力以及是否存在生理反射及病理反射等。
2. 检查包块大小、位置、质地及局部皮肤情况。

辅 助 检 查

1. MRI 能够精准显示神经组织。
2. X 线片及 CT 能够显示病变部位骨质情况。

【诊断要点】

多见于婴幼儿,好发于腰骶部,逐渐长大的包块,X 线片或 CT 证实包块部位骨缺失,MRI 显示神经组织填充。

【治疗】

手术切除是唯一有效的治疗手段。手术时间选择出生后 1~3 个月。溃破者可行急诊手术。

思 考 题

1. 椎管内肿瘤的分类、临床表现有哪些?
2. 脊髓损伤的临床表现有哪些?
3. 脊柱裂的临床表现有哪些?

（杨福兵 包长顺 王 斌 曾 山）

第六节 功能性神经外科疾病

目的要求

1. 熟悉功能性神经外科疾病的定义。
2. 了解常见功能性神经外科疾病的临床表现。
3. 了解常见功能性神经外科疾病的诊断要点。
4. 了解常见功能性神经外科疾病的手术方法。

知识要点

功能性神经外科疾病（functional neurosurgery disease）是以神经系统的生理功能障碍为主的疾病，通过调节或改变这种生理功能过程可以控制或改善其临床症状。常见的功能性神经外科疾病有面肌痉挛、三叉神经痛、舌咽神经痛、帕金森病及癫痫等。常见的功能性神经外科疾病治疗技术有显微血管减压术（microvascular decompression，MVD）、脑深部电刺激术（deep brain stimulation，DBS）等。

实习方法

教师指导学生学习神经系统疾病的常规检查方法，功能性神经外科疾病定义，常见功能性神经外科疾病的症状及阳性体征。然后在教师指导下，学生分组问诊、查体、查看辅助检查结果，从而了解相应功能性神经外科疾病的临床表现、诊断方法、治疗原则。最后教师结合患者病例及辅助检查结果进行总结，使学生了解常见的功能性神经外科疾病的有关知识。

【采集病史】

问　诊

1. 起病时间，病程长短，有无诱因，发病时主要症状，发作频率，发作持续时间，病情加重情况。
2. 是否伴随颅内高压症状及神经系统损害症状（如抽搐，瘫痪，失语，视力下降等）。
3. 发病后是否就诊，接受了何种检查、诊断结果、治疗方式及治疗结果。

查　体

1. 面肌痉挛是否有一侧颜面部肌肉抽搐，肌肉抽搐范围。
2. 三叉神经痛有无扳机点、面部皮肤增厚及疼痛区浅感觉减退。
3. 舌咽神经痛吞咽是否诱发疼痛，咽部局部麻醉是否缓解疼痛。
4. 帕金森病有无运动迟缓、肌肉强直、静止性震颤及姿势平衡障碍。
5. 癫痫间歇期通常无阳性体征。

辅　助　检　查

1. 头颅 CT、MRI 检查有助于排斥继发性病因。
2. 后颅窝三维时间飞跃法磁共振血管成像（three dimensional time of flight magnetic resonance angiography，3D-TOF MRA）薄层扫描有时可见血管邻近或压迫患侧相应神经（面神经、三叉神经、舌咽神经）。
3. 脑电图检测癫痫患者有特异性的异常节律和异常节律的部位。

【诊断要点】

面肌痉挛（hemifacial spasm, HFS）

1. 表现为一侧颜面部阵发性、不自主的肌肉痉挛。

2. 女性多于男性,左侧多于右侧。

3. CT 及 3D-TOF-MRA 有助于发现继发性病因。

4. 后颅窝 MRA 薄层扫描有时可见血管邻近或压迫患侧面神经。

三叉神经痛（trigeminal neuralgia, TN）

1. 表现为一侧颜面部三叉神经分布区域内短暂性、阵发性剧烈疼痛。

2. CT 及 3D-TOF-MRA 有助于发现继发性病因,如肿瘤、动脉瘤、动静脉畸形、肉芽肿等。

3. 后颅窝 MRA 薄层扫描有时可见血管邻近或压迫患侧三叉神经神经。

舌咽神经痛（glossopharyngeal neuralgia, GN）

1. 疼痛多由咽后部或扁桃体开始,放射至同侧外耳道、耳后及下颌角。

2. 进食、吞咽、说话、咳嗽及下颌关节活动可诱发剧烈疼痛。

3. CT 及 MRI 有助于发现继发性病因。

4. 后颅窝 3D-TOF MRA 薄层扫描有时可见血管邻近或压迫患侧舌咽神经。

5. 丁卡因试验,咽部局部麻醉疼痛缓解。

帕金森病（Parkinson disease, PD）

1. 以姿势平衡障碍、静止性震颤、僵直及运动迟缓为主要临床表现。

2. 发病率随年龄增高而增高,多见中老年人群,40 岁以下患者较为少见。

癫痫（epilepsy, EP）

1. 突发性意识障碍、肢体抽搐。

2. 脑电图存在特异性的发放节律异常,如爆发性的棘波、尖波、棘－慢综合波。

【治疗】

1. 显微血管减压术

（1）适用范围:适用于面肌痉挛、三叉神经痛、舌咽神经痛等。

（2）手术方法:通过用 Teflon 垫片将责任血管推离相应神经,从而解除责任血管对神经根压迫。

（3）手术特点:安全性高,完全保留血管和神经功能的特性;有效率高,HFS 有效率 87.5%~99.3%,TN 有效率 65%~80%,GN 有效率 95% 以上。其并发症多为术中损伤相应神经所致。

2. 脑深部电刺激术

（1）适用范围:帕金森病等。

（2）手术方法:通过在脑内植入微细的电极并连接脉冲发生器,电刺激脑内特定核团。常用核团包括丘脑底核、内侧苍白球、丘脑腹中间核。

（3）手术特点:脑深部电刺激（deep brain stimulation, DBS）为新兴的治疗功能性脑疾病的方法,但目前机制未明。相比立体定向脑核团毁损术,DBS 具有可逆、可调节、非破坏、不良反应小和并发症少等优点。

思考题

1. 什么是功能性神经外科疾病？常见功能性神经外科疾病有哪些？
2. 面肌痉挛、三叉神经痛、舌咽神经痛、帕金森病和癫痫的临床表现是什么？
3. 显微血管减压术和脑深部电刺激术是什么？分别适用于哪些功能性神经外科疾病？

（彭里磊 酉 建 何海平 彭建华）

第二章

普外科疾病

第一节 颈部疾病

目的要求

1. 了解颈部肿块的病因。
2. 掌握颈部肿块的鉴别诊断。
3. 熟悉颈部肿块的检查方法。

知识要点

颈部肿块在临床上较为常见。颈部肿块组织来源复杂,生物学特性各异,肿瘤、炎症、结核等均可表现为颈部肿块。在非甲状腺肿块中,颈部肿块 80% 为肿瘤;在肿瘤中,恶性占 80%;在恶性肿瘤中,转移性者占 80%;在转移性恶性肿瘤中,原发灶 80% 位于锁骨上。因此,在检查颈部肿块的同时也要注意检查身体其他部位有无病变。

一、颈 部 肿 块

实 习 方 法

教师准备患者以及病历,学生分组到病房对患者进行病史采集及查体,综合辅助检查,提出颈部肿块的初步诊断,拟定下一步的诊治计划。

【病史采集】

问 诊

1. 患者的年龄,肿块初发的部位。
2. 肿块发现时间的长短,生长速度。
3. 肿块引发的症状,有无红、肿、热、痛现象。
4. 肿块伴随的全身症状,发热、咳嗽、咯血、胸痛、声嘶、吞咽困难等。
5. 既往病史,曾接受过何种治疗。

查 体

1. 观察肿块所在部位,着重观察肿块的部位、形态、大小、表面皮肤色泽、有无搏动等现象。

2. 触诊肿块所在部位,检查肿块大小、数目、性质、边界、活动度、表面的光滑度,检查肿块有无搏动、震颤、血管杂音。

3. 检查肿块和周围组织器官的关系,肿块是否随吞咽上下活动,是否随伸舌回缩,有无气管推移受压,有无神经压迫症状等。

4. 检查全身其他部位有无肿大淋巴结,有无迁徙性脓肿。对于锁骨上淋巴结肿大者,应注意乳腺、肺、胃肠道有无病变。

辅 助 检 查

1. 实验室检查 血常规及血沉检查,生化检查,肿瘤标记物检查,穿刺液细菌培养检查。

2. 影像学检查 彩色多普勒超声检查,X 线片、CT 及 MRI 检查,DSA 检查。

3. 病理学检查 针刺细胞学检查,必要时行彩色多普勒超声引导下穿刺检查,切除肿块或肿块部分组织进行病理切片检查。

【诊断要点】

临床上常见的颈部肿块有淋巴结炎、肿瘤转移、淋巴瘤、甲状舌管囊肿、腮腺混合瘤、甲状腺结节等。

1. 肿块出现的位置,发病时的年龄,生长速度。

2. 肿块的局部表现,有无红、肿、热、痛或者波动感等。

3. 注意肿块的质地,光滑度,与周围组织及邻近器官的关系。

【治疗】

1. 对炎症性疾病或结核需对症消炎及抗结核治疗。

2. 对原发性肿瘤,需评估恶性程度后考虑是否行手术切除,必要时再辅以其他治疗。

3. 对继发性肿瘤,需明确原发灶,以及取得病理学依据后辅以相关治疗。

二、甲状腺疾病

临床上,甲状腺疾病的治疗主要指甲状腺癌(thyroid carcinoma)的外科治疗。甲状腺癌是来源于甲状腺上皮细胞的恶性肿瘤,是近年来发病率上升较快的癌症,甲状腺癌主要分为以下几种病理类型:①甲状腺乳头状癌;②甲状腺滤泡性癌;③甲状腺髓样癌;④甲状腺未分化癌。

实习方法

教师准备 3 至 4 例未进行手术的甲状腺癌病例。学生分组进行问诊,查体,自行拟定下一步检查及治疗方案,然后汇报讨论,再由教师总结该病的临床表现,诊断及治疗要点。最后通过观看教学录像加深学生对甲状腺疾病的印象。

问　诊

1. 患者如何发现结节的,短时间内有无长大,有无声嘶以及呼吸吞咽困难。
2. 患者有无紧张,易怒,有无多食,易饥,有无消瘦无力等甲亢的表现。
3. 有无家族病史。

查　体

1. 观察颈部肿块所在位置,有无皮肤破溃,气管是否受压偏移,肿块是否随吞咽上下活动,有无 Horner 征。
2. 检查甲状腺结节的大小、数目、表面光滑度及质地,有无震颤及血管杂音以及与周围组织的关系。
3. 检查颈部有无肿大的淋巴结;如有肿大的淋巴结,其与周围组织是否粘连,活动度情况。

辅 助 检 查

1. 实验室检查　全套甲状腺功能检查,血清降钙素,甲状旁腺素(parathyroid hormone,PTH),BRAV 基因突变检查。
2. 影像学检查　彩色多普勒超声检查,CT 及 MRI 检查,甲状腺核素扫描检查。
3. 病理学检查　甲状腺针刺细胞学检查,必要时行彩色多普勒超声引导下穿刺检查,甲状腺结节术中冰冻切片病理检查。

【诊断要点】

1. 查体可发现甲状腺结节质地硬,活动度差,位置固定,形态不规则或伴同侧颈部淋巴结肿大。
2. 甲状腺癌患者的全套甲状腺功能检查及 PTH 一般正常,BRAV 基因突变阳性,髓样癌患者降钙素显著增高。
3. 彩色多普勒超声提示甲状腺结节低回声、纵径大于横径,有沙粒样钙化往往提示甲状腺癌。
4. 甲状腺针刺细胞学提示甲状腺癌。

【治疗】

1. 手术原则　甲状腺癌特别是甲状腺乳头状癌预后良好,不代表甲状腺癌不需要行手术治疗,甲状腺癌侵犯喉返神经或气管食道时会引起严重的后果,所以甲状腺癌的治疗原则应是早期诊断,早期手术。对于分化型甲状腺癌(乳头状癌及滤泡状癌)甲状腺切除术式主要包括全/近全甲状腺切除术 + 必要时颈淋巴结清扫术和甲状腺腺叶 + 峡部切除术。对于髓样癌及未分化癌应选择全甲状腺切除术,必要时颈淋巴结清扫。
2. ^{131}I 治疗　^{131}I 治疗是甲状腺癌术后重要的辅助治疗手段。甲状腺癌细胞有特异性吸收碘的特性,我们可以通过放射性 ^{131}I 清除未切除的以及远处转移的残余甲状腺癌组织。分化型甲状腺癌对 ^{131}I 治疗敏感,而髓样癌及未分化癌对 ^{131}I 治疗无效。

3. 替代治疗　甲状腺本身分泌甲状腺相关激素,是人体必不可少的激素,全或近全甲状腺切除术后患者需终身口服甲状腺激素替代物,如左甲状腺素片等,定期复查甲状腺功能,调整用药。

思考题

1. 颈部肿块的常见类型是什么,如何鉴别?
2. 甲状腺良恶性结节的鉴别诊断是什么?

（刘　勇　孙晓磊）

第二节　乳　房　疾　病

目的要求

1. 熟悉乳房的解剖结构,乳房肿块鉴别诊断要点。
2. 掌握正确检查乳房的方法。
3. 掌握诊断及治疗乳腺癌的原则。

知识要点

1. 乳房的解剖结构　乳腺有 15 至 20 个腺叶,每一腺叶分成很多腺小叶,腺小叶由小乳管和腺泡组成,小乳管汇至乳管,乳管开口于乳头,乳管靠近开口的 1/3 段略为膨大,称"壶腹部",是乳管内乳头状瘤的好发部位。腺叶间垂直行走的纤维束称为 Cooper 韧带。

乳房淋巴输出有四条途径:

（1）乳房大部分淋巴液至腋窝淋巴结,部分乳房上部淋巴液可直接流向锁骨下淋巴结。

（2）部分乳房内侧的淋巴液通过肋间淋巴管流向胸骨旁淋巴结。

（3）两侧乳房间皮下有交通淋巴管。

（4）乳房深部淋巴网可沿腹直肌鞘肝镰状韧带通向肝。

以胸小肌为标志将腋区淋巴结分为三组:

Ⅰ组:胸小肌外侧腋窝淋巴结。

Ⅱ组:胸小肌后方的腋静脉淋巴结和胸大小肌间淋巴结（Rotter 淋巴结）。

Ⅲ组:胸小肌内侧锁骨下静脉淋巴结。

2. 乳房的检查方法　采用端坐和仰卧位检查,两侧乳房充分暴露,以利对比。

（1）视诊:①两侧乳房的形状、大小是否对称;②两侧乳房有无红肿、局限性隆起、凹陷、结节、溃疡、"橘皮样"改变、浅表静脉扩张；③两侧乳头是否在同一水平，是否有内陷或朝向改变；④乳头乳晕有无糜烂脱屑。

（2）触诊：①采用手指掌面而非指尖触诊，不要手捏乳房组织；②以外上（包括腋尾部）、外下、内下、内上各象限及中央区作全面检查，先健侧后患侧；③检查乳房有无肿块，有肿块时注意肿块数目、大小、质地、边界、表面光滑度及活动度；④注意肿块是否与皮肤粘连，是否侵犯深部组织；⑤最后挤压乳头，若有溢液，依次挤压乳晕四周，记录溢液的来源乳管；⑥腋窝淋巴结检查，最好采用直立位，检查者面对患者，以右手扪其左腋窝，左手扪其右腋窝，顺序依次为腋顶部、腋窝前壁的胸大肌深面淋巴结、背阔肌前内侧淋巴结，最后检查锁骨上下淋巴结，注意淋巴结大小、质地、有无压痛、有无融合或固定。

一、急性乳腺炎

急性乳腺炎（acute mastitis）是乳腺的急性化脓性感染，多为产后哺乳期妇女，尤以初产妇更为多见，往往发生在产后 3 至 4 周。病因主要为乳汁淤积及细菌入侵，主要致病菌为金黄色葡萄球菌。

实习方法

学生在教师指导下复习病历或观看电视教学录像。然后，在病房询问患者病史、查体。最后教师组织学生讨论，拟定急性乳腺炎的诊断及治疗计划，条件允许，可操作示范乳腺脓肿切开引流术。

【采集病史】

问　诊

1. 有无分娩史，产后多长时间。
2. 有无外伤及乳汁排泄不畅史。
3. 乳房局部有无红、肿、痛、发热现象。
4. 有无全身中毒症状，有无畏寒、发热等不适。

查　体

1. 可见乳房局部皮肤红肿，有触痛性肿块，脓肿形成后可扪及波动感。
2. 患侧腋窝淋巴结肿大。
3. 脓肿形成后乳房局部穿刺可抽及脓液（脓液应作细菌培养及药物敏感试验）。

辅助检查

1. 血常规检查可见白细胞总数及中性粒细胞数增高。
2. 乳腺超声检查判断是否有脓肿形成，尤其是乳房深部感染效果更佳。

【诊断要点】

1. 多有分娩史,尤其初产妇易患该病。
2. 乳房有炎症反应,如红、肿、热、痛及触痛性肿块。
3. 有全身感染中毒表现。

【治疗】

1. 一般不停止哺乳,但患侧应停止哺乳,吸出潴留乳汁,托起乳房。感染严重或并发乳瘘时应停止哺乳,可口服药物己烯雌酚或溴隐亭回乳。
2. 乳腺脓肿未形成前,局部可用 25% 硫酸镁湿热敷。
3. 肌内注射或静脉滴注青霉素、耐青霉素酶的苯唑西林钠或头孢一代抗生素,避免使用影响婴儿健康的药物,比如氨基糖苷类、喹诺酮类、磺胺类和甲硝唑等。
4. 脓肿形成后,主要治疗措施是及时行脓肿切开引流。
（1）为避免损伤乳管而形成乳瘘,应行放射状切口。
（2）乳晕下脓肿应沿乳晕边缘行弧形切口。
（3）深部脓肿或乳房后脓肿可沿乳房下缘行弧形切口。
（4）术中注意分离脓肿的多房间隔,以利引流,巨大脓腔时可在最低部位行对口引流。

【预防】

1. 关键在于避免乳汁淤积,定时哺乳,每次哺乳完毕应吸尽乳汁。
2. 避免乳头损伤,保持乳头清洁。
3. 加强孕期卫生宣教,如有乳头内陷,可经常挤捏,提拉矫正之。

二、乳 腺 癌

乳腺癌（breast cancer）是女性最常见的恶性肿瘤之一,在我国占全身各种恶性肿瘤的7%~10%,呈逐年上升趋势,目前乳腺癌占女性恶性肿瘤之首位。乳腺癌病因尚不清楚,受内分泌激素的影响,其中雌酮及雌二醇与乳腺癌的发病有直接关系。45~50 岁为高峰,发病有年轻化趋势,与西方国家相比,我国乳腺癌的发病年龄更年轻。乳腺癌与女性初潮年龄早、绝经年龄晚、未育未哺乳、家族遗传因素等均有关。

乳腺癌的病理类型:①非浸润性癌:包括导管内癌、小叶原位癌及乳头湿疹样癌(伴发浸润性癌者,不在此列)。②浸润性特殊癌:包括乳头状癌、髓样癌(伴大量淋巴细胞浸润)、小管癌(高分化腺癌)、黏液腺癌等。③浸润性非特殊癌:包括浸润性小叶癌、浸润性导管癌、硬癌等。④其他罕见癌。特殊类型的乳腺癌包括炎性乳腺癌（inflammatory breast carcinoma）和湿疹样乳腺癌（Paget's carcinoma of the breast）,其临床表现特殊,特别是炎性乳腺癌,早期表现类似炎症,故医生诊断时要特别注意。

实习方法

学生在教师指导下复习病历或观看电视教学录像。然后,在病房选择典型病例采集病史、查体。最后教师组织学生讨论,拟定乳腺癌的诊断和治疗计划。

【采集病史】

问　诊

1. 发现乳腺肿块的时间、大小、生长速度,有无疼痛感,有无红肿、发热等症状。
2. 有无乳头溢血溢液,有无腋窝淋巴结肿大。
3. 月经周期前后肿块有无疼痛或疼痛缓解、有无大小变化。
4. 乳腺肿块生长初期很难引起注意,往往是无意间发现乳房肿块,患者并无明显不适感觉。
5. 发现肿块以后的诊治经过、疗效等。

查　体

1. 乳房的观察
(1)双侧乳房是否对称。
(2)两侧乳房表面有无局限性隆起、凹陷、结节或溃疡,双乳皮肤有无"橘皮征"、"酒窝征"、浅静脉扩张。
(3)双侧乳头是否在同一水平面,有无内陷或朝向改变,有无溢血溢液。
(4)乳头乳晕有无溃疡、有无糜烂脱屑及湿疹样改变。

2. 乳房扪诊
(1)用手指掌面触诊乳房,检查乳房的张力和柔韧度,尤其注意乳房的外上象限和乳腺腋尾部。
(2)发现肿块后,检查肿块的位置、大小、数目、硬度、边界、表面光滑度、与胸壁有无侵犯,肿块表面皮肤有无改变。
(3)检查对侧乳房。
(4)检查双侧腋窝淋巴结,注意数目、大小、质地、活动度、有无融合或固定。
(5)检查双侧锁骨上下淋巴结有无肿大。

辅 助 检 查

1. 乳腺X线检查　是常用的影像学检查方法,广泛用于乳腺癌的普查。乳腺癌的X线片表现为密度增高的肿块影,边界不规则或呈毛刺征,可伴有钙化点,颗粒细小而密集。乳腺癌的钙化在X线片的特征性表现为泥沙样钙化,线状、短杆状钙化,团簇样钙化。

2. 超声检查　超声能判断肿块是囊性或实性,结合彩色多普勒检查观察肿瘤血供情况,可提高敏感性。目前一般采用US-BI-RADS分级标准来规范乳腺疾病的诊断,尤其对乳腺癌筛查有重要意义。超声适用于致密型乳腺病变的评价,是X线检查的有效补充。

3. CT检查　可检出致密型乳腺内的病灶、胸壁异常改变及腋尾部病变,对隐匿性乳腺癌和早期小乳癌有较高诊断价值,观察晚期肿瘤浸润范围优于X线。不作为乳腺常规检查。

4. 磁共振检查　对微小病灶,评价病变范围有优势。

5. 活组织病理学检查 包括空芯针穿刺活检术（core needle biopsy, CNB），麦默通旋切术（Mammotome）活检,细针针吸细胞学（fine needle aspiration cytology, FNAC）,术中快速冰冻病理检查。前两者病理诊断准确率高达 90%~97%, FNAC 的确诊率为 70%~90%。诊断乳腺癌的金标准是组织病理学检查,FNAC 不能作为确诊乳腺癌的最终依据。

6. 乳内管镜检查 适用于乳头溢血溢液的患者,4.0%~10.7% 的乳腺癌患者会出现乳头溢液。

【诊断要点】

1. 注意乳腺癌女性的好发年龄段。

2. 详细询问病史及查体 乳腺癌肿块多为无痛性肿块,初期多未引起重视,往往为无意间发现。包块多质地硬,生长迅速,同时可出现患侧腋窝淋巴结肿大。若乳腺癌侵及Cooper 韧带可使肿块表面的皮肤凹陷,呈现"酒窝征";若癌性肿块使皮下淋巴管受阻,可使肿块表面皮肤呈现"橘皮样"改变;晚期癌块可侵犯胸壁,使癌块固定,腋窝淋巴结肿大融合成团。

3. 乳腺癌的特殊类型 包括炎性乳腺癌和湿疹样乳腺癌,炎性乳腺癌不多见,局部皮肤呈炎症样表现,发展迅速,预后差;而湿疹样乳腺癌主要表现为乳头瘙痒、乳头乳晕皮肤粗糙、糜烂如湿疹样,有时可伴有乳腺肿块,恶性程度低,发展慢。应特别注意鉴别诊断。

4. 影像学检查 包括乳腺 X 线检查和超声检查等。

5. 乳腺肿块的组织病理学检查。

乳腺癌的分期,目前多采用国际抗癌协会建议的 T（原发癌瘤）、N（区域淋巴结）、M（远处转移）分期法。内容如下:

Tx: 原发癌瘤情况不详。

T0: 原发癌瘤未查出。

Tis: 原位癌（非浸润性癌及未查到肿块的乳头湿疹样乳腺癌）。

T1: 癌瘤长径≤2cm。

T2: 癌瘤长径 >2cm,≤5cm。

T3: 癌瘤长径 >5cm。

T4: 癌瘤大小不计,但侵犯皮肤或胸壁（肋骨、肋间肌、前锯肌）,炎性乳腺癌亦属之。

N0: 同侧腋窝无肿大淋巴结。

N1: 同侧腋窝有肿大淋巴结,尚可推动。

N2: 同侧腋窝肿大淋巴结彼此融合或与周围组织粘连。

N3: 有同侧胸骨旁淋巴结转移,有同侧锁骨上淋巴结转移。

M0: 无远处转移。

M1: 有远处转移。

根据以上情况进行组合,可把乳腺癌分为以下各期:

0 期: TisN0M0

Ⅰ 期: T1N0M0

Ⅱ 期: T0~1N1M0, T2N0~1M0, T3N0M0

Ⅲ期：T0~2N2M0，T3N1~2M0，T4任何NM0，任何TN3M0

Ⅳ期：包括M1的任何TN

分子生物学研究表明乳腺癌是异质性疾病，存在不同分子分型，且分子分型与指导治疗及临床预后密切相关。分子分型的判定如下：

（1）Luminal A型：雌激素受体（ER）和（或）孕激素受体（PR）阳性，人表皮生长因子受体（HER-2）阴性，Ki-67 <14%。

（2）Luminal B型：ER和（或）PR阳性，HER-2阴性，Ki-67>14%或HER-2阳性，Ki-67任何水平。

（3）HER-2过表达型：ER和PR均为阴性，HER-2为阳性。

（4）Basal-like型：ER、PR及HER-2表达均为阴性。

【治疗】

乳腺癌的治疗原则是以手术为主，辅以化疗、放疗、内分泌治疗、靶向治疗、免疫治疗等的综合治疗。手术方式的选择应结合患者本人意愿，根据病理分型、临床分期及辅助治疗条件而定。

1. 手术治疗　对早期乳腺癌患者，手术治疗是首选。目前乳腺癌的手术方式包括：

（1）保留乳房的乳腺癌切除术（breast conserving surgery）：适合于临床Ⅰ期、Ⅱ期的乳腺癌患者，有保乳意愿，且乳房有适当体积，术后能保持良好外观者。

（2）乳腺癌改良根治术（modified radical mastectomy）：适合于临床Ⅰ期、Ⅱ期的乳腺癌患者，部分临床Ⅲ期乳腺癌患者可经新辅助化疗，降期后再行手术治疗。

（3）乳腺癌根治术（radical mastectomy）和乳腺癌扩大根治术（extensive radical mastectomy）：目前此两种术式已淘汰。

（4）全乳房切除术（total mastectomy）：适宜于原位癌、微小癌及年迈体弱不宜作根治术者。

（5）前哨淋巴结活检术（sentinel lymph node biopsy，SLNB）：及腋淋巴结清扫术（axillary lymph node dissection，ALND）　临床腋淋巴结阳性乳腺癌患者常规行腋淋巴结清扫术，范围包括Ⅰ组和Ⅱ组腋淋巴结。对临床腋淋巴结阴性乳腺癌患者可先行前哨淋巴结活检术，前哨淋巴结活检阴性，可不作腋淋巴结清扫，从而显著降低手术并发症，改善患者生活质量。

（6）即刻和延期乳房重建术（Breast reconstruction）：主要包括假体置入、自体组织移植以及自体组织联合假体移植3种方法。

2. 化学药物治疗　乳腺癌术后辅助化疗方案的制订应综合考虑肿瘤的临床病理学特征、患者生理条件和基础疾病、患者意愿、化疗可能获益及不良反应等。化疗指征：浸润性乳腺癌伴腋淋巴结转移者。而腋淋巴结阴性而有高危复发因素者，比如原发肿瘤直径大于2cm、组织学分类差、雌孕激素受体阴性、HER-2阳性者，亦应选择辅助化疗。

常用化疗方案有：

（1）以蒽环类为主的方案，如CAF/AC/FEC（C：环磷酰胺、A：多柔比星、E：表柔比星、F：氟尿嘧啶）。

（2）蒽环类与紫衫类联合方案或序贯方案,如 TAC/AC → T/P（T:多西他赛、A:多柔比星、C:环磷酰胺、P:紫杉醇）。

（3）不含蒽环类的联合化疗方案,适用于老年、低风险、蒽环类禁忌或不能耐受的患者,如 TC/CMF 方案（T:多西他赛、C:环磷酰胺、M:甲氨蝶呤、F:氟尿嘧啶）。

术前新辅助化疗,适用于局部晚期的病例,目的在于缩小肿瘤,提高手术成功机会及探测肿瘤对药物的敏感性。

3. 内分泌治疗　手术切除标本除做病理检查外,应常规行免疫组化检测,若 ER（雌激素受体）和 PR（孕激素受体）阳性,则可行内分泌治疗,药物包含:抗雌激素药物,代表药物有他莫昔芬;芳香化酶抑制剂,代表药物有来曲唑、阿那曲唑、依西美坦等。内分泌治疗持续时间为 5 年,目前有研究显示部分病例可持续使用至 10 年。卵巢去势治疗目前主要为药物性去势,如戈舍瑞林,治疗时间为 2~5 年。

4. 放射治疗　乳腺癌的局部治疗手段之一,目的在于降低肿瘤局部复发率。适用于保乳术后患者,原发肿瘤最大直径 ≤ 5cm,或肿瘤侵及乳腺皮肤、胸壁,腋窝淋巴结转移 ≥ 4 枚,腋窝淋巴结转移 1~3 枚者如果存在复发高危因素,目前也支持放疗。放疗时机:应在末次化疗结束后 2~4 周内开始。

5. 靶向治疗　针对 HER-2 过度表达的乳腺癌患者,可使用抗 HER-2 的单克隆抗体药物曲妥珠单抗,目前暂推荐治疗时间为 1 年。

6. 免疫治疗

（吴　斌　王海燕）

第三节　腹　外　疝

目的要求

1. 熟悉腹股沟的解剖生理特点。
2. 熟悉疝修补的基本原则,嵌顿疝和绞窄性疝的处理原则。
3. 掌握腹股沟斜疝和直疝的鉴别要点。

知识要点

体内脏器或组织离开正常解剖部位,通过先天或后天形成的薄弱点、缺失或空隙进入另一部位,称为疝（hernia）。疝多发于腹部,以腹外疝为多见。腹外疝是由腹腔内脏器或组织连同腹膜壁层,经腹壁薄弱点或孔隙,向体表突出而致。腹股沟疝最多见,占全部腹外疝的 90% 以上,其次为股疝。腹外疝临床分类如下:

1. 易复性疝（reducible hernia）　指疝内容物很容易回纳入腹腔的疝。

2. 难复性疝（irreducible hernia）　指疝内容物不能回纳或不能完全回纳入腹腔内,但并不引起严重症状者。

3. 嵌顿性疝（incarcerated hernia）　疝囊颈较小而腹内压突然增高时,疝内容物可强行扩张疝囊颈而进入疝囊,随后因疝囊颈的弹性回缩,又将内容物卡住,使其不能回纳,这种情况称为嵌顿性疝。

4. 绞窄性疝（strangulated hernia）　肠管嵌顿如不及时解除,肠壁及其系膜受压情况不断加重可使动脉血流减少,最后导致完全阻断,即称为绞窄性疝。嵌顿性疝和绞窄性疝实际上是一个病理过程的两个阶段,临床上很难截然区分。但有时嵌顿的内容物仅为部分肠壁,系膜侧肠壁及其系膜并未进入疝囊,肠腔未完全梗阻,这种疝称肠管壁疝或 Richter 疝。如嵌顿的内容物是小肠憩室（通常是 Meckel 憩室）,则称为 Littre 疝。

一、腹股沟斜疝

腹股沟斜疝（indirect inguinal hernia）是指疝囊经腹壁下动脉外侧的腹股沟管深环（内环）突出,向内、向下、向前斜行经过腹股沟管,再穿出腹沟管浅环（皮下环）进入阴囊。

实 习 方 法

学生在教师的指导下复习病历或观看教学录像片。然后在病房询问患者病史、查体。最后教师组织学生讨论和总结。

【采集病史】

问　诊

1. 询问患者年龄,腹股沟包块出现的时间及伴随症状。
2. 包块能否坠入阴囊,能否自行回纳入腹。

查　体

1. 检查腹股沟包块的准确部位、形状,平卧或按压后能否回纳入腹。
2. 患者咳嗽时腹股沟管外环有冲击感,包块回纳后用手压迫内环口,腹压增加（患者站立、咳嗽）后不再脱出。

【诊断要点】

1. 多见于儿童及青壮年男性,腹股沟区有坠胀、隐痛等不适感,腹压增加时包块突出,平卧休息时可自行回纳消失,包块多数能回纳入腹腔。
2. 包块（疝块）外形呈椭圆形或梨形,上部呈蒂柄状,透光试验阴性。包块回纳后用手指尖探入腹股沟管外环可发现其较健侧增大,患者咳嗽可有冲击感;压迫内环,在腹压增加（患者站立、咳嗽）时包块不再脱出,此点鉴别腹股沟斜疝甚为重要。
3. 术中鉴别应注意精索在疝囊后方,经疝囊颈用手指触摸可发现疝囊在腹壁下动脉外侧。
4. 腹股沟斜疝容易嵌顿。

【治疗】

1. 非手术治疗方法及其适用范围

（1）1岁以下婴幼儿可暂不手术。

（2）年老体弱伴其他重要脏器功能障碍者不考虑手术。

2. 手术治疗方法及其适用范围

（1）纯疝囊高位结扎术：适用于婴幼儿。

（2）佛格逊（Ferguson）法：用于修补腹股沟前壁，适用于青少年。

（3）巴西尼（Bassini）法：用于修补腹股沟后壁，适用于成年人。

（4）哈斯特德（Halsted）法：与巴西尼法相同，用于腹股沟后壁缺损更大的修补。

（5）麦克凡（McVay）法：适用于重度薄弱大斜疝、复发疝、直疝。

（6）无张力疝修补术（Tension - free hernioplasty）：采用合成材料作为补片，在无张力情况下进行疝修补。

（7）经腹腔镜疝修补术：方法有四种：①经腹腔的腹膜前修补；②全腹膜外修补；③腹腔内补损；④单纯疝环缝合法。前3种方法的基本原理是，从内部用合成纤维网片加强腹壁的缺损；最后一种方法用疝钉或缝线使内环缩小，只用于较小的、病症较轻的斜疝。

3. 嵌顿疝和绞窄性疝的处理原则　嵌顿疝具备下列情况者可先试行手法复位：①一般嵌顿时间在3~4小时以内，局部压痛不明显，也无腹部压痛或腹肌紧张等腹膜刺激征者；②老年体弱或伴有其他严重疾病而估计肠袢尚未绞窄坏死者。

二、腹股沟直疝

腹股沟直疝（direct inguinal hernia）是指疝囊经腹壁下动脉内侧的直疝三角区直接由后向前突出，不经过内环，也不进入阴囊。

实习方法

学生在教师的指导下复习病历或观看教学录像片。然后在病房询问患者病史、查体。最后教师组织学生讨论、总结。

【采集病史】

问　诊

1. 患者年龄，包块出现时间及伴随症状。
2. 包块是否坠入阴囊，能否自行回纳入腹。

查　体

1. 腹股沟包块部位、形状，能否自行回纳入腹。
2. 用手压迫腹股沟管内环腹压增加，包块仍出现。

【诊断要点】

1. 多见于年老体弱者,一般有长期腹压增加病史。
2. 包块经直疝三角区从后向前突出,包块呈半球形,不会进入阴囊。当包块回纳消失后,若患者咳嗽可在直疝三角区产生冲击感,压迫内环增加腹压时包块仍突出。
3. 术中发现疝环位于腹壁下动脉内侧。
4. 直疝极少发生嵌顿。

【治疗】

腹股沟直疝的治疗方法与腹股沟斜疝的治疗方法相同。

三、股　疝

股疝(femoral hernia)是疝囊通过股环,经股管向卵圆窝突出的疝。

实习方法

学生先对 2~3 例股疝患者进行问诊、查体,加深对股疝的认识,再由教师总结股疝的病因诊治要点。

【采集病史】

问　诊

1. 询问患者年龄,股部包块出现的时间。
2. 有无腹痛及腹痛的性质。

查　体

检查腹部包块的位置、大小、质地,按压是否能回纳入腹。

【诊断要点】

1. 多见于 40 岁以上女性。
2. 股疝的疝块不大,常在腹股沟韧带下方卵圆窝处出现半球形包块,平卧时不能完全消失,由于疝囊颈较小,故咳嗽对疝囊颈冲击不明显,所以患者常无感觉。
3. 股疝的疝内容物易嵌顿形成绞窄坏死。

【治疗】

1. 由于股疝极易嵌顿形成绞窄坏死,故一旦诊断明确就应尽早手术。
2. 手术方法一般采用麦克凡法,也可采用无张力疝修补术或经腹腔镜疝修补术,若采用无张力疝修补术,宜选用疝环充气式无张力修补术。

3. 嵌顿性或绞窄性股疝手术时,可切断腹股沟韧带以扩大股环。但疝内容物回纳后,应仔细修复被切断的韧带。

思考题

1. 腹外疝有哪些发病因素?
2. 腹股沟斜疝与直疝的鉴别、诊断方法各是什么?
3. 疝修补术的原则及嵌顿性疝与绞窄性疝的诊断、治疗原则各是什么?

（杨庆强）

第四节 腹部闭合性损伤

目的要求

1. 熟悉外伤性肝脾破裂、肠破裂以及胰损伤的诊断和治疗原则。
2. 掌握腹部闭合性损伤的诊断和治疗原则。

知识要点

腹部损伤是外力作用于腹部所造成的损伤,可分为开放性损伤和闭合性损伤两类。其中开放性损伤又可分为穿透伤、非穿透伤、贯通伤和非贯通伤等,而闭合性损伤既可局限于腹壁,又同时兼有内脏损伤。常见受损的内脏在开放性损伤中依次是肝、小肠、胃、结肠、大血管等,闭合性损伤依次是脾、肾、小肠、肝、肠系膜等。

实习方法

由教师指定病例,学生采集患者病历和查体,根据辅助检查的结果进行讨论,拟定出初步诊断及治疗方案,最后由教师总结。备腹部 X 线片、腹部超声检查结果、诊断性腹腔穿刺结果,已做手术病例要准备手术记录。

【采集病史】

问 诊

1. 了解受伤经过、致伤因素,明确损伤的部位,暴力的强弱和作用的方向,受伤时的姿势。
2. 了解伤后局部和全身的反应,如神志、呼吸等改变。了解伤后的处理经过等。

查 体

1. 检查时要分清主次,要有整体观,应随时注意观察患者神志、呼吸、脉搏、血压等。

2. 检查腹壁有无肿胀、淤斑,腹部有无压痛、肌紧张、反跳痛,有无移动性浊音,肠鸣音是否活跃或亢进,肝浊音界有无消失和缩小。

3. 直肠指检是否有前壁压痛或波动感或指套血染。

辅 助 检 查

1. 血生化检查 查血常规,测定血、尿、腹腔渗液淀粉酶含量。

2. 诊断性腹腔穿刺术。

3. 腹部 X 线片 可显示有无膈下游离气体、腹膜后间隙积气等。

4. 腹部超声检查 可显示有无肝脾等实质性脏器损伤,损伤部位和程度,以及周围积血、积液情况。

5. 腹部 CT 是实质性器官损伤最准确的检查手段之一。血管造影剂增强的 CT 能鉴别有无活动性出血并显示出血部位。

6. 其他检查 可疑肝、脾、胰、肾、十二指肠等脏器损伤,但上述方法未能证实者,可行选择性血管造影。MRI 对血管损伤和特殊部位的血肿,如十二指肠壁间血肿有较高的诊断价值,磁共振胰胆管造影(magnetic resonance cholangiopancreatography, MRCP)尤其适用于胆道损伤的诊断。诊断性腹腔镜检查可用于临床难以确诊时。

【诊断要点】

1. 判断有无腹内脏器伤 根据全面的体格检查结果,有下列情况之一者,应考虑到腹内脏器损伤的存在。

(1)腹痛较重,且呈持续性,并有进行性加重的趋势,同时伴有恶心、呕吐等消化道症状。

(2)早期出现明显的休克征象者。

(3)有明显的腹膜刺激征(腹部压痛、反跳痛和肌紧张)。

(4)腹腔积气、肝浊音界缩小或消失。

(5)腹部明显胀气,肠蠕动减弱或消失。

(6)腹部出现移动性浊音。

(7)有便血、呕血或尿血症状。

(8)直肠指检发现腹前壁有压痛或波动感,或使指检的指套染血。

2. 明确受损伤脏器的性质

(1)实质性器官:实质性器官包括肝、脾、胰、肾等,在其大血管损伤时,主要临床表现是腹腔内(或腹膜后)出血。

(2)空腔脏器:空腔脏器包括胃肠道、胆道等,在其破裂或穿孔时,以腹膜炎的症状为其主要表现。

(3)多发伤可能有以下几种情况:①腹腔内某一脏器有多处破裂;②腹腔内有一个以上脏器受到损伤;③除腹部损伤外,尚有腹部以外的合并损伤;④腹部以外损伤累及腹内脏器。

【治疗】

1. 脾破裂

处理原则是"抢救生命第一,保脾第二",脾破裂一经诊断,多数需紧急手术处理。脾破裂的手术方式通常采用脾切除术。根据情况还可行脾修补术、部分脾切除术、脾动脉结扎术、自体脾移植术、脾动脉栓塞术。

2. 肝破裂

一旦确诊为肝破裂,应立即建立通畅的输血、输液通道。肝破裂损伤较重且出血多者需立即进行手术,手术可达到以下几方面的目的:确切止血、彻底清创、消除胆漏及通畅引流。

肝破裂的非手术治疗指征有五类:

(1)入院时患者神志清楚,且能正确回答医生提出的问题和配合进行体格检查。

(2)患者血流动力学的各项指标稳定,收缩压在 12.0kPa(90mmHg)以上,脉率低于100 次 / 分。

(3)无腹膜炎体征。

(4)腹部超声或 CT 检查确定肝损伤为轻度(Ⅰ 至 Ⅱ 度)。

(5)未发现其他内脏合并伤。

3. 胰腺破裂　胰腺破裂确诊后,一旦决定手术,必须首先对胰腺进行全面探查,弄清胰腺的伤情。手术治疗胰腺破裂的原则是清创、止血、制止胰液外分泌及处理合并伤。

4. 小肠破裂　少数空腹状态下小的穿孔,腹膜炎体征不重,可在严密观察下行保守治疗。小肠破裂确诊后应及时进行手术,首先修补其破裂口,如裂口过大或一段小肠管内有多处裂口或肠管严重辗挫、血运障碍或肠壁内有较大血肿或系膜缘有较大血肿,可采用小肠切除吻合术。

5. 结肠损伤　结肠损伤时应及时进行手术,手术方式有以下几种:

(1)将破裂肠段外置或切除造瘘。

(2)裂口小、腹腔污染较轻、全身情况良好的患者可以考虑一期修补或一期肠切除吻合术(限于右半结肠)。

6. 直肠损伤　直肠损伤时,应于近侧结肠双口造瘘,2~3 个月以后再关闭瘘口。

思考题

1. 腹内哪些脏器容易受损伤及后果如何?

2. 常见腹腔内脏损伤的特征是什么?

（杨庆强）

第五节 急性化脓性腹膜炎

目的要求

1. 熟悉急性弥漫性腹膜炎的病因及其临床表现。
2. 掌握急性弥漫性腹膜炎的诊断和治疗原则。
3. 了解腹腔脓肿的临床表现及诊断要点。

知识要点

腹膜分为相互连续的壁腹膜和脏腹膜两部分。腹膜腔是壁腹膜和脏腹膜之间的潜在间隙。男性的腹膜是密封的,女性则经输卵管、子宫、阴道与体外相通。在急性炎症时腹膜严重充血、广泛水肿并渗出大量液体,形成急性化脓性腹膜炎。

一、急性弥漫性腹膜炎

腹膜炎(peritonitis)是脏、壁腹膜的炎症,可由细菌,物理、化学损伤等引起。腹膜炎按病因、发病机制、临床表现、病变范围的不同而有多种分类法。急性弥漫性腹膜炎指急性化脓性腹膜炎(acute suppurative peritonitis)累及整个腹腔。

实习方法

由教师指定急性弥漫性腹膜炎的典型病例,学生自行采集患者病历和查体,了解化验的各项检查报告的结果。根据患者病情、病史及查体作出初步诊断及拟定治疗计划,最后由老师总结。准备腹部超声检查结果、腹部X线片及诊断性腹腔穿刺结果,已做手术的病例要准备手术记录。

【采集病史】

问 诊

1. 是否腹痛,腹痛的发病诱因,起病缓急,腹痛的演变过程,腹痛的性质、部位。
2. 是否有消化道症状。是否有消化道症状,包括恶心、呕吐。
3. 是否有全身感染中毒症状。全身感染中毒症状包括发热、脉率快、大汗、呼吸急促、血压下降等。

查 体

1. 腹膜刺激征是急性弥漫性腹膜炎主要的检查体征,但腹肌紧张的程度随病因及患者全身情况的不同而轻重不一。

2. 可见腹胀、腹式呼吸减弱或消失、移动性浊音、肠鸣音减弱或消失等现象。

3. 可见有空腔脏器穿孔时肝浊音界消失或缩小体征。

4. 盆腔积液感染时,行直肠指检可见腹前壁有压痛或波动感。

辅 助 检 查

1. 血常规检查　急性弥漫性腹膜炎可致白细胞计数及中性粒细胞比例增高,病情险恶或机体反应能力低下的患者,白细胞计数不增高,仅中性粒细胞比例增高。有时可见中毒颗粒,这些可经血常规检查检出。

2. 诊断学腹腔穿刺　将诊断性腹腔穿刺的穿刺液涂片可检查细菌类型,可做细菌培养及药敏试验等。

3. 腹部立位片　小肠普遍胀气并有多个小液平面是肠麻痹征象。胃肠穿孔时多可见膈下游离气体。

4. 超声检查　可显示腹腔内不等量的液体,但不能鉴别液体性质。

5. CT 检查　CT 检查对腹腔内实质性脏器病变(如急性胰腺炎)的诊断帮助很大,对评估腹腔内液体量也有一定帮助。

【诊断要点】

1. 多有消化道症状和全身感染中毒症状。

2. 多有腹痛、腹胀症状及腹膜刺激征。

3. 腹部立位 X 线片可显示有无肠麻痹征象及膈下有无游离气体。超声检查结果可显示腹腔内有无积液。诊断性腹腔穿刺可抽出腹腔内脓性液体。血常规可见白细胞计数和中性粒细胞比例增高。

【治疗】

1. 非手术治疗

对症状轻的急性弥漫性腹膜炎患者,或病程超过 24 小时,且腹部体征已减轻或有减轻趋势的急性弥漫性腹膜炎患者,可行非手术治疗。急性弥漫性腹膜炎的非手术治疗方法包括以下几个步骤。

(1)采取半卧位。

(2)禁食,胃肠减压。

(3)纠正水、电解质及酸碱平衡紊乱。

(4)补充热量和进行营养支持。

(5)联合、足量使用抗生素抗感染。

(6)镇静、止痛、吸氧。

2. 手术指征

(1)经积极的非手术治疗 6~8 小时后(一般不超过 12 小时),腹膜炎的症状及体征不缓解反而加重。

(2)腹腔原发病变严重,存在空腔器官穿孔或坏死。

(3)腹膜炎症严重,腹腔内大量积液,肠麻痹或全身感染中毒症状突出、严重且合并休克。

（4）病因不明,腹膜炎无局限趋势。

　3. 手术方式

（1）处理原发病灶。

（2）彻底清理腹腔。

（3）腹腔充分引流。

二、膈下脓肿

实习方法

　　由教师指定膈下脓肿(subphrenic abscess)病例,学生分组采集患者病史和查体,了解化验及各项检查结果进行拟诊讨论,做出初步诊断及拟定治疗方案。最后由教师总结。备腹部超声结果或腹部 CT、腹部 X 线片、血常规检查报告等。

【采集病史】

问　诊

　1. 有无近期急性腹膜炎或腹部手术史。

　2. 是否有全身中毒症状。包括发热、舌苔厚腻、乏力、衰弱、盗汗等。

　3. 局部症状为膈下持续钝痛,深呼吸时加重。

查　体

　1. 可见膈下局部皮肤凹陷性水肿,皮肤温度升高,季肋区叩痛。

　2. 可见患侧胸部下方呼吸音减弱或消失。

　3. 右膈下脓肿可使肝浊音界扩大。

辅 助 检 查

　1. X 线透视可见患侧膈肌升高,随呼吸活动度受限或消失,肋膈角模糊。

　2. 超声检查或 CT 可明确膈下脓肿范围和脓液量。

【诊断要点】

　1. 有无全身感染和中毒症状。

　2. 有无膈下脓肿。膈下脓肿引起的疼痛常位于近中线的肋缘下或剑突下,有时可致肩、颈部牵涉痛和呃逆。

　3. 是否有上腹部和下胸部压痛、叩击痛。

　4. 胸部 X 线片检查可见膈肌抬高和肋膈角积液现象;超声检查显示膈下脓肿时,可见膈下有液性暗区;应用诊断性穿刺可抽出膈下脓液。

【治疗】

1. 非手术治疗 非手术治疗包括应用抗生素和中药控制感染,以及相应的支持治疗。

2. 手术治疗 对于膈下脓肿可行引流术。

3. 超声或 CT 定位下经皮穿刺 在超声或 CT 定位下经皮穿刺可先抽脓再冲洗。

三、盆 腔 脓 肿

实 习 方 法

教师先介绍盆腔脓肿(pelvic abscess)的形成原因、临床表现、辅助检查及治疗原则,并讲解直肠检查的操作要点。然后指定病例让学生采集患者病史和查体,结合辅助检查结果进行拟诊讨论。最后由教师总结。

【采集病史】

问　诊

1. 近期有无腹膜炎或腹部手术史。

2. 典型的直肠或膀胱刺激症状,如里急后重、尿频、尿急等。

查　体

1. 直肠检查可发现肛管括约肌松弛,直肠前壁触痛性肿块,部分有波动感。

2. 经直肠(已婚妇女可经阴道后穹窿)穿刺抽脓,有助于诊断。

辅 助 检 查

1. 腹部或直肠超声检查可帮助明确脓肿的大小及位置等。

2. 必要时可行盆腔 CT 检查,进一步明确诊断。

【诊断要点】

1. 盆腔脓肿时,有直肠或膀胱刺激症状。

2. 盆腔脓肿时腹部检查结果多无阳性发现。

3. 直肠指检可扪及肛管括约肌松弛,直肠前壁触痛性肿块。

4. 腹部或直肠超声检查等辅助检查,有助于盆腔脓肿的明确诊断。盆腔脓肿时盆腔穿刺可抽到脓液。

【治疗】

1. 脓肿较小或尚未形成者,在应用抗生素治疗的同时,辅以热水坐浴,温热水灌肠及物理透热等疗法效果较好。

2. 脓肿较大者,应经直肠(已婚妇女可经阴道后穹窿)切开引流。

思考题

1. 急性弥漫性腹膜炎按病因分为哪两类?各自最常见的致病菌是什么?
2. 引起急性化脓性腹膜炎的常见疾病及各自的临床特点是什么?

（杨庆强）

第三章

胃肠外科疾病

第一节　胃、十二指肠溃疡的外科治疗

目的要求

1. 了解胃、十二指肠溃疡（gastroduodenal ulcer）的外科手术方式及其并发症。
2. 熟悉良恶性胃溃疡的鉴别和诊断方法。
3. 掌握胃、十二指肠溃疡外科手术的指征。
4. 掌握胃、十二指肠溃疡并发急性穿孔、大出血及幽门梗阻的临床表现、诊断方法及处理原则。
5. 掌握胃癌的诊断及治疗方法。

知识要点

胃、十二指肠溃疡在临床十分常见，因其发生与胃液中的高胃酸作用和胃、十二指肠的黏膜屏障作用减弱有关，故临床又称其为"消化性溃疡"。胃、十二指肠溃疡的发病率为1.7%~5.2%，而十二指肠溃疡与胃溃疡的发病率之比为2∶1~5∶1，胃、十二指肠溃疡的男女发病率之比为2∶1~4∶1。

胃、十二指肠溃疡的外科治疗的手术适应证有以下几类：

1. 经内科正规治疗8~12周溃疡不愈合。
2. 内科治疗溃疡已愈合，但在继续治疗中溃疡复发。
3. 并发溃疡大出血，急性穿孔及幽门梗阻。
4. 胃、十二指肠复合性溃疡。
5. 直径2.5cm以上的大溃疡及疑有恶变的溃疡。

一、胃、十二指肠溃疡穿孔

穿孔是胃、十二指肠溃疡的常见并发症。十二指肠前壁穿孔多见于十二指肠球部前壁，以男性多见；胃穿孔多见于胃小弯，以老年女性多见。

实习方法

学生在教师指导下复习病历或观看电视教学录像片，然后到病房选择典型病例采集病

史、查体。最后教师组织学生讨论、总结。

【采集病史】

问 诊

1. 既往有无溃疡病史（少数人可无溃疡病史）。
2. 穿孔前有无诱因，如疲劳、情绪波动、饱餐等。
3. 有无突发性上腹部剧痛（呈刀割样痛），并迅速蔓延至全腹，伴恶心、呕吐。

查 体

1. 患者表情痛苦，面色苍白，出汗，体温升高，脉搏增快等。
2. 有全腹膜炎表现，即腹部压痛、反跳痛，腹肌紧张可呈"木板样"强直。部分患者移动性浊音可阳性、肝浊音界缩小或消失，肠鸣音减弱或消失。
3. 诊断性腹腔穿刺可抽出含胃内容物的消化液。

辅 助 检 查

1. 约 80% 患者的 X 线站立位腹平片可见膈下游离气体、腹脂线消失、肠液气平面等麻痹性肠梗阻征象。
2. 血常规检查可见白细胞计数增高，中性粒细胞增高。

【诊断要点】

1. 既往有溃疡病史和溃疡近期活动的病史。
2. 穿孔后的剧烈腹痛及明显的急性弥漫性腹膜炎表现。
3. 结合 X 线检查见到膈下游离气体。
4. 诊断性腹腔穿刺可抽出含胃内容物的消化液。

【治疗】

1. 非手术治疗 以下情况可考虑非手术治疗：
（1）临床表现轻，腹膜炎体征趋于局限。
（2）空腹穿孔。
（3）不伴有溃疡出血、幽门梗阻、可疑癌变等情况。
（4）全身条件差，难以耐受麻醉与手术者。非手术治疗常采用禁食，胃肠减压，抑酸，纠正水、电解质失衡和抗感染等综合治疗。
2. 手术治疗 多数胃十二指肠溃疡急性穿孔患者需要手术治疗，手术方式有：
（1）穿孔修补术：简单易行、耗时短、创伤轻、安全性高，手术后需行内科抗溃疡病治疗。
（2）根治性手术：如患者一般情况较好，穿孔在 8~12 小时以内，腹腔内感染和胃十二指肠水肿较轻且无重要器官并存病者可考虑行胃大部切除术。

二、胃、十二指肠溃疡大出血

胃、十二指肠溃疡大出血是指患者呕血解或柏油样大便,导致血红蛋白、血细胞比容均急剧下降,脉搏增快,血压下降,发生休克。患者一般失血量大于 50ml 就可出现大便隐血阳性或柏油样大便,失血量大于 400ml 可出现循环代偿反应,失血量大于 800ml 即可出现休克。患者体征改变主要取决于出血量和速度。

实习方法

学生在教师指导下复习病历或观看电视教学录像片,然后在病房询问患者病史、查体,了解大失血给机体带来的失代偿表现。最后,教师组织学生讨论,拟定诊断和治疗计划,提出需进一步检查的内容。

【采集病史】

问 诊

1. 有无溃疡病史或是否曾做过检查被诊断为溃疡病。

2. 出血前有无溃疡病史,症状是否严重,有无腹部疼痛加重、恶心、心悸、口渴、头晕、乏力等症状。该病轻者可见呕血、吐咖啡色液体或解柏油样大便;重者可见血压下降、出冷汗、休克等。

查 体

1. 可见表情淡漠,反应迟钝或烦躁不安。

2. 可见生命体征改变,体温可正常,脉搏、呼吸增快,血压下降,脉压差缩小。

3. 可见皮肤、黏膜、眼睑苍白,四肢湿冷,少尿,上腹部膨隆有压痛。

4. 外周循环表现为毛细血管充盈不良,甲床和口唇轻压即出现苍白缺血改变,松压后恢复正常慢。

辅 助 检 查

1. 实验室检查 实验室检查可见血红蛋白、红细胞计数和血细胞比容均下降。

2. 胃镜检查 胃镜检查对诊断具有重要意义,如果患者情况允许,尽可能做胃镜检查以协助诊断,必要时可胃镜下止血。

3. 动脉造影 选择性腹腔动脉、肠系膜动脉插管造影有助于诊断。

4. X 线钡餐检查 如果病情允许,应及时做钡餐检查,因其有助于鉴别诊断。

5. 放线性核素检查 经静脉注射 $^{99}Tc^m$ 标记的红细胞,然后进行扫描,只要出血速度达 0.05~0.1ml/min 就可以在出血部位显像。

【诊断要点】

1. 有溃疡病史。

2. 有上消化道出血表现。

3. 微循环灌注不足表现。

4. 辅助检查。

【治疗】

1. 非手术治疗

（1）快速补充血容量：补充血容量的原则是需多少，补多少，血容量的晶胶比例为 3 : 1，失血量超过全身总量的 20% 时，应给予一定量鲜血补充。

（2）胃肠减压：经胃管注入生理盐水 200ml 加去甲肾上腺素 10mg，可对胃肠进行减压。

（3）常规处理：镇静、给氧、给予 H_2 受体拮抗剂及生长抑制激素。

（4）止血：经胃镜局部注射硬化剂止血。

（5）介入治疗：介入治疗是采用腹腔动脉、肠系膜上动脉插管治疗栓塞的方法。

2. 手术治疗

（1）手术指征：以下情况应考虑急诊手术治疗：①出血后短时间内出现休克者，经输血等非手术治疗后全身情况不见好转；②近期曾发生过大出血者，内科治疗期间发生的大出血，或伴有动脉粥样硬化症的患者；③并存瘢痕性幽门溃疡或急性穿孔的患者。

（2）手术方式：①胃大部分切除：一般应做包括溃疡在内的胃大部切除术，十二指肠溃疡患者切除溃疡有困难时，应在溃疡底部贯穿缝扎后再行旷置术；②单纯溃疡底部贯穿缝扎术：用于重症难以耐受大手术的患者。

三、胃、十二指肠溃疡瘢痕性幽门梗阻

胃、十二指肠溃疡引起的幽门梗阻有三种，即痉挛性、水肿性和瘢痕性幽门梗阻。痉挛性幽门梗阻经解痉治疗有效，水肿性幽门梗阻经禁食、输液和洗胃有效。痉挛性幽门梗阻的解痉治疗属暂时性缓解方法，而水肿性幽门梗阻的治疗属永久性缓解方法。而瘢痕性幽门梗阻则需手术方能解除梗阻。

实习方法

学生在教师指导下复习病历或观看电视录像教学片，到病房询问患者病史、查体；最后教师组织学生讨论、总结。

【采集病史】

问　　诊

1. 既往有无溃疡病史。

2. 有无上腹痛、频繁呕吐、腹胀，症状呕吐量是否大且多，呕吐物为隔餐还是隔夜酸臭饮食。

查　　体

1. 可见营养不良，消瘦、贫血、精神萎靡。

2. 上腹膨隆,可见胃型、胃蠕动波,振水音阳性。

辅 助 检 查

1. X线钡餐检查。
2. 胃镜检查。

【诊断要点】

1. 有溃疡病史。
2. 有频繁呕吐,呕吐物为隔夜饮食。
3. 有胃潴留征。
4. X线钡餐检查发现胃排空障碍。

【治疗】

瘢痕性幽门梗阻必须经过手术治疗方能解除梗阻。手术治疗的目的在于解除梗阻、消除病因。手术方式首选胃大部切除术。胃空肠吻合仅适用于胃酸低、全身状况差的老年人。

四、胃　癌

胃癌(carcinoma stomach)是消化道十分常见的肿瘤,居消化道各种肿瘤的首位,死亡率居恶性肿瘤第二位。40岁以上人群多见,男女患胃癌之比约为2∶1。

实习方法

学生在教师指导下复习病历,或观看电视录像教学片,到病房询问患者病史、查体。教师组织讨论,拟定诊断治疗计划,最后教师进行总结。

【采集病史】

问　诊

1. 是否有溃疡病史,是否失去溃疡的规律性疼痛。
2. 是否有上腹隐痛、饱胀不适、恶心、呕吐、厌食、消瘦、乏力等症状。
3. 是否有精神差、乏力、贫血,甚至吞咽困难等症状。

查　体

1. 可见消瘦、贫血,晚期可出现恶病质。
2. 上腹压痛,幽门、胃窦部肿瘤可出现幽门梗阻,上腹部甚至可扪及包块,胃癌晚期可出现锁骨上淋巴结肿大。
3. 胃癌晚期患者可出现呕血、解柏油样大便等消化道症状。

辅 助 检 查

1. 大便常规检查可见隐血阳性,胃液分析提示游离胃酸缺乏。

2. X 线钡餐检查。

3. 纤维胃镜检查。

4. 腹部超声检查,超声胃镜检查。

5. CT 或 MRI 检查。

6. 腹腔镜探查。

7. 病理细胞学检查。

【诊断要点】

1. 有溃疡病史。短期内出现消瘦、贫血和腹痛失去节律性改变症状。

2. 大便隐血试验阳性,胃液中可见游离胃酸缺乏。

3. 癌胚抗原检查呈阳性。

4. X 线钡餐检查。

5. 胃镜检查可以直接观察病变部位,且可以对可疑病灶直接钳取小块组织行病理组织学检查,因而是胃癌首选的检查方法。

6. 胃液脱落细胞学检查或活组织病理细胞学检查。

7. CT 或 MRI 检查能了解肿瘤浸润胃壁深度,判断胃周淋巴结及胃周器官情况,可用于胃癌术前 TNM 分期。

8. 对于肿瘤累及胃壁浆膜层的患者,腹腔镜探查有助于发现腹壁、网膜或者盆底的转移灶。

【治疗】

1. 手术治疗　是胃癌最有效的治疗方法。常见的手术方式有:

（1）内镜下黏膜切除术或黏膜下切除术:适用于病变 <2cm 黏膜内的分化型癌。

（2）进展期胃癌若无远处转移或周围脏器侵犯:推荐手术方式为 D2 根治手术:除原发病灶和部分胃组织,切除至少距肿瘤周边 5cm 以上的胃组织以及引流区的淋巴结。

（3）扩大胃癌根治术与联合脏器切除术。

（4）姑息性手术:切除包括癌肿在内的部分胃组织,适用于不能行根治术的患者。

（5）减症性手术:指不能行根治术也不能行姑息性切除时,只行单纯性胃空肠吻合术。

2. 化学治疗　可于术前、术中和术后进行,提高胃癌患者的生存率,延长患者的生存时间。

3. 术中放疗　有助于防止胃癌的复发,术后放疗仅用于缓解由狭窄、癌浸润等所引起的疼痛的局部治疗。胃癌对放射治疗不敏感,常配合手术进行。

4. 给予干扰素、白介素 2 等进行免疫治疗。

5. 内镜下治疗　适用于无淋巴结转移的早期胃癌患者。

6. 腹腔镜下治疗　适用于无淋巴结转移的早期胃癌患者,可切除胃壁全层,切除范围较内镜手术广。

思 考 题

1. 诱发胃、十二指肠溃疡的因素是什么？
2. 胃、十二指肠溃疡的外科手术指征有哪些？其手术方式的选择依据是什么？
3. 良恶性胃溃疡的鉴别和诊断方法各是什么？
4. 胃癌的诊断与治疗原则是什么？

（杨庆强）

第二节　急性阑尾炎

目的要求

1. 了解阑尾炎的病理及临床分类方法。
2. 掌握急性阑尾炎的诊断、鉴别诊断和治疗方法。

知 识 要 点

急性阑尾炎（acute appendicitis）是外科最常见的急腹症之一，青年人多发。

实 习 方 法

学生在教师指导下复习病历或观看电视教学录像片，到病房询问患者病史和查体。教师组织学生讨论、总结。

【采集病史】

问　　诊

1. 是否有转移性右下腹痛　70%~80% 患者疼痛常始于上腹部或脐周，一般为阵发性或持续性隐痛，经数小时到十余小时后疼痛转移并固定于右下腹。
2. 是否有消化道症状　早期常有胃肠道反应，如厌食、恶心、呕吐。如果盆位阑尾炎刺激直肠、膀胱，可出现尿频、排便里急后重等症状。
3. 是否有全身中毒症状　该症状表现为乏力，体温升高，脉搏增快。如果发生门静脉炎，则可出现寒战、高热、黄疸。

查　　体

1. 右下腹固定压痛是急性阑尾炎重要的体征，其压痛点常位于麦氏点，部分患者出现在兰兹点。妊娠合并阑尾炎，则压痛点随妊娠月份增加可逐渐上移。
2. 腹膜刺激征　腹膜刺激征表现为局限性腹膜压痛、反跳痛、肌紧张，但儿童、老人、孕妇、肥胖患者不明显。如果腹膜炎弥散广泛,则提示可能有阑尾穿孔。老人、儿童发生阑尾穿孔较早,也最多见。

3. 右下腹包块如果在右下腹扪及包块,多提示阑尾周围有脓肿形成。

4. 其他体征

（1）结肠充气试验呈阳性。

（2）闭孔内肌试验呈阳性,提示阑尾靠近闭孔肌。

（3）腰大肌试验呈阳性,提示阑尾靠近腰大肌前方。

（4）肛指检查时可扪及直肠右前方有触痛。如已形成阑尾周围脓肿,则可触及痛性包块。

辅　助　检　查

1. 血常规检查可见白细胞计数和中性粒细胞均增高,可出现核左移和中毒颗粒。

2. 影像学检查

（1）腹部 X 线片检查:可见盲肠扩张和液气面。

（2）腹部超声检查:可发现肿大的阑尾或阑尾周围的脓肿。

（3）可行腹部 CT 检查明确病因。

【诊断要点】

1. 可见转移性右下腹疼痛伴消化道症状。

2. 固定右下腹压痛,有局限性腹膜炎表现。

3. 全身中毒症状有体温升高、脉搏增快现象。

4. 阑尾炎的其他试验体征呈阳性,如结肠充气试验、腰大肌试验等。

5. 血常规检查可见白细胞计数、中性粒细胞增高。

【治疗】

1. 一经确诊,应尽早手术切除阑尾。

2. 非手术治疗仅用于早期单纯性阑尾炎或发病超过 72 小时,已形成炎性肿块者。包括禁食,补液和抗生素治疗以及动态监测症状、体征和血象等。

3. 特殊情况阑尾炎

（1）妊娠阑尾炎:炎症发展易导致流产或早产,威胁母子生命安全。以开腹手术为主,尽量减少对子宫的刺激,注意手术切口选择。围术期予以保胎药物和加强胎心监护。

（2）老年阑尾炎:因年迈,对疼痛感觉迟钝,主诉不强烈,症状不典型,体温和白细胞升高可不明显,容易延误诊断,手术并发症风险增加。

4. 手术方式选择

（1）急性单纯性阑尾炎:阑尾切除术,可选择开放手术或腹腔镜手术。

（2）化脓性阑尾炎或坏疽性阑尾炎:阑尾切除术,当阑尾根部坏疽穿孔时,包埋困难,应妥善缝合残端或盲肠壁,需放置腹腔引流一周左右。

（3）阑尾周围脓肿:原则上以非手术治疗为主,予以足量有效抗生素。如治疗期间感染加重,脓肿破裂或进行性增大,需行引流手术。

思 考 题

1. 阑尾的解剖结构特点及其位置是什么?
2. 阑尾炎怎样分类?
3. 阑尾炎的诊断与鉴别诊断方法及其治疗原则各有哪些?

（杨庆强）

第三节　肠 梗 阻

目的要求

1. 了解肠梗阻的定义、病因、分类及病理改变。
2. 熟悉粘连性肠梗阻的诊断,结肠梗阻的诊治原则。
3. 掌握肠梗阻的临床表现、诊断和治疗原则。
4. 掌握单纯性肠梗阻和绞窄性肠梗阻的鉴别诊断方法。

知 识 要 点

肠梗阻(intestinal obstruction)是指任何原因引起的肠内容物通过障碍统称肠梗阻,是常见的外科急腹症之一。肠梗阻具有"痛"、"吐"、"胀"、"闭"四大特征。肠梗阻发病后不仅引起肠道形态及功能的改变,还可导致一系列全身性病理改变,严重时可危及患者生命。

实 习 方 法

教师指导学生复习病历或观察电视教学录像片,学生在病房询问患者病史、查体。教师组织学生讨论,拟定诊断、治疗方案,最后教师进行总结。

【采集病史】

问　　诊

1. 是否腹痛　机械性肠梗阻引起的腹痛常为阵发性、节律性绞痛,腹内有串气样感觉,并受阻于某一部位。腹痛加重,间歇期不断缩短以致成为持续性剧烈腹痛,则应警惕绞窄性肠梗阻的发生。

2. 是否呕吐　肠梗阻的呕吐常伴随腹痛发生,高位梗阻的呕吐出现较早,呕吐较频繁,呕吐物主要为胃十二指肠内容物;低位小肠梗阻的呕吐较晚,初为胃内容物,肠梗阻晚期可吐粪臭样内容物。绞窄性肠梗阻呕吐物呈咖啡色或血性,且腹痛不因呕吐而缓解;麻痹性肠梗阻时,呕吐多呈溢出性。

3. 是否腹胀　腹胀通常发生在腹痛之后,其程度与梗阻的位置有关。低位肠梗阻腹胀症状较突出,高位肠梗阻腹胀症状不明显。结肠闭袢性肠梗阻腹周膨胀显著。腹胀不均匀,不对称是肠扭转等肠梗阻的特征。

4. 是否肛门停止排气　排便梗阻初期和不完全性肠梗阻仍可有排气、排便,完全性肠梗阻则停止排气、排便。绞窄性肠梗阻可出现血性黏液样便。

查　体

1. 全身情况　水、电解质酸碱平衡紊乱,重症患者可出现全身中毒症状及休克。
2. 腹部体征
（1）视诊:注意检查腹部有无外伤手术瘢痕、腹外疝。腹部膨隆,可见胃肠型、蠕动波。
（2）触诊:腹部可出现散在压痛,腹部张力增高。绞窄性肠梗阻可出现压痛、反跳痛、肌紧张等腹膜炎表现,特别应注意腹部局限性肿块。
（3）叩诊:腹部呈鼓音,肝浊音界缩小。
（4）听诊:机械性肠梗阻肠鸣音亢进,可闻及高调肠鸣音、气过水声、金属音。肠鸣音减弱或消失则提示肠麻痹或肠绞窄。
3. 肛指检查　绞窄性肠梗阻肛指检查可见指套上有血,注意直肠有无包块。
4. 腹腔穿刺　肠梗阻一般不做腹腔穿刺检查,但如果腹水较多为肠绞窄时,腹腔穿刺可发现血性腹水。

辅 助 检 查

1. 进行血常规检查、小便常规、大便常规、生化常规检查,测定电解质、血气分析等。
2. 腹部 X 线片检查可见胀气的肠袢及液平面。
3. 腹部 B 超检查可发现肠扩张积气,有时可发现肿块。

【诊断要点】

1. 肠梗阻的临床表现　腹痛、呕吐、腹胀,肛门停止排气、排便为肠梗阻的常见临床表现。
2. 肠梗阻的体征　可见腹部膨隆、肠型蠕动波,腹部压痛、腹部肌张力增高、叩呈鼓音,听诊肠鸣音亢进,机械性肠梗阻可闻及高调肠鸣、气过水声,肠鸣音消失预示肠麻痹或肠绞窄。
3. 腹部 X 线片检查　可见扩张充气的肠管,可见阶梯状液平面或孤立肠袢。

【治疗】

1. 非手术治疗
（1）禁食禁饮。
（2）胃肠减压。
（3）纠正水、电解质及酸碱失衡。
（4）解痉治疗（一般不用镇痛剂）。
（5）抗感染治疗。
（6）中药治疗,尤其对粘连性、不完全性肠梗阻可给予扶正理气汤进行治疗。
（7）对症治疗。
2. 手术治疗　手术是治疗肠梗阻的一个重要措施,手术的目的是解除梗阻,去除病因,手术的方式可根据患者的情况及梗阻部位、原因加以选择。

（1）手术适应证：①单纯性肠梗阻经内科保守治疗无效；②粘连性肠梗阻一般经保守治疗3天无效；③结肠闭袢性肠梗阻；④有肠绞窄趋势及表现；⑤麻痹性肠梗阻原发病灶需手术治疗。

（2）手术原则和目的：在最短的手术时间内，以最简单方法解除梗阻恢复肠腔的通畅，尽可能消除病灶。

（3）手术方式：①肠粘连松解术；②肠切开取出异物；③肠切除吻合术；④肠短路吻合术；⑤肠造口或肠外置术。

思 考 题

1. 肠梗阻的病因有哪些？
2. 肠梗阻的诊断与鉴别诊断方法有哪些？
3. 肠梗阻的治疗原则是什么？
4. 怎样鉴别诊断绞窄性肠梗阻与单纯性肠梗阻？

（杨庆强）

第四节　结　肠　癌

目的要求

1. 熟悉结肠癌的病理分型、分期。
2. 掌握左右半结肠癌患者临床表现、诊断方法及治疗原则。

知 识 要 点

结肠癌（colon cancer）是胃肠道中常见的恶性肿瘤，发病率居全身恶性肿瘤发病率的第5位，我国以41~51岁人群的发病率最高。该病男女发病率之比约为1.5∶1~2∶1。

实 习 方 法

教师指导学生复习病历或观看电视教学录像片，学生在病房询问患者病史、查体。教师组织学生讨论，拟定诊断和治疗方案及还需进行的检查项目。最后教师进行总结。

【采集病史】

问　诊

1. 详细询问排便习惯及粪便性状的改变　是否出现腹泻、便秘、黏液便、脓血便、排便次数增多等情况。以上症状尤以右半结肠癌多见。

2. 有无腹痛 腹痛是结肠癌的早期症状之一,疼痛一般为不确切的持续性隐痛,或仅为腹部不适,腹胀感,如伴肠梗阻可出现呕吐、阵发性腹绞痛。

3. 有无梗阻症状 一般属结肠癌中晚期表现。

4. 全身症状 由于慢性失血、癌肿溃烂、感染等,患者可出现贫血、消瘦、乏力、低热等不适。

5. 有无家族史。

查 体

1. 腹部体征 腹部可有轻度压痛,有时可扪及触痛性包块,晚期常表现为慢性不完全肠梗阻。以上症状以左半结肠癌多见。

2. 全身表现 消瘦、贫血貌,晚期可出现腹水、水肿、甚至恶病质。

辅 助 检 查

1. 实验室常规检查 血常规、大便常规、肿瘤标志物等检查可显示血红蛋白下降,大便隐血呈阳性,癌胚抗原增高。

2. 影像学检查

(1)X 线钡剂灌肠或气钡双重对比造影检查:可见肠充盈缺损,黏膜破坏,肠管僵硬变窄,肠梗阻时可见液气平面。

(2)腹部超声检查:可了解腹部的肿块及肿大的淋巴结。

(3)腹部 CT 或 MRI 检查:可了解腹部的肿块及肿大的淋巴结,肿块与周围组织的关系,有无肝脏等远处转移。

3. 内镜检查纤维结肠镜检查不仅可观察病灶,还可取活组织做病理学检查。

4. 组织病理细胞学检查。

【诊断要点】

1. 症状 可见腹痛、腹胀,排便习惯及大便性状改变,如腹泻、便秘、黏液性血便、脓血便等症状。

2. 体征 消瘦、贫血、低热、腹腔包块,甚至腹水、水肿、恶病质。右半结肠癌常以消瘦、贫血、血便等慢性消耗性表现为主。左半结肠癌则以腹部包块、慢性肠梗阻为其主要表现。

3. 实验室检查 可出现大便隐血试验持续性阳性、血红蛋白降低、癌胚抗原(carcino-embryonic antigen, CEA)增高等。

4. 影像学检查 X 线钡剂灌肠、气钡对比造影检查、腹部超声检查和 CT 等。

5. 纤维结肠镜检查。

6. 组织病理细胞学检查。

【治疗】

治疗原则以手术切除为主的综合治疗。

1. 术前准备

(1)纠正贫血、低蛋白血症。

（2）纠正水、电解质及酸碱失衡。

（3）肠道准备：①清洁灌肠法：术前第 3 天进食少渣饮食,术前第 1 至第 2 天进食流质,术前 1 至 3 天口服抗生素,术前 1 天可口服复方聚乙二醇等肠道清洁剂,术前当晚清洁灌肠。②全肠道灌洗：术前 12 至 14 小时开始口服或经胃管注入灌洗液（等渗电解质液,含氯化钾 1.75g/L、氯化钠 16g/L、碳酸氢钠 3g/L）5~10L,年老体衰及重要器官功能障碍及有肠梗阻患者禁用此法。

2. 手术治疗方法

（1）结肠癌根治性手术：手术范围包括癌肿所在肠袢及其肠系膜和区域淋巴结。①右半结肠切除;②左半结肠切除;③横结肠切除;④乙状结肠癌根治术。

（2）联合脏器切除术：联合脏器切除术包括根治术和临近受累脏器一并切除术。

（3）结肠癌伴急性肠梗阻的手术：应当在进行胃肠减压、积极纠正水电解质酸碱平衡紊乱后尽可能早期手术,具体手术方式根据肿瘤的位置及肿瘤是否可切除等因素决定。

（4）姑息性手术：①对不能施行根治术的可只切除癌肿;②对癌肿都不能切除的可采用旁路短路手术缓解肠梗阻。

3. 化学治疗　结直肠癌的辅助化疗均以氟尿嘧啶为基础用药。目前一线联合化疗药物的组成主要有三个方案：FOLFOX6 方案,XELOX 方案,MAYO 方案。

4. 新辅助放化疗　术前放化疗能使肿瘤体积缩小,达到降期作用,从而提高手术切除率及降低术后复发率。

5. 放射治疗　结肠癌对放射治疗不敏感,采用较少。

6. 其他治疗　基因治疗、靶向治疗、免疫治疗等。

思考题

1. 结肠癌的病理类型有哪些,怎样进行分期?
2. 结肠癌的诊断与鉴别诊断方法有哪些?
3. 结肠癌的治疗原则是什么?

（杨庆强）

第五节　肛管直肠疾病

目的要求

1. 了解肛管直肠的解剖生理特点。
2. 熟悉肛管直肠周围脓肿、肛瘘、痔的诊断及处理原则。
3. 掌握肛管直肠疾病的检查方法。
4. 掌握直肠癌的临床表现、诊断及处理原则。

知 识 要 点

肛管直肠疾病繁多,可由炎症、肿瘤特异性感染引起。在诊断上尤其应注意直肠肿瘤的诊断,切不可把直肠癌肿的便血误诊为直肠炎症、息肉或痔。

一、肛管直肠周围脓肿

肛管直肠周围脓肿(perianorectal abscess)是指发生在肛管直肠周围软组织或其周围间隙内的急性化脓性感染,并形成脓肿。肛管直肠周围脓肿常由肛腺感染引起。脓肿溃破或切开引流后常形成肛瘘。脓肿是肛管直肠周围炎症的急性期表现,而肛瘘则为慢性期表现。

实 习 方 法

教师指导学生复习病历或观看电视教学录像片,学生分组在病房询问患者病史、查体。教师组织讨论,拟定诊断和治疗计划及还需进行的检查项目。最后教师进行总结。

【采集病史】

问　　诊

1. 肛管直肠周围是否持续性疼痛,疼痛性质如何。
2. 肛管直肠是否坠胀,有无排尿、排便困难现象。
3. 全身症状是否表现为乏力、发热、食欲不振等。
4. 是否有慢性直肠炎、溃疡或直肠外伤史。

查　　体

1. 可见肛管直肠周围皮肤红、肿、发热,有硬结和触痛,甚至可扪及波动感。
2. 直肠指检在肛管和直肠内可扪及触痛性包块或波动感。
3. 肛管直肠局部穿刺可抽取脓液。

辅 助 检 查

1. 血常规检查可见白细胞、中性粒细胞及中性粒细胞比率增高。
2. 肛管直肠穿刺抽取脓液进行培养,可确定病原菌种类。

【诊断要点】

1. 肛管直肠坠胀、疼痛,排尿、排便困难、里急后重。
2. 肛管直肠周围局部红、肿、热、触痛,有时可扪及硬结、包块或波动感。
3. 直肠指检是患侧有深压痛,甚至可扪及波动感,偶可触及压痛性肿块。
4. 肛管直肠局部穿刺可抽取脓液。
5. 可伴有头痛、乏力、食欲减退等全身症状。

【治疗】

1. 非手术治疗

（1）抗感染治疗：一般选用对革兰阴性杆菌有效的抗生素。

（2）温水坐浴。

（3）局部理疗。

（4）口服缓泻剂或液状石蜡以减轻排便时的痛苦，保持大便通畅。

2. 手术治疗　脓肿切开引流是治疗直肠肛管周围脓肿的主要方法，一旦诊断明确，就应进行手术切开引流。手术方式因脓肿的部位不同而异，除表浅脓肿可采用局麻外，一般都需在腰麻或骶臀麻醉下进行，切口应距肛缘 3~5cm，以免伤及肛门括约肌。应置管或放置纱布条引流。采用脓肿切开引流加一期挂线术，可避免肛瘘的形成。

二、肛　　瘘

肛瘘（anal fistula）指肛管周围的肉芽肿性管道，由内口、瘘管、外口三部分组成。内口常位于肛窦，多为一个；而外口在肛周皮肤上，可为一个或多个。经久不愈或间歇性反复发作，任何年龄都可发病，好发于青壮年男性。

肛瘘的分类方法很多，临床多按瘘管的高低位置对肛瘘进行分类：

1. 低位肛瘘　低位肛瘘指瘘管位于外括约肌深部以下，可分为低位单纯性肛瘘（只一个瘘管）和低位复杂性肛瘘（多个瘘口和瘘管）。

2. 高位肛瘘　高位肛瘘的瘘管位于外括约肌深部以上，可分为高位单纯性肛瘘（只一个瘘管）和高位复杂性肛瘘（多个瘘口和瘘管）。

实习方法

学生在教师指导下复习病历，观看电视教学录像片，分组在病房询问患者病史、查体。教师组织讨论、总结。

【采集病史】

问　　诊

1. 肛门有无坠胀，大便是否改变，肛门部皮肤有无瘙痒、潮湿现象。

2. 肛门周围有无反复流出脓性、血性、黏液性分泌物，且经久不愈，反复发作。

3. 肛门及肛周曾经有无外伤及脓肿。

查　　体

1. 肛门周围皮肤有红、肿、硬结，肛周皮肤上可见单个或多个外口。

2. 病变处挤压有脓性或脓血性的分泌物排出。

3. 肛指检查可否扪及条索状瘘管。

4. 瘘口造影检查可观察到直肠内口部位。

【诊断要点】

1. 肛门部皮肤潮湿、瘙痒,瘘口常流出脓性、血性分泌物,且经久不愈,严重者可伴乏力、发热等全身不适感。

2. 肛指检查可扪及硬结或索状瘘管,触痛。

3. X 线钡剂灌肠、结肠镜检查或经瘘管造影检查可有助其诊断。

【治疗】

肛瘘极少自愈,不治疗会反复发作直肠肛管周围脓肿。治疗方法主要有两种。

1. 堵塞法 0.5% 的甲硝唑、生理盐水清洗后,用生物蛋白胶自外口注入,单纯性的肛瘘可采用。

2. 手术治疗 原则是将瘘管切开,形成敞开创面而促进其愈合。手术的关键是尽量减少肛门括约肌的损伤,防止肛门失禁,同时避免肛瘘复发。但瘘管高、低不同采用的手术方式也不同。

(1)瘘管切开术(fistulotomy):瘘管切开术适用于低位肛瘘,只损伤外括约肌皮下部和浅部,不会引起肛门失禁。

(2)挂线疗法(setontherapy):挂线疗法适用于距肛门 3~5cm 内,有内外口的低位或高位肛瘘,或作为复杂性肛瘘切开切除的辅助治疗。采用橡皮筋或有腐蚀性的药线对高位肛瘘进行机械性压迫。挂线疗法最大优点是不会造成肛门失禁,且操作简单、出血少、不用换药。

(3)肛瘘切除术(fistulectomy):肛瘘切除术适用于低位单纯性肛瘘,手术切除瘘管时可延至健康组织,创面不需缝合。

(4)复发性肛瘘的手术治疗:要充分慎重预评估手术后肛门的功能及复发的概率。

三、直 肠 癌

直肠癌(carcinoma of rectum)指乙状结肠与直肠交界处至齿状线之间的癌肿,是消化道常见恶性肿瘤,占消化道恶性肿瘤发病率的第二位。

1. 中国人直肠癌与西方人比较有三个流行病学特点

(1)直肠癌比结肠癌发生率高,大约占 60%。

(2)低位直肠癌所占的比例较高,其占直肠癌 60%~75%,多数用直肠指检时就可触及。

(3)30 岁以下青年人直肠癌的发病率较高,约 10%~15%,而且还有继续增长的趋势。

2. 大体分型

(1)溃疡型:多见,占 50% 以上。中心凹陷,边缘凸起,向肠壁深层生长并向周围浸润。此型分化程度较低,转移较早。

(2)隆起型:向肠腔内突出,向周围浸润少,预后较好。

(3)浸润型:癌肿沿肠壁浸润,分化程度低,转移早预后差。

3. 组织学分型:①腺癌:包括管状腺癌、乳头状腺癌,占 75%,其次为黏液腺癌及印戒细胞癌。②腺鳞癌。③未分化癌。

4. 临床病理（Dukes）分期

Dukes A 期：该期癌肿浸润深度限于直肠壁内，未超出浆肌层，无淋巴结转移。

Dukes B 期：该期癌肿浸出浆肌层，亦可浸入浆膜外，但仍能整块切除，无淋巴结转移。

Dukes C 期：该期癌肿侵犯肠壁全层且伴有淋巴结转移。

Dukes D 期：该期癌肿伴有远处转移，局部因广泛浸润而不能整块切除达到根治的目的。

5. 直肠癌的扩散与转移途径

（1）直接浸润：直接浸润一般是指癌肿向肠壁深层浸润生长，向肠壁纵轴浸润一般较晚，癌肿浸润肠壁一圈约需 1~2 年。

（2）淋巴转移：这是直肠癌的主要转移途径，上段直肠的癌沿直肠上动脉、肠系膜下动脉及腹主动脉周围淋巴结转移。下段直肠癌（以腹膜返折为界）的癌细胞沿淋巴向上方和侧方转移为主，逆行性转移较少见。

（3）血行转移：血行转移多见于癌细胞经门静脉转移至肝、肺等，直肠癌手术时约有 10%~15% 的病例已发生肝转移。

（4）种植转移：直肠癌种植转移的机会较小，上段直肠癌可发生种植转移。

实 习 方 法

教师指导学生复习病历或观看电视教学录像片，学生分组在病房询问患者病史、查体。教师组织学生讨论，最后总结。

【采集病史】

问 诊

1. 是否有直肠刺激症状：便意频繁，排便习惯发生改变，肛门坠胀，里急后重，排便不尽感。

2. 是否有肠腔狭窄症状：该症状主要表现为大便变形，如变细、有沟槽，肠腔狭窄造成部分梗阻后，有腹痛、腹胀、肠鸣亢进等不全性肠梗阻表现。

3. 是否有癌肿破溃感染症状：该症状表现为大便有黏液或脓血便。

4. 如果癌肿侵犯前列腺、膀胱，可出现尿频、尿急、尿痛、血尿等症状；侵犯骶前神经可出现骶尾部剧烈持续性疼痛；晚期可出现腹水、肝大、贫血、消瘦等。

查 体

1. 直肠癌一般腹部体征少，下腹可有轻压痛，晚期可因肠腔狭窄出现不全性肠梗阻表现。

2. 直肠指检是直肠癌最重要的检查手段，由于中国人直肠癌约 70% 为低位直肠癌，能在直肠指检时触及，其检出直肠癌的阳性率约 80%。肛指检查时应特别注意直肠包块的位置、范围、固定程度等。

辅 助 检 查

1. 内镜检查可采用直肠镜，乙状结肠镜或结肠镜对其进行检查。

2. 气钡双重对比造影术或 X 线钡剂灌肠检查，是结肠癌的重要检查方法，对直肠癌诊断意义不大。

3. 肠腔内超声检查及 MRI 检查。

4. CT 检查可了解直肠癌盆腔扩散情况,有无侵犯膀胱、子宫、前列腺、盆壁,有无肝脏及淋巴结转移,是术前常用的检查方法。

5. 目前公认在结直肠癌诊断及术后检测有意义的肿瘤标记物是癌胚抗原(CEA)和CA19-9。

6. 细胞病理学检查。

【诊断要点】

1. 直肠刺激征包括大便习惯改变,大便变形,肛门坠胀,排便里急后重且反复出现黏液便或脓血便。

2. 肛指检查或内镜、肠腔内超声检查可发现直肠包块、溃烂,包块为菜花状肿物。

3. 取肿瘤组织进行组织细胞学活检。

【治疗】

手术切除仍是直肠癌的主要治疗方法。术前放化疗(新辅助放化疗)可一定程度提高手术疗效。

1. 手术治疗　原则是切除包括癌肿、足够的两端肠段、已侵犯的邻近器官的全部或部分、可能被侵犯的组织及全直肠系膜。具体手术方式根据癌肿所在的部位、大小、活动度、细胞分化程度等因素综合判断。

(1)局部切除术:该手术方式较少采用,仅适用于早期瘤体较小,且仅局限于黏膜或黏膜下层分化程度高的直肠癌。手术方式主要有:①经肛局部切除术;②骶后径路局部切除术。

(2)腹会阴联合直肠根治术(Miles 手术):该手术方式适用于腹膜返折线以下的直肠癌。

(3)经腹直肠癌切除术(直肠前切除 Dixon 手术):这是目前应用最多的一种手术方式,适用于距肛缘 5cm 以上的直肠癌,由于腹腔镜技术的开展亦有距肛缘更近距离的直肠癌行Dixon 手术,但要求远端切缘距癌肿 2cm 以上。

(4)经腹直肠癌切除、近端造口、远端封闭术:该手术方式适用于患者全身情况差,不能胜任 Miles 手术或有急性肠梗阻不宜行 Dixon 手术的直肠癌患者。以该手术方式切除肿瘤后应在切口近端造口,远端行封闭手术(Hartmann 手术)。

2. 化学治疗　直肠癌的辅助化疗均以氟尿嘧啶为基础用药。目前一线联合化疗药物的组成主要有三个方案:FOLFOX6 方案,XELOX 方案,MAYO 方案。可以经动脉、静脉和腹腔给予化学治疗药物。

3. 放射治疗　术前放疗可提高手术切除率,降低患者术后复发率。术后放疗仅用于局部晚期患者、T3 直肠癌且术前未经放疗术后局部复发的患者。

4. 新辅助放化疗　可使肿瘤降期,提高手术的切除率。

5. 其他治疗　基因治疗、靶向治疗、免疫治疗等。

思考题

1. 肛管直肠疾病的检查方法有哪些？
2. 肛周脓肿的临床表现及诊断与治疗原则各是什么？
3. 肛瘘临床表现及诊断与治疗原则各是什么？
4. 痔的临床表现及诊断与治疗原则各是什么？
5. 直肠癌的诊断与鉴别诊断方法及其治疗原则有哪些？

（杨庆强）

第四章

胸心外科疾病

第一节 胸部损伤

目的要求

1. 掌握胸部损伤的病理、生理和急救治疗原则。
2. 掌握肋骨骨折、气胸、血胸、心脏破裂和胸腹联合伤的临床表现、诊断方法、急救和治疗原则。
3. 了解心脏损伤的临床表现和治疗原则。
4. 了解胸腹联合伤的诊断和治疗原则。

知识要点

胸部损伤（chest trauma，thoracic trauma）很常见。胸部是呼吸系统、循环系统等系统的重要器官所在的部位，胸膜腔内负压的稳定对维持正常的呼吸和循环功能具有重要意义。胸壁骨骼的支撑与胸膜腔的密闭性是保持胸内正常负压的必要条件。

胸部损伤可以是单独损伤或严重多发伤的一部分。轻度胸部损伤可造成胸壁软组织挫伤，单纯肋骨骨折。重度胸部损伤伴有胸膜腔内器官损伤或大血管损伤，可导致气胸、血胸、心脏挫伤、裂伤进而产生心包腔内出血。胸部损伤的诊断主要靠临床表现，胸膜腔或心包腔的诊断性穿刺，以及胸部 CT 检查提供依据。胸腹联合伤指胸部损伤的同时伤及腹部的连接部脏器的多发性损伤。早期诊断是救治胸腹联合伤取得成功的关键。胸腹联合伤主要依靠外伤史，症状和体征，胸膜腔或腹膜腔穿刺等加以确诊。

胸部损伤的急救处理比较复杂，应分轻、重、缓、急者先治的原则。其处理包括：①维持呼吸道通畅；②观察重要生命体征；③控制任何原因引起的外出血；④及时诊断及处理同时存在的颅脑、脊柱或腹部损伤。

若遇下列情况应及时进行剖胸探查：①胸膜腔内进行性、活动性出血；②心脏破裂伤；③胸腹联合伤；④胸内存在较大或锐利异物；⑤广泛肺组织裂伤或支气管断裂。

一、肋 骨 骨 折

在胸部损伤中，肋骨骨折（rib fracture）最常见。间接暴力和直接暴力均可引起肋骨骨折。第 4~7 肋骨较长且固定，最易折断。肋骨骨折可为单根或多根肋骨同时骨折，也可为同一根肋骨一处或多处骨折。多根多处肋骨骨折可导致伤处胸壁局部软化,出现反常呼吸(paradoxical respiration),严重者可发生呼吸和循环衰竭。

实 习 方 法

教师指导学生病床前采集患者病史、查体,结合胸部 X 线片和胸部 CT 等检查结果讨论、分析病情,作出诊断并拟定治疗方案。教师重点讲解多根多处肋骨骨折和反常呼吸的病理生理特点。最后教师结合临床对实习内容进行总结。

【采集病史】

问 诊

1. 有无胸部外伤史及其原因,以及受伤经过。
2. 胸痛程度以及与深呼吸、咳嗽和体位改变的关系。
3. 咳嗽有无血痰。
4. 过去有无慢性支气管炎病史、高血压病史、糖尿病史。

查 体

1. 受伤局部胸壁有时肿胀,压痛,胸廓挤压时可导致局部疼痛加重(胸廓挤压征阳性),可有骨摩擦感。
2. 伤侧胸壁出现反常呼吸则为多根多处肋骨骨折。
3. 伴有皮下肿胀、气胸、血胸并发症的患者可出现相应的体征。

辅 助 检 查

胸片、胸部 CT、肋骨三维重建显示肋骨骨折断裂,其断端错位,但前胸肋软骨骨折不显示前述 X 线片征象,并判断有无气胸、血胸的存在。

【诊断要点】

1. 有胸部外伤史。
2. 胸部局部疼痛,且骨折处压痛明显,有时可扪到骨摩擦感,伤侧胸壁出现反常呼吸则为多根多处肋骨骨折。
3. 胸片、胸部 CT 和肋骨三维重建可显示肋骨骨折情况。

【治疗】

1. 治疗原则 肋骨骨折的治疗原则包括纠正循环和呼吸功能紊乱,恢复呼吸生理功能,预防感染和并发症。
2. 治疗方案
(1)闭合性单处肋骨骨折的治疗方案:治疗重点是多模式镇痛,固定胸壁,以及防治并发症。该方案包括:①口服止痛剂;②利多卡因或罗哌卡因溶液 5~10ml 行肋间神经阻滞或封闭骨折处;③叠瓦式或多头胸带固定胸部。

（2）闭合性多根多处肋骨骨折的治疗方案：①保持呼吸道通畅；②必要时施行辅助呼吸；③局部处理胸壁反常呼吸，可采用包扎固定法、牵引固定法或内固定法。

（3）开放性肋骨骨折的治疗方案：①胸壁伤口彻底清创；②肋骨骨折内固定；③胸膜腔闭式引流术。

二、气　胸

在胸部损伤中，气胸（pneumothorax）的发生率仅次于肋骨骨折，而肋骨骨折常伴有气胸。另外，气管、支气管、肺组织、食管破裂等均可并发气胸。根据胸膜腔空气通道的情况，气胸可分为闭合性气胸（closed pneumothorax）、开放性气胸（open pneumothorax）和张力性气胸（tension pneumothorax）三类。

实习方法

教师指导学生病床前采集患者病史、检查体格，结合胸部 X 线片、胸部 CT 检查结果讨论、分析病情，作出诊断并拟定治疗方案。教师重点讲解气胸各类型的诊断和治疗方法。最后教师结合临床对实习内容进行总结。

【采集病史】

问　诊

1. 胸外伤后有无胸痛、胸闷和呼吸困难症状。
2. 胸外伤后有无咯血或血痰现象。

查　体

1. 可见不同程度的呼吸困难，有无被迫体位和唇、甲发绀症状。
2. 伴肋骨骨折时胸痛和胸廓挤压试验呈阳性。
3. 可见气管偏移至健侧，伤侧胸部饱满度及呼吸动度减弱，叩诊过度回响，听诊可闻及呼吸音减弱或消失。

辅 助 检 查

胸片、胸部 CT 检查可显示伤侧肺萎陷的程度，可见纵隔移向健侧，可明确是否合并血胸。

【诊断要点】

1. 有胸部外伤史。
2. 伤后胸闷、气急，重者可有呼吸困难。
3. 纵隔偏向健侧，伤侧胸部饱满及呼吸动度减弱，叩诊鼓音，听诊有呼吸音减弱或消失现象。
4. 胸部闭合性损伤导致胸部皮下气肿时多有气胸，若皮下气肿广泛且呼吸困难，往往为张力性气胸。

5. 胸壁有伤口,可闻空气进出响声者,则为开放性气胸。

6. 患者有咯血或血痰,提示有肺组织裂伤。

7. 胸膜腔穿刺抽出气体,即可确诊为气胸。气胸压力过高,胸膜腔穿刺后气胸压力出现回升,则提示为张力性气胸。

8. 胸片、胸部 CT 检查可明确伤侧有无气胸和肺萎陷程度。

【治疗】

气胸治疗的关键是恢复胸膜腔的正常负压,排除气体,维持呼吸和循环功能的稳定。

1. 闭合性气胸的肺压缩在 30% 以下者,仅需观察而无需治疗,待积气自行吸收。闭合性气胸的肺压缩在 30% 以上者,需进行胸膜腔穿刺抽尽积气。

2. 开放性气胸的胸壁有开放性伤口,应立即用敷料包扎伤口,然后积极准备做清创缝合术,并做胸腔闭式引流术。

3. 张力性气胸治疗应立即在胸膜腔插入穿刺针排气,降低胸内压力,然后施行胸腔闭式引流术。

三、血　　胸

在胸部损伤中,血胸(hemothorax)可与肋骨骨折、气胸等同时存在。胸膜腔内出血的来源有以下三种情况:①心脏或大血管裂伤出血。心脏或大血管裂伤时,出血量多而急,往往救治不及,可于短时间内导致患者失血性休克甚至死亡。②肺组织裂伤出血。因肺组织裂伤出血时肺循环压力低,所以出血多可自行停止。③肋间血管或胸廓内血管破裂出血。肋间血管或胸廓内血管破裂出血时动脉压力高,出血量大,常需手术止血。根据血胸中出血量的多少,临床分为小量、中量和大量血胸。

胸膜腔内短期出血量大,则丢失血容量出现内出血征象,胸腔内血液积聚压力增高,压迫肺致其萎陷,纵隔推向健侧,严重影响呼吸和循环功能。胸膜腔内积血若凝固,则形成凝固性血胸,进一步发展形成机化性血胸,最后形成纤维板。血胸易感染形成脓胸。以上各类血胸的进一步发展都导致呼吸功能损害加重。

实习方法

教师指导学生病床前采集患者病史、查体,结合胸片、胸部 CT 检查结果讨论、分析病情,作出诊断并拟定治疗方案。最后教师结合临床重点讲解进行性血胸的诊断方法和剖胸探查的指征。

【采集病史】

问　　诊

血胸的问诊主要询问引起外伤的原因,异物刺伤胸部的部位、深度,以及伤后呼吸困难的程度等。

查　体

1. 观察神智,观察面部、结膜、口唇的颜色。

2. 检查胸部有无伤口及其具体部位、大小和深度。

3. 测定心率和血压等生命体征。

4. 叩诊和听诊比较两侧胸部的差别以及气管有无偏移。

辅　助　检　查

血胸患者的胸片、胸部 CT 检查可显示血胸的范围,是否合并气胸、肋骨骨折、金属异物存留等。

【诊断要点】

1. 有胸部外伤史。

2. 出血量较多时,胸腔积液的症状和体征。患者面色苍白,出冷汗,心率加快,血压下降,呼吸困难等。纵隔移向健侧,患侧叩诊呈浊音,呼吸音降低。合并气胸时,患侧上部叩诊呈鼓音,而下部呈浊音。

3. 若胸壁伤口有气体进出的响声和血液溅出,则为开放性血气胸。

4. 闭合性胸部损伤,怀疑血胸,则做胸腔穿刺抽取积血即可确诊。

5. 血胸患者出现高热、寒战、出汗、疲乏、白细胞计数升高,均提示血胸并发感染,应按脓胸处理。

6. 诊断血胸应查明出血是否停止,如果血胸患者内出血和胸腔积液的症状和体征加重,则提示胸内有进行性出血,应做相应的检查证实。

7. 胸片、胸部 CT 检查可显示伤侧胸膜腔有积液阴影,如合并气胸则显示液平面。

【治疗】

血胸的治疗原则是恢复胸膜腔内的负压、止血和防治休克。

1. 非进行性血胸治疗　非进行性血胸仅肋膈角变钝或呈平膈顶,治疗措施是行胸腔穿刺抽出积血。如果胸腔内积血多,则应早期行胸膜腔闭式引流术。

2. 进行性血胸　治疗进行性血胸时,应首先防治低血容量性休克,并及时开胸或胸腔镜止血。如不能修补的肺裂伤出血,则行肺切除术。

3. 其他血胸治疗　凝固性血胸在出血停止后应尽早剖胸,清除积血和血凝块。机化性血胸应在伤情稳定后早期剖胸清除血块和剥除纤维组织。若血胸并发感染,则按脓胸处理。

四、心　脏　损　伤

心脏损伤有心脏挫伤、心脏裂伤、室间隔破裂、瓣膜撕破和腱索断裂等。

心脏损伤常常是致命的损伤,送医院抢救的成功率仅为 15%。心脏损伤分闭合性和穿透性损伤,闭合性损伤中以心脏挫伤(cardiac contusion)多见。心脏挫伤可导致程度不同的心肌层出血坏死,属内科治疗范围。心脏裂伤(cardiac rupture)多由钝器穿透胸壁而伤及心脏所致,以右心室破裂最为常见。心脏裂伤的临床表现有失血性休克和急性心包填塞征。心脏破裂应立即施行手术抢救,即进行心包切开减压,修补心壁裂口。

实习方法

教师组织学生分析心脏挫伤、心脏裂伤的病历资料,对该病作出诊断并拟定治疗方案。最后教师讲授心脏挫伤、心脏裂伤的临床表现,诊断和治疗要点。

【采集病史】

问　诊

1. 引起胸部外伤的原因,伤后的神智情况。
2. 有无心前区疼痛、心悸、呼吸困难等症状。

查　体

1. 观察神智,面部、结膜、口唇的颜色。
2. 测定心率和血压等生命体征,检查是否有失血性休克和急性心包填塞的体征。
3. 检查胸部有无伤口及其部位、大小和深度。
4. 叩诊和听诊比较两侧胸部的差别以及气管有无偏移。
5. 听诊可闻心音遥远,有心包摩擦音。

辅 助 检 查

1. 胸部 X 线片、胸部 CT 检查可显示心脏形态及是否合并血胸、气胸、肋骨骨折、金属异物存留等。
2. 心电图、二维超声心动图等检查结果可显示心脏结构和功能是否改变。
3. 心肌酶学检查可测定磷酸肌酸激酶—同工酶(CPK-MB)、乳酸脱氢酶(LDH1 和 LDH2)的水平。

【诊断要点】

1. 主要了解受伤时间、部位、伤口出血情况等,受伤后有无休克、心脏骤停症状。
2. 主要检查神智、血压、脉搏、呼吸等生命体征,胸部伤口及心律、心音等情况。
3. 凡出现贝克(beck)三联征,即静脉压升高;心搏微弱,心音遥远;动脉压降低,则提示有急性心包填塞,应行心包腔穿刺明确诊断。
4. 诊断不明确,而且病情又允许时可行胸部 X 线或胸部 CT、心电图、超声心动图等检查加以确诊。
5. 胸部闭合性损伤显示心电图 ST 段抬高,T 波低平或倒置,甚至心律失常以及心肌酶水平升高,这些可确诊为心脏挫伤。

【治疗】

1. 对心脏挫伤患者应让其卧床休息,密切观察其生命体征和心电图的变化情况。

2. 对心脏裂伤患者应积极进行抗休克、补液、输血治疗。

3. 怀疑为心脏裂伤心包填塞的患者应做心包腔穿刺,明确诊断和缓解急性心包填塞症状。

4. 对心脏裂伤急性心包填塞的患者应立即剖胸或胸腔镜手术抢救,切开心包清除积血,修补心脏裂口。

五、胸腹联合伤

胸腹联合伤(thoraco-abdominal injury)指致伤胸部损伤的暴力同时伤及下胸部、腹内脏器和(或)致膈肌破裂。胸腹联合伤分为闭合性和开放性损伤。由于下胸部和上腹部的位置邻近,且相互重叠,所以受伤后可造成膈肌及其上、下邻近脏器(心、肺、肝、脾、肾等)的胸腹联合损伤。胸腹联合伤的临床表现不一致,一般病情危重。全面了解伤情,早期明确诊断是救治胸腹联合伤取得成功的关键。

实习方法

教师指导学生病床前采集患者病史、检查体格,结合胸部 X 线片、胸部 CT 等检查结果讨论、分析病情,作出诊断并拟定治疗方案。最后教师结合临床对实习内容进行总结。

【采集病史】

问　诊

询问引起外伤的原因,伤后有无昏迷、消化道和呼吸道症状,以及治疗情况。

查　体

1. 观察神智,面部、结膜、口唇的颜色。
2. 测定心率和血压等生命体征。
3. 全面查体,着重检查胸腹结合部有无伤口及伤口的具体部位、大小和深度。
4. 叩诊和听诊比较两侧胸部的差别以及气管有无偏移。尤其应注意中、上胸部有无肠鸣音。
5. 检查有无腹部阳性体征。

辅助检查

胸、腹片、胸部 CT、上消化道造影等明确胸部伤情,显示腹部有无游离气体和确定异物的位置。

【诊断要点】

应根据外伤史、症状、体征、辅助检查等全面了解伤情,在综合分析的基础上迅速做出是否为胸腹联合伤的诊断。

1. 重点了解外伤史,包括受伤时的姿势,致伤原因、受伤时间和地点。
2. 检查生命体征,胸部、腹部的症状和体征以及体表伤口所在位置,伤道走行。
3. 胸片、腹片、CT 检查、上消化道造影可明确胸腹部伤情,可显示腹部有无游离气体和确定异物的位置。

    4. 实施胸膜腔、腹膜腔穿刺及心包穿刺。

    5. 诊断不明,在病情允许的情况下,可行 B 超检查,内镜检查等。

【治疗】

    1. 尽快纠正急性呼吸、循环功能紊乱。

    2. 若出现休克应尽快补液和输血,改善酸中毒和纠正水、电解质失衡。

    3. 进行剖胸或剖腹或腔镜探查术。凡有剖胸、剖腹手术适应证者均应尽早施行针对性手术。

思考题

    1. 胸外伤会引起哪些重要的病理生理变化?

    2. 胸外伤的早期治疗原则有哪些?

    3. 肋骨骨折的治疗原则是什么?

    4. 外伤性气胸怎样分类?

    5. 外伤性气胸的治疗原则是什么?

    6. 简述开放性气胸的病理生理特征。

    7. 外伤性血胸的诊断要点有哪些?

    8. 外伤性血胸的治疗要点是什么?

    9. 如何诊断心脏裂伤?

    10. 如何诊断胸腹联合伤?

(戴天阳)

第二节 脓 胸

目的要求

    1. 熟练掌握脓胸的病因和诊断方法。

    2. 了解脓胸各阶段的治疗原则以及手术方式。

知识要点

    脓胸(empyema)是多种原因和途径造成的胸膜腔化脓性感染,常为继发性感染。脓胸按病理发展过程分为急性脓胸和慢性脓胸两种类型;按致病菌分为化脓性脓胸、结核性脓胸和特异病原性脓胸三种类型;按病变范围分为全脓胸和局限性脓胸两种类型。脓胸的致病菌多来自肺内感染,少数来自胸内和纵隔内其他脏器或身体其他部位病灶,直接或经淋巴侵入胸膜引起感染化脓。引起脓胸的致病菌有葡萄球菌、链球菌、大肠埃希菌、铜绿假单胞菌、真菌、厌氧杆菌等。

脓胸的常见病因有以下几种：

1. 继发于肺部感染，即肺部化脓性感染累及胸膜，如肺炎、支气管肺炎、肺脓肿。

2. 血源性感染由败血症和脓毒血症的致病菌经血循环到达胸膜所致。

3. 胸部开放性损伤或胸部手术污染。

4. 胸膜腔邻近器官感染，如膈下脓肿、肝脓肿、化脓性心包炎、纵隔脓肿，其致病菌均可经淋巴途径或直接侵入胸膜腔。

脓胸的病理改变虽有不同阶段之分，但无明确的时间界限，临床表现也不一致。因此，诊断脓胸，应综合判断其不同阶段，这样才有利于确定治疗方案。

急性脓胸因未及时处理或处理不当，或原发病灶未得到及时控制，或特殊病原菌存在等都可能形成慢性脓胸。

一、急 性 脓 胸

实 习 方 法

教师指导学生病床前采集患者病史、查体，结合胸部 X 线片、胸部 CT 等检查结果，讨论、分析病情，作出诊断并拟定治疗方案。最后教师结合临床讲解胸腔引流的应用原理和适应证。

【采集病史】

问　诊

1. 有无肺部感染史。

2. 有无胸部外伤史或胸内手术史。

3. 有无败血症或脓毒血症病史。

4. 胸部邻近器官有无化脓性病灶。

5. 有无高烧、胸痛、食欲不振以及呼吸困难等现象。

查　体

1. 可见急性病容，即呼吸急促，不能平卧，脉搏快，体温升高。

2. 气管偏向健侧，患侧呼吸运动减弱，胸廓肋间隙饱满，语颤减弱。患侧叩诊呈浊音，听诊可闻及呼吸音减弱或消失，心浊音界偏向健侧。

辅 助 检 查

1. 实验室检查　白细胞计数升高，中性粒细胞比例升高。

2. 胸部 X 线片检查　胸片显示患侧有积液和（或）积气的情况，以及肺受压和纵隔向健侧移位的情况。

3. 胸部 CT 检查　胸部 CT 检查可补充胸部 X 线片检查的不足，对局限性脓胸的鉴别、纵隔脓肿或膈下脓肿的诊断有重要意义。

4. 胸腔穿刺检查 胸腔穿刺抽取脓液化验可找到脓球细胞并做细菌培养和药敏试验。

【诊断要点】

有原发感染的病灶、急性炎症和呼吸困难症状,再结合胸部 X 线片检查和胸腔穿刺细胞病理学检查即可确诊急性脓胸。

1. 症状 出现急性病容,有发烧、咳嗽、咳痰、胸痛、胸闷、呼吸急促、食欲不振、全身乏力、脉搏增快等症状。

2. 局部体征 体检患侧胸壁可见呼吸运动减弱,肋间隙饱满,语颤减弱,患侧叩呈浊音,听诊可闻及呼吸音减弱或消失。纵隔偏向对侧。

3. 胸部 X 线片、胸部 CTX 线检查 胸腔若有少量(100~300ml)积脓,则可见肋膈角模糊;若有中等量积脓(300~1000ml),则显示外高而内低的弧形致密阴影;若为全脓胸,则显示肺全部萎缩及大片阴影,肺受压萎缩和纵隔移向健侧;若显示大的液气平面,则提示多伴有支气管胸膜瘘。局限性脓胸可位于肺与胸壁之间,肺叶间,膈上或纵隔处。

4. 胸膜腔穿刺 根据胸膜腔穿刺抽得的脓液,即可确诊是否为急性脓胸。以脓液做培养和药敏试验,有助于选择抗生素。

【治疗】

1. 急性脓胸的治疗原则为抗感染,排除脓液,控制原发感染,全身支持治疗。急性脓胸治疗的重点是彻底排净脓液,消灭脓腔,使肺早日复张。

2. 治疗方法

(1)及早进行胸腔穿刺抽出脓液,并向脓腔内注入抗生素控制感染。

(2)尽早施行胸膜腔闭式引流术。

二、慢 性 脓 胸

急性脓胸未能得到及时、有效的治疗,或原发病因未得到有效控制,或有特异性感染、异物存留胸内造成脏层、壁层胸膜纤维性增厚,致使肺不能膨胀,脓腔得不到消灭,急性脓胸便逐渐发展为慢性脓胸。

实 习 方 法

教师指导学生在病床前采集患者病史、检查体格,结合胸部 X 线片、CT 等检查结果讨论、分析病情,作出诊断并拟定治疗方案。最后教师结合临床重点讲授慢性脓胸的治疗原则。

【采集病史】

问 诊

1. 有无急性脓胸病史以及治疗经过。

2. 胸腔引流管引流情况(引流性质和引流量)。

3. 有无长期低热、消瘦、食欲减退、贫血、低蛋白血症以及营养不良等慢性全身中毒症状。

4. 有无呛咳、咳脓液样痰现象。

5. 胸壁有无脓肿或窦道。

查　体

1. 可见患侧胸壁塌陷,肋间隙变窄,呼吸运动减弱或消失,叩诊呈实音,听诊可闻及呼吸音降低或消失,气管、纵隔向患侧移位。

2. 脓胸溃破可在胸壁上见到脓肿或窦道。

3. 接受过引流者,胸壁可见引流伤口瘢痕或瘘管,或仍带有胸腔引流管。

辅 助 检 查

1. 胸部 X 线片、胸部 CT 检查显示胸壁塌陷,肋骨聚拢,肋间隙变窄,纵隔向患侧移位,脊柱向健侧侧突。

2. 脓腔造影或瘘管造影检查可明确脓腔的范围和部位。

【诊断要点】

1. 有急性脓胸的病史。是否得到及时有效的治疗或虽经治疗但未痊愈。

2. 分析形成慢性脓胸的原因,寻找原发感染病灶,了解脓腔和肺部的情况。

3. 疑有支气管胸膜瘘者,经胸壁窦口或脓腔注入亚甲蓝液证实。

4. 根据病史,查体和 X 线检查,可确诊慢性脓胸。

【治疗】

治疗原则:①改善全身情况,消除中毒症状和营养不良;②查清致病原因和消灭脓腔;③尽可能使受压肺组织复张,恢复肺功能。

1. 手术前检查和准备

(1)复习胸部 X 线片、胸部 CT 检查报告,了解脓腔、肺部以及邻近病变组织的情况。

(2)对痰液和胸腔穿刺抽出的脓液行细菌培养和药敏试验,做结核分枝杆菌涂片培养及动物接种试验。

(3)治疗原发感染病灶,尤其是特异性病原菌感染。

(4)改善全身情况,增加营养,口服营养液,必要时少量多次输血。

(5)检查心、肾、肝、肺功能。

2. 手术方法

(1)改进引流手术:该手术适用于引流不畅患者。引流通畅既可减轻中毒症状,又可使脓腔逐渐缩小,部分患者还可获得痊愈。

(2)胸膜纤维板剥除术:该手术适用于病期不长,脓腔纤维板粘连不紧,以及肺和支气管没有病变的患者。胸膜纤维板剥除术的关键是剥除脓腔纤维板,使肺得以复张,消灭脓腔,改善肺功能和胸廓呼吸运动功能。

(3)胸廓成形术:该手术适用于病期长,肺组织无活动性病变,但肺纤维化不能扩张而脓腔又较局限的患者。手术切除相应脓腔上的肋骨,同时切除增厚的壁层胸膜纤维板,使胸壁软化内陷与脏层纤维板贴着愈合,达到消灭脓腔的目的。

（4）胸膜肺切除术:胸膜肺切除术是将纤维板剥除术和病肺切除术相结合一次完成。该手术适合于慢性脓胸合并肺内有不可恢复病变的患者。该手术大,创伤重,手术死亡率高,并发症多,应严格掌握适应证。

思考题

1. 急性脓胸的诊断和治疗要点各是什么?
2. 怎样防治急性脓胸转变成慢性脓胸?

（胡　智）

第三节　胸壁疾病

目的要求

1. 了解肋软骨炎的临床表现和治疗方法。
2. 熟悉漏斗胸的临床表现和治疗原则。
3. 掌握胸壁结核的临床表现和治疗原则。
4. 了解胸壁肿瘤的诊断和治疗原则。

知识要点

胸壁疾病包括先天性胸廓畸形（如漏斗胸 funnel chest、鸡胸）、胸壁组织（肋骨、胸骨、软组织）的特异性感染（常见的为结核）和非特异性感染（常见的为肋软骨炎 Tietze's disease）、胸壁肿瘤。

先天性胸廓畸形是胸壁的外形结构发生改变形成的种种畸形,多数无功能障碍,一般不需要手术治疗。中重度漏斗胸应手术矫正以改善肺功能和解除其对心脏的压迫。鸡胸畸形可造成患者精神负担,也应手术矫正畸形。

胸壁结核主要表现为结核性寒性脓肿、慢性胸壁窦道是全身结核的一部分,治疗时应在抗结核治疗的基础上进行手术治疗。应将胸壁结核与化脓性肋骨骨髓炎和化脓性胸壁脓肿等相区别。

胸壁肿瘤常发生于胸壁的软组织和骨骼（肋骨、胸骨、锁骨、肩胛骨）。胸壁肿瘤有原发性和继发性之分。原发性胸壁肿瘤又有良性和恶性两种,继发性胸壁肿瘤是身体其他部位恶性肿瘤的转移病灶。胸壁肿瘤也包括胸壁的血管瘤。原发性胸壁肿瘤应采取手术治疗,完整地切除肿瘤。恶性胸壁肿瘤应根据病理诊断结果,手术后酌情选择放疗,化疗或免疫治疗进行辅助治疗。

一、非特异性肋软骨炎

非特异性肋软骨炎（Tietze 病）临床上简称肋软骨炎，是一种非化脓性肋软骨肿大，女性多见，好发于第 2 至第 4 肋软骨，双侧少见。本病病因不明，局部肋软骨肿大、疼痛，反复发作，经各种治疗效果不好，可行手术切除。

实习方法

教师指导学生在病床前采集患者病史、检查体格，结合胸部 X 线片、CT 等检查结果讨论、分析病情，作出诊断并拟定治疗方案。最后教师结合临床重点讲授肋软骨炎与肋骨肿瘤的鉴别诊断方法。

【采集病史】

问　诊

1. 胸痛的起始时间，有无加重的趋势。
2. 做过何种检查及治疗，有无效果。

查　体

1. 可见胸廓不对称，局部胸壁隆起局部肋软骨肿大隆起，皮肤正常。
2. 局部有压痛，牵扯或体位改变时加重。

辅 助 检 查

胸部 X 线片、胸部 CT 检查肋软骨不显影，可与胸内病变、肋骨结核、骨髓炎相区别。

【诊断要点】

结合病史行常规查体和胸部 X 线片、CT 检查。

【治疗】

1. 对症治疗，对局部进行封闭治疗。
2. 反复应用各种治疗方法无效且症状较重者，或不能排除肿瘤的患者，则手术切除肿大肋软骨。

二、漏　斗　胸

漏斗胸（funnel chest）指胸骨、肋软骨及一部分肋骨的发育异常，向内向后凹陷，胸骨体剑突交界处凹陷最深，胸廓畸形呈漏斗状。若此畸形进行性加重，则会对心脏和肺产生压迫。本病病因尚不清楚，有家族史或伴有先天性心脏病者居多。应将本病与鸡胸相区别，鸡胸的特征是胸骨向前突起。中重度漏斗胸畸形患者，应在 4 岁以后手术矫正胸廓畸形，以解除胸廓畸形对心脏的压迫和改善肺功能。

实 习 方 法

教师指导学生在病床前采集患者病史、检查体格,结合胸部 X 线片检查结果讨论、分析病情,作出诊断并拟定治疗方案。最后教师结合临床重点讲授胸部 CT、心脏彩超和漏斗胸的治疗原则。

【采集病史】

问　　诊

1. 胸壁畸形出现的年龄及进展情况。
2. 有无活动后明显气促和呼吸困难、心力衰竭等症状和上呼吸道经常感染的病史。

查　　体

1. 常见体形消瘦,不好动。
2. 胸廓畸形呈漏斗状,常伴有轻度驼背和腹部隆起。
3. 可见心脏多向左侧移位,部分患者可有收缩期杂音、心律不齐或先天性心脏病的体征。

辅 助 检 查

1. 胸部 X 线片和 CT 检查可见下段胸骨向内向后凹陷,心脏向左侧移位与脊柱间的距离缩短。
2. 心电图和超声心动图检查可进一步了解患者是否有先天性心脏病。

【诊断要点】

根据胸廓畸形呈漏斗状和心肺受压的情况,查体和 X 线片检查结果,不难作出是否为漏斗胸的诊断。

【治疗】

1. 中重度漏斗胸畸形,应在 4 岁以后手术矫正胸廓畸形。
2. 漏斗胸的最常用方法为漏斗胸微创矫正术(NUSS)。

三、胸 壁 结 核

胸壁结核(tuberculosis of chest wall)多继发于肺结核或胸膜结核,病菌经淋巴系统、血循环系统或直接累及胸壁淋巴结及胸壁各层组织,引起肋骨、胸骨、胸壁软组织结核病变。胸壁结核可表现为结核性寒性脓肿或慢性胸壁窦道。多数患者在患部有软块,软块不痛、不红、不热,应将胸壁结核与化脓性肋骨、胸骨骨髓炎及胸壁放线菌病相区别。胸壁结核的手术治疗原则是术前、术后抗结核药物治疗,彻底切除病变组织。

实习方法

教师指导学生在病床前采集患者病史、检查体格,结合胸部 X 线片和 CT 等检查结果讨论、分析病情,作出诊断并拟定治疗方案。最后,带习教师结合临床重点讲授胸壁结核的临床表现和治疗原则。

【采集病史】

问　诊

1. 有无肺结核病史,以及治疗情况。
2. 有无疲乏、盗汗、低热、食欲减退的症状。
3. 胸壁肿块出现的时间,有无疼痛感。
4. 发现胸壁肿块穿破的时间,是何种分泌物。

查　体

1. 检查胸壁肿块的范围,肿块表面皮肤是否正常,局部是否红、热、痛等。
2. 胸壁窦道引流性质,量多少。

辅 助 检 查

1. 胸部 X 线片,CT 片可发现胸壁、肺、胸膜或肋骨、胸骨的结核病变。
2. 窦道造影检查可显示窦管大致深度、范围。
3. 瘘管或溃疡组织取活检,明确诊断。

【诊断要点】

1. 根据病史,体格检查及胸部 X 线片、胸部 CT 结果明确诊所。
2. 胸壁肿块局部从不红、不热、无痛转变为红、热、痛明确症状时,应考虑继发混合感染。
3. 有脓胸病史的胸壁结核,应与开放性脓胸相区别。
4. 脓液细菌培养呈阴性,且脓液呈干酪状。

【治疗】

胸壁结核是全身结核的一部分,因此应用抗全身结核的治疗原则处理。手术治疗应在结核处于不活动进展播散期彻底切除病变组织,清除所有窦道,充填残腔,开放引流管和加压包扎伤口。胸壁结核混合感染时,应切开引流,待感染控制后再按上述方法治疗。

四、胸 壁 肿 瘤

胸壁肿瘤(tumour of chest wall)指发生在胸壁深部软组织或骨骼(肋骨、胸骨、锁骨、肩胛骨）的肿瘤。胸壁肿瘤可分为原发性胸壁肿瘤和继发性（转移性）胸壁肿瘤两种。原发性胸壁肿瘤又分为良性和恶性两种。胸壁深部骨骼的良性肿瘤有骨纤维瘤、骨瘤、软骨瘤、肋软骨瘤等。胸壁深部骨骼的恶性肿瘤多为各种肉瘤。胸壁深部软组织良性肿瘤有神经类肿瘤、脂肪瘤、纤维瘤、血管瘤以及各类肉瘤等。继发性胸壁肿瘤均为恶性，以肋骨最多见。对胸壁恶性肿瘤应进行综合治疗。

实习方法

教师指导学生在病床前采集患者病史、检查体格，结合胸部 X 线片和 CT 等检查结果讨论、分析病情，作出诊断并拟定治疗方案。最后教师结合临床重点讲授胸壁结核的临床表现和治疗原则。

【采集病史】

问　诊

1. 胸壁肿块发现的时间，近期是否迅速增大。
2. 胸壁肿块是否疼痛以及疼痛的性质。
3. 既往有无肿瘤病史，以及诊治情况。

查　体

1. 检查胸壁肿块的范围，皮肤是否正常，局部是否红、热、痛等情况。
2. 检查胸部两肺呼吸音是否对称。
3. 检查腋窝和锁骨上淋巴结是否肿大。

辅助检查

1. 胸部 X 线片和 CT 可显示胸壁、肺、胸膜或肋骨、胸骨的病变情况。
2. 肿瘤组织穿刺细胞学检查。

【诊断要点】

1. 注意胸壁肿块出现的时间，有无化脓性炎症的特征，有无疼痛以及疼痛的程度。
2. 过去有无其他疾病。
3. 体格检查应注意肿瘤对周围组织和器官有无压迫性体征，肿瘤本身有无继发性感染。
4. 胸部 X 线片及 CT 结果可显示肿瘤与胸内的关系，以及肿瘤大小及侵蚀范围，全身骨扫描检查。
5. 取肿瘤活组织做病理检查可明确肿瘤的性质。
6. 应与胸壁结核，肋软骨炎，胸骨、肋骨骨髓炎等相区别。

【治疗】

1. 治疗原则：胸壁恶性肿瘤应采取综合治疗原则。胸壁肿瘤无论良性、恶性均应完整切除。

2. 手术方法

（1）切除范围：良性肿瘤应切除包括胸壁浅肌层、上下肋间肌，切除病变肋骨两端超过病变 3cm 以上范围。恶性肿瘤行广泛胸壁大块切除，切除超过肿瘤边缘 5cm 以上的肌层、骨骼、肋间组织、壁层胸膜和局部淋巴结或侵蚀肺。

（2）胸壁重建：以邻近组织、心包片、钛网或有机材料完全封闭胸壁达到重建胸壁的目的。

思 考 题

1. 胸壁结核的病理特点是什么？
2. 胸壁肿瘤的诊断和治疗原则各是什么？
3. 漏斗胸的手术指针是什么？

（何开明）

第四节　肺 部 疾 病

目的要求

1. 了解常见肺部疾病的诊断方法和外科治疗的适应证。
2. 掌握肺癌的筛查方法、临床表现及预防和治疗原则。
3. 了解肺癌早期诊断的方法及其重要意义。
4. 熟悉支气管扩张症的临床表现，诊断和治疗原则。
5. 了解支气管扩张症的手术适应证。

一、肺结核的外科治疗

外科治疗肺结核（pulmonary tuberculosis）仅是肺结核综合疗法的一个组成部分，手术前后必须应用有效的抗结核药物配合治疗。手术切除病肺的首要条件是结核经内科治疗病情已经稳定，不再处于活动进展播散期。掌握手术治疗的适应证，对肺结核不可逆恢复的病变和并发症，采用手术方法切除病灶和用萎陷疗法促进愈合。

实 习 方 法

教师指导学生在病床前采集患者病史、检查体格，结合胸部 X 线片和 CT 等检查结果讨论、分析病情，作出诊断和拟定治疗方案。最后教师结合临床重点讲授肺结核的手术适应证和治疗原则。

【采集病史】

问　诊

1. 了解有无肺结核接触史,是否用药或手术治疗过。
2. 有无全身不适、乏力、食欲减退和体重减轻等症状。
3. 有无长期低热,特别是午后低热,夜间潮热、盗汗的病史。
4. 有无咳嗽、咳痰,及其性质,是否伴有咯血,咯血量及次数,有无胸痛、胸闷、气促等症状。

查　体

1. 可见精神状态萎靡不振、两颊潮红。
2. 检查颈部、锁骨上及腋下有无肿大淋巴结,是否成串珠状,以及淋巴结的质地和活动度。
3. 检查呼吸是否急促,气管有无偏位,胸部是否对称,肋间隙是否等宽,两肺呼吸音是否一致,有无湿啰音等。

辅　助　检　查

1. 胸片和胸部 CT 检查可了解肺结核的影像学改变。
2. 反复痰液化验和细胞学检查。

【诊断要点】

1. 综合病史和体检情况明确诊断。
2. 从手术前 1 个月之内的胸部 X 线片了解肺结核病变的类型,为手术提供重要依据,必要时做胸部 CT。
3. 行血常规检查,血沉检查,反复痰菌化验寻找抗酸杆菌,必要时行结核分枝杆菌培养或动物接种实验。
4. 检查有无其他结核灶,尤其是胸壁、肾、骨关节。
5. 疑有支气管病变或难以与肺癌区别时,除行痰细胞学检查外,应行纤维支气管镜检查。
6. 有反复咯血症状的应与支气管扩张症相区别,应行支气管造影检查加以确诊。

【治疗】

1. 治疗原则不可逆性且处于静止的肺结核病变,应进行手术治疗,同时应辅以药物抗结核巩固治疗。
2. 综合治疗综合治疗包括正规的手术前后抗结核药物有效地配合治疗。积极改善患者全身情况,加强营养和休息,增强患者的抵抗力,为手术根治创造有利条件。
3. 手术时机的选择和术前准备做好这些准备,可以减少和防止手术并发症的发生。
（1）有活动性结核病灶时,应继续用药物抗结核治疗 3~6 个月,待病灶稳定以后再考虑手术治疗。

（2）做肺功能检查。

（3）控制气管、支气管的继发性炎症。

（4）积极改善全身情况。

4. **手术治疗**　手术方法选择的原则要求能保证疗效，并尽量保留健康肺组织。

（1）各类肺切除术的适应证：①肺结核空洞，且痰菌呈阳性；②肺结核球的直径大于2cm，不能排除肺癌或痰菌试验呈阳性；③毁损肺即肺组织被广泛破坏，肺功能基本丧失，痰菌试验呈阳性；④结核性支气管狭窄或扩张，反复咯血、痰菌试验呈阳性或肺不张；⑤反复或持续咯血，药物不能控制病肺出血。

开胸或胸腔镜病肺切除的范围应根据肺病变情况、纤支镜检查结果及肺功能的测定结果而定。位于肺表面的结核球可行肺楔形切除；病变局限于一叶肺内时，可行肺叶切除；毁损肺时，多数情况应做全肺切除。若肺段切除时并发症多，则应慎重掌握。

（2）胸廓成形术：胸廓成形术是一种萎陷疗法，现已少用。

肺结核外科治疗应高度重视和防治支气管胸膜瘘、脓胸及结核播散等并发症的发生。

二、支气管扩张症的外科治疗

支气管扩张症（bronchiectasis）是由于支气管及其周围肺组织反复感染导致支气管阻塞，造成不可逆性支气管扩张病变。支气管扩张多发生在第三、四级支气管分支，以肺下叶多见。支气管扩张局限于肺上叶者，多为结核性。极少数支气管扩张是先天性发育不良所致。支气管扩张症的主要症状有：咳嗽、咳痰、咯血、肺部感染及全身慢性感染和中毒症状，其病程较长。支气管扩张症多见于青少年。支气管扩张症在病理形态上分柱状、囊状和混合型三类。抗感染治疗可使支气管和肺部炎症改善，但不能使支气管扩张的病理改变逆转。因此，切除病肺组织是治疗中度以上支气管扩张症的有效方法。

实习方法

教师指导学生在病床前采集患者病史、检查体格，结合胸部X线片和CT等检查结果讨论、分析病情，作出诊断和拟定治疗方案。最后教师结合临床重点讲授支气管扩张症的临床表现和治疗原则。

【采集病史】

问　诊

1. 幼年期是否患过麻疹、百日咳或支气管肺炎，以后是否经常发生呼吸道感染，是否反复咯血，血量多少。

2. 肺部感染发生的开始时间，有无反复慢性咳嗽、咳痰及反复咯血病史。

3. 清晨体位改变时是否剧烈咳嗽伴咯大量脓痰，咳痰后可缓解胸闷症状。

查　体

1. 可见咳嗽且伴有发热、气急、呼吸困难和发绀症状。有杵状指及全身中毒症状。可见痰液静置后分三层（上层为唾液泡沫、中层为黏性液体、下层为脓性及坏死组织），检查时应记录痰量，观察痰液性质。

2. 胸部听诊可闻湿啰音及哮鸣音。检查当咳出较多脓痰后，肺部啰音是否改变或消失，是否继发肺气肿，肺心病。

辅 助 检 查

1. 胸部 X 线片和支气管造影或 CT 检查可明确支气管扩张病变的部位、范围和性状。
2. 肺功能、心功能检查。
3. 特殊情况应做纤维支气管镜检查。
4. 痰液培养和药敏试验。

【诊断要点】

1. 综合病史和体格检查结果。
2. 注意痰液性状，并送细胞培养和结核分枝杆菌检查，记录每日咳痰质量。
3. 胸部 X 线片检查及 CT 检查显示肺下野纹理增粗、紊乱或有囊状改变。支气管碘油造影是支气管扩张症主要的诊断方法，能了解病变部位、范围和性状。
4. 纤维支气管镜检查的适用范围
（1）不能排除肺癌者。
（2）两侧支气管扩张者，应明确痰液或血痰的来源。
（3）短期内反复咯血不止，需施行抢救性肺切除术者，也应确定出血来源，作为手术定位的依据。
（4）怀疑有异物吸入者。

【治疗】

1. 治疗原则　支气管扩张症的治疗包括内科综合治疗和外科手术治疗。
2. 术前准备
（1）术前常规检查。
（2）用痰培养和药敏试验筛选有效的抗生素控制感染。改变体位引流排痰，控制痰量，术前痰量应控制在 50ml/d 以下。
（3）行支气管造影或胸部 CT 检查。
（4）心功能检查。
（5）肺功能检查。
（6）改善全身状况。
3. 手术治疗
（1）手术适应证：根据病变部位、范围和程度以及患者全身及心肺功能的情况，选择手术方式。常用的手术有开胸或胸腔镜肺段、肺叶和全肺切除术。双侧支气管扩张症患者，视全身情况一期或分期做双侧手术。急诊手术限于大咯血患者。内科治疗无效，如出血部位明确，可切除出血的病肺以挽救生命。

（2）手术禁忌证：①一般情况差，心、肺、肝、肾功能差，不能耐受手术者；②病变广泛，切除病肺后可严重影响呼吸功能者；③合并肺气肿、哮喘或肺心病者。

（3）术后处理：①观察血压、脉搏和呼吸等生命体征；②输氧鼓励并协助患者咳嗽排痰，改变体位排痰，行超声雾化祛痰，用祛痰药及抗生素祛痰和抗感染；③保持胸腔引流通畅，尽早消除胸内残腔。

三、肺 大 疱

肺大疱（pulmonary bulla）的发病率近年来逐渐增加，临床上常与肺气肿并存。肺大疱为单个也可为多个，多位于肺尖部及肺上叶边缘。大的肺大疱可压迫肺组织，影响气体交换。凡使肺内压力增高的因素，都可能导致肺大疱破裂形成自发性气胸。气胸并有胸内粘连条索带撕断的，可引起出血，造成血气胸。

胸部 X 线片或 CT 能显示肺大疱的范围和部位。胸腔镜是发现较大肺大疱及治疗肺大疱的最好方法。凡肺大疱有临床症状者、反复并发自发性气胸者均应进行手术治疗。

实习方法

教师指导学生在病床前采集患者病史、检查体格，结合胸部 X 线片和 CT 等检查结果讨论、分析病情，作出诊断和拟定治疗方案。最后教师结合临床重点讲授肺大疱并发自发性气胸的临床表现和治疗方法。

【采集病史】

问　诊

1. 咳嗽、气急、胸闷、胸痛开始发生的时间。
2. 有无上呼吸道感染反复发作、肺炎和呼吸困难病史。

查　体

1. 检查患者有无端坐呼吸、鼻翼翕动、口唇发绀等体征。
2. 检查患者气管是否居中，两侧呼吸音是否对称，叩诊有无过度反响，患侧呼吸音有无降低或消失。

辅 助 检 查

1. 胸部 X 线片和 CT 检查可显示肺大疱的部位、范围。
2. 肺功能、心功能检查。
3. 特殊情况应做血气分析检查。

【诊断要点】

1. 综合病史,临床表现和体格检查。

2. 胸部 X 线片检查和 CT 检查是诊断肺大疱最可靠的方法,其检查结果可显示肺大疱的轮廓和周围肺组织受压迫的移位情况。这有助于与气胸、先天性肺囊肿、膈疝、结核空洞等相鉴别。

【治疗】

1. 治疗原则:肺大疱的治疗原则是恢复肺功能,尽量保留健康肺组织,促进肺膨胀和消除死腔。

2. 术前准备

(1)禁止吸烟,控制呼吸道感染。

(2)检查肝、肾功能,血气分析。

(3)行胸部 X 线片检查,必要时行 CT 检查。

(4)伴发自发性气胸者,插管引流使受压肺复张,改善呼吸、循环功能。

3. 手术方法　胸腔镜是治疗肺大疱最好的方法。肺大疱的体积小,有长期吸烟史,患慢性阻塞性肺部疾病、肺心病、右心衰竭、肺动脉高压、呼吸功能低下者不宜手术。

(1)开胸肺大疱切除术:体积大的肺大疱,行切除缝合术;小的肺大疱行缝扎、结扎术;双侧肺大疱视患者情况采用一期或分期分侧或双侧开胸(胸骨正中径路),完成双侧手术。

(2)电视胸腔镜下肺大疱切除术:该手术具有创伤小,恢复快的优点。

(3)肺叶切除术:该手术在估计患者呼吸功能能承受,且肺大疱切除后已无正常肺组织的前提下考虑采用。

(4)肺大疱外引流术:该手术用于开胸危险性极大的肺大疱患者,作为暂时或长远的治疗方法。

4. 术后处理

(1)观察血压、脉搏、呼吸以及有无复张性肺水肿。

(2)保持胸腔引流管通畅。

(3)鼓励患者做肺功能锻炼,协助咳嗽、排痰。

(4)应用有效抗生素预防感染。

四、肺　癌

肺癌(lung cancer)是指原发性支气管肺癌(bronchoplmonary carcinoma),是肺部最常见的恶性肿瘤。近年来,国内外肺癌的发病率在不断上升。患病人群多为中老年人(40~70岁),男女发病率之比为 3∶1。发病病因尚不明确,吸烟或环境恶化以及人体内在因素对肺癌的发病有影响。目前各种治疗肺癌的方法效果不能令人满意,但综合治疗可以提高远期生存率。肺癌的具体治疗方案的制定应根据肺癌的分期和 TNM 分类、病理细胞类型、基因表达情况、患者的心肺功能和全身情况等综合分析。提高肺癌治疗总体效果的前提是提高肺癌的早期诊断率和进行规范的外科手术治疗。

实习方法

教师指导学生在病床前采集病史、查体,结合胸部 X 线片和 CT 或 PET-CT 等检查结果讨论、分析病情,作出诊断和拟定治疗方案。最后教师结合临床重点讲授肺癌早期的临床表现、肺部肿块的鉴别诊断方法和肺癌的治疗原则。

【采集病史】

问　诊

1. 患者年龄、烟龄,是否有其他慢性肺部疾病史及近期身体状况。
2. 开始咳嗽的时间,是否为刺激性咳嗽。
3. 咳嗽是否伴有血痰,量多少,咳嗽的持续时间。
4. 是否有胸闷、胸痛、哮鸣、气促、发烧等症状。
5. 肺癌家族史。

查　体

1. 检查患者有无贫血、消瘦、气喘、发绀、发烧等症状,有无头昏、头痛、呕吐及精神症状。
2. 检查患者有无晚期肺癌症状及体征如声音嘶哑,上腔静脉阻塞综合征,持续剧烈胸痛,颈交感神经综合征以及血行转移侵入器官产生的相应体征。
3. 检查患者有无骨关节病综合征,重症肌无力,男性乳腺增大,多发性肌肉神经病等。
4. 胸部检查可显示气管是否居中,锁骨上及腋下淋巴结是否肿大,胸部有无压痛;听诊可知患者呼吸音是否减低或消失以及有无湿啰音等症状。

辅　助　检　查

1. 胸部 X 线片和 CT 检查　这类检查是诊断肺癌的主要手段。
2. 痰细胞学检查　该法可在痰液中查找癌细胞。
3. 纤维支气管镜检查　该法可发现支气管腔内的新生物,活检可刷片查找癌细胞。
4. 经胸壁穿刺活组织检查　该法适用于周围型肺癌。
5. 转移病灶组织检查　转移病灶组织检查即淋巴结活检。
6. 胸水检查　该法可在胸水中查找癌细胞。
7. 其他检查　正电子发射型计算机断层显像(positron emission computed tomography,PET-CT)、肿瘤标记物、循环肿瘤细胞(circulating tumor cell, CTC)检测、基因检测等。
8. 肺癌筛查　为低密度推荐行薄层螺旋 CT 扫描。

【诊断要点】

1. 典型临床表现包括患者年龄多为中年以上,长期吸烟,久咳不愈,痰中带血。
2. 胸片、CT 检查显示肺部肿块呈分叶状,圆形或椭圆形,且边缘有小毛刺,或肺段、肺叶肺不张,有不明原因胸水。

3. 细胞学检查找到癌细胞。肺癌的早期诊断对早期治疗并获得较好的疗效具有重要意义。同时,应将肺癌与肺结核、肺脓肿、肺炎性假瘤、肺部良性肿瘤、纵隔肿瘤等相互鉴别。

【治疗】

1. 治疗原则　早期发现,早期诊断,早期手术治疗以及进行综合治疗,可提高肺癌的治疗效果。

2. 治疗方法　外科手术、放疗、化疗、基因治疗以及免疫治疗等综合治疗。

3. 手术治疗

（1）手术意义:手术治疗是早期、中期肺癌最主要和最有效的治疗手段。

（2）手术目的:手术治疗的目的是彻底切除肺癌病灶和局部及纵隔淋巴结,并尽可能地保留健康肺组织。

（3）手术适应证:肺癌诊断明确或肺部肿块不能排除肺癌者,均应争取手术治疗。以T1 或 T2NOMO 根治性手术为主;Ⅱ期和Ⅲ期手术前后结合化疗、放疗等。SCLC 的基本治疗方法是化疗,部分病例可手术治疗。

（4）手术禁忌证:①远处转移;②心、肺、肝、肾功能不全,全身情况差;③广泛肺门、纵隔淋巴转移;④严重侵犯周围器官及组织;⑤胸外淋巴结转移等。

（5）手术方式:①周围型肺癌采取肺叶切除术;②中央型肺癌采取肺叶或全肺切除术,也可采取支气管袖状肺叶切除术等。电视胸腔镜下肺段、叶切除术:该手术具有创伤小,恢复快的优点。

五、肺转移性肿瘤

原发于身体其他部位的恶性肿瘤,转到肺的肺转移性肿瘤多见。大多数病例在原发癌肿出现后发生肺转移,少数病例则在查出原发癌之前,先发现肺转移病变。肺转移性肿瘤一般是恶性肿瘤的晚期表现,外科手术治疗应严格掌握适应证。

实 习 方 法

教师指导学生在病床前采集患者病史、检查体格,结合胸部 X 线片和 CT 等检查结果讨论、分析病情,作出诊断和拟定治疗方案。最后教师结合临床重点讲授肺转移性肿瘤的临床表现、肺部肿块的鉴别诊断方法和肺转移性肿瘤的治疗原则。

【采集病史】

问　诊

1. 原发恶性肿瘤的诊断和治疗时间、治疗情况。

2. 是否有其他慢性肺部疾病史及近期身体状况。

3. 咳嗽发生的时间,是否为刺激性咳嗽。咳嗽是否伴有血痰,量多少。

4. 是否有胸闷、胸痛、哮鸣、气促、发烧等症状。

查　　体

1. 检查胸壁肿块的范围,肿块部皮肤是否正常,局部是否红、热、痛等情况。
2. 检查胸部两肺呼吸音是否对称。
3. 检查腋窝和锁骨上淋巴结是否肿大。

辅 助 检 查

1. 胸部 X 线片及 CT 检查可显示胸壁、肺、胸膜或肋骨、胸骨的病变情况。
2. 肿瘤组织穿刺细胞学检查。

【诊断要点】

1. 有原发肿瘤的病史。
2. 一般没有明显症状,可能有咳嗽、血痰、发热和呼吸困难等症状。
3. 胸部 X 线片、CT 检查显示多数病例为多发性、大小不一、密度均匀、轮廓清楚的圆形转移病灶,而少数病例为肺内单个转移病灶。胸部 X 线片显示肺转移性肿瘤的表现与周围型原发肺癌相似。

【治疗】

1. 手术目的是切除病灶,延长患者的生存期。
2. 手术适应证
（1）原发肿瘤已彻底治疗,局部无复发,身体其他部位无转移。
（2）肺部单个转移瘤,或局限于一个肺叶或一侧肺内的几个转移病灶。
（3）患者全身情况、心肺功能良好。

思 考 题

1. 为什么说肺结核外科治疗是肺结核综合治疗的一个组成部分?
2. 肺结核外科手术前的准备包括哪些?
3. 支气管扩张症的诊断和治疗方法有哪些?
4. 肺大疱的手术适应证是什么,如何掌握其外科手术治疗原则?
5. 肺癌的外科治疗应遵循的原则和手术禁忌证各是什么?
6. 肺癌早期诊断的方法及其重要意义是什么?
7. 肺转移性肿瘤的手术适应证有哪些?

（胡　智）

第五节　食管疾病

目的要求

1. 了解食管癌的病因、流行病学特征。
2. 掌握食管癌的分期、分段和分类方法。
3. 掌握食管癌早期和中、晚期的不同临床表现。
4. 掌握食管癌和食管胃交界癌的诊断要点和治疗原则。
5. 掌握贲门失弛缓症的临床表现。
6. 掌握贲门失弛缓症的诊断要点和治疗原则。
7. 了解腐蚀性食管灼伤后病理变化过程。
8. 掌握腐蚀性食管灼伤的诊断和治疗原则。

一、食管癌和食管胃交界癌

食管癌（esophageal carcinoma，caranoma of the esophageal）具体的发病机制和流行病学特征可参照 2009 年国际抗癌联盟（UICC）和美国癌症联合会（AJCC）联合制订的第 7 版《癌症分期手册》。肿瘤位于食管胃交界线上下 5cm 范围内并已侵犯食管下段或食管胃交界线，则归于食管癌。根据 T、N、M 情况，食管癌分为 0、Ⅰ、Ⅱa、Ⅱb、Ⅲ、Ⅳ期；根据病变部位，食管癌分为颈段、胸上段、胸中段和胸下段（包括腹段）食管癌；根据食管癌大体标本，食管癌分为溃疡型、缩窄型、髓质型和蕈伞型。食管癌多系鳞癌，食管胃交界癌多为腺癌。食管癌和食管胃交界癌的诊断主要依靠病史及上消化道造影、胃镜或食道镜检查结果。食管癌的治疗方法首选手术治疗。规范的外科手术治疗，能有效预防术后吻合口瘘和吻合口狭窄等并发症的发生。综合治疗食管癌，能提高患者远期生存率。

实习方法

教师指导学生在病床前采集患者病史、检查体格，结合胸部 X 线片和 CT 等检查结果讨论、分析病情，作出诊断和拟定治疗方案。最后教师结合临床重点讲授早期食管癌和中晚期食管癌的临床表现、诊断方法和治疗原则。

【采集病史】

问　诊

1. 患者年龄。食管癌和食管胃交界癌多发生于 40 岁以上男性。
2. 是否食有霉变食物或是有对烟、酒及其他辛辣刺激食物嗜好。
3. 是否有进食哽噎感、异物感及进行性咽下困难等症状。早期多无症状或轻微胸骨后疼痛、进食哽噎感、咽部异物感、剑突下餐后饱胀不适等,易被忽略;晚期主要表现为进行性咽下困难,肿瘤侵犯邻近组织和远处转移可引起声嘶、持续胸背部疼痛等相应的症状。

查 体

1. 一般情况包括营养状况、有无皮肤黏膜黄染等。

2. 检查有无浅表淋巴结肿大,尤其是颈部及锁骨上淋巴结肿大。

3. 检查心肺有无异常体征。

4. 检查有无腹部压痛、包块等异常体征。

辅 助 检 查

1. 食管拉网脱落细胞检查 该法适用于早期食管癌患者的诊断及食管癌高发地区高危人群的普查。

2. 食管钡餐检查 该法是食管癌和食管胃交界癌的主要检查方法,但对早期患者可能造成漏诊。

3. 食管镜或胃镜检查 食管镜或胃镜检查适用于各期、各部位食管癌和食管胃交界癌的诊断,且可经食管镜或胃镜取活组织进行病理细胞学检查。

4. 胸部 CT 或 PET-CT 检查 胸部 CT 检查的主要目的是了解食管周围结构有无受侵,有无纵隔、淋巴结的转移,其对手术切除的可能性的判断有很大的帮助。

【诊断要点】

1. 综合病史和体格检查结果。

2. 有进食哽噎、胸骨后烧灼不适、异物感、刺痛和饱胀食物停滞感等症状的,应做进一步的检查,以便确诊。

3. 食管钡餐造影和 CT 检查可显示病变的位置、范围、形态和类型。

4. 食管镜检查可确诊早期食管癌和食管胃交界癌。

【治疗】

1. 手术治疗目的 手术治疗的目的是切除肿瘤后恢复接近正常的吞咽功能,延长患者的生命。

2. 手术治疗原则

(1)病变局限,无明显邻近重要器官受侵及远处转移的患者应尽量切除肿瘤组织,争取达到根治肿瘤的目的。

(2)局部病变较晚,侵及食管外膜及食管周围组织或有区域淋巴结转移,但无远处转移的患者,可以尽量切除癌肿,清扫淋巴结,术后辅以放疗、化疗。部分患者可以进行术前放疗。

(3)对于肿瘤明显侵及食管周围重要器官导致肿瘤无法切除或有远处转移的患者,可以采取放疗、化疗,部分患者可以考虑做食管胃转流、胃造瘘、食管内支架放置等减轻症状的手术,以解决进食或营养问题。

3. 术前处理

(1)常规术前检查,如血常规、生化、凝血功能、肺功能等检查。

（2）改善营养状况，纠正水、电解质素乱，贫血等症状。

（3）如果拟用结肠代食管尚需清洁灌肠。

4. 手术治疗：手术治疗是食管癌、食管胃交界癌的首选治疗方法。

（1）食管癌或食管胃交界癌切除术：该手术切除癌肿后还应进行胃或结肠、空肠代食管主动脉弓上吻合。

（2）减症手术：减症手术适合晚期食管癌或食管胃交界癌患者。减症手术包括胃造瘘术、食管腔内置管术等。

5. 术后处理

（1）胸腔闭式引流 2~3 天。

（2）持续胃肠减压 3~5 天。

（3）禁食 5~7 天，静脉营养或经术中放置的十二指肠营养管补充所需各种营养物质。

（4）使用抗生素 1~3 天预防感染。

二、贲门失弛症

贲门失弛症（achalasia of cardia, cardiaspasm）指吞咽时食管体部无蠕动，贲门括约肌松弛不良。本病病因尚不明确。贲门失弛症的病史较长，发病年龄为 20~50 岁人群，女性多见，应将其与食管癌、食管胃交界癌、食管良性狭窄疾病相区别。

实习方法

教师指导学生在病床前采集患者病史、检查体格，结合胸部 X 线片和 CT 等检查结果讨论、分析病情，作出诊断和拟定治疗方案。最后教师结合临床重点讲授贲门失弛缓症的临床表现、诊断和治疗原则。

【采集病史】

问　诊

1. 年龄　该病多见于 20 至 50 岁的中青年人。

2. 发病时间　是否有吞咽困难症状，该病病史往往较长，主要表现为间歇性吞咽困难，常与精神因素有关。

3. 有无因气管误吸而并发的肺部感染表现。

查　体

检查肺部情况。贲门失弛症患者多无明显异常体征，少数患者可以存在因气管误吸而并发的肺部感染表现。该病患者可因长时间进食困难出现消瘦、贫血等营养不良表现。

辅　助　检　查

1. 食管钡餐检查　显示钡剂停留在胃与食管结合部，该处管腔狭窄呈鸟嘴状，但管壁光滑，食管体部直径可以正常或显著扩张。

2. 胃镜检查　显示食管扩张,贲门部闭合,黏膜充血水肿,但管壁光滑,胃镜多能轻松通过。通过胃镜可以取活检排除食管下段及贲门部癌变。

3. 食管腔内测压检查　该检查也有助于贲门失弛症的明确诊断。

【诊断要点】

1. 多见于 20 至 50 岁的中青年人。

2. 间歇性吞咽困难病史较长。

3. 食管钡餐造影显示钡剂停留在胃食管结合部,贲门狭窄呈鸟嘴状,但管壁光滑,可见食管下部显著扩张。

4. 胃镜检查显示食管扩张,贲门部闭合,黏膜充血水肿、光滑。胃镜取活检可排除食管下段及贲门部癌变。

【治疗】

1. 药物治疗　药物治疗多使用解痉镇痛类药物,但疗效差,病程短且轻者可以试用。

2. 食管扩张治疗　食管扩张治疗效果差,持续时间短,需多次扩张,且有出现食管穿孔、出血等并发症的可能,已较少采用。

3. 手术治疗　多采用胸腔镜或腹腔镜 Heller 手术加抗反流术,如胃底固定术。胃底固定术的特点是方法简单,效果良好。

三、腐蚀性食管灼伤

腐蚀性食管灼伤(erosive bum of esophagus)多为吞服化学腐蚀剂如强酸、强碱等引起的食管灼伤。强碱可导致食管产生较严重的溶解性坏死;强酸可导致食管产生蛋白凝固性坏死。化学腐蚀剂致食管灼伤后,灼伤的食管易发生炎症、水肿或坏死,出现早期食管梗阻症状,待组织修复后纤维组织可形成瘢痕及狭窄,使食管梗阻症状加重。食管的生理狭窄处常为瘢痕狭窄的好发部位。腐蚀性食管灼伤的早期处理是积极治疗并发症。

实习方法

教师指导学生在病床前采集患者病史、检查体格,结合胸部 X 线片和 CT 等检查结果讨论、分析病情,做出诊断和拟定治疗方案。最后教师结合临床重点讲授食管良、恶性狭窄疾病的食管钡餐造影的改变、临床表现、诊断方法和治疗原则。

【采集病史】

问　诊

1. 吞服腐蚀剂的时间、种类、浓度和剂量。

2. 食管灼伤后有哪些症状。食管灼伤早期主要症状多有口腔、咽、胸骨后及上腹部剧烈疼痛,呕吐、呕血等。重者甚至出现昏迷、休克表现。

3. 有无食管梗阻症状。伤后数天因食管发生炎症、水肿可出现早期食管梗阻症状。

4. 有无梗阻暂时减轻现象。伤后 1~2 周,因食管内坏死组织脱落,梗阻症状往往暂时减轻。

5. 是否再次出现吞咽梗阻症状。数周至数月后,由于瘢痕组织形成狭窄,再次出现吞咽梗阻。

查　体

1. 食管灼伤早期体检可见口咽部灼伤表现,重者还可以出现休克体征。

2. 瘢痕狭窄形成后,因进食困难,后期可见营养不良、脱水、贫血等症状。儿童可表现为发育迟缓。

辅 助 检 查

1. 根据病史即可明确诊断。

2. 少数情况下需行食管碘油造影来协助诊断,这样可以了解有无食管或胃穿孔现象。

3. 瘢痕狭窄形成后,做食管 X 线造影检查有助于明确狭窄的部位和程度。

【诊断要点】

根据病史、临床表现和食管 X 线造影检查可明确诊断。

【治疗】

1. 早期处理　严密观察生命体征,保持呼吸道通畅;发生食管灼伤后立即口服植物油或蛋白水,保护食管和胃黏膜;积极处理喉头水肿、休克、胃穿孔和纵隔炎等急性并发症;早期使用抗生素预防感染;相关检查排除食管、胃穿孔后可以糖皮质激素减轻炎症反应及减轻瘢痕形成。

2. 食管扩张治疗　在伤后 2~3 周食管炎症、水肿消退后可开始进行食管扩张治疗,并需定期重复进行,食管扩张治疗仅适用于食管狭窄段短的病例。

3. 手术治疗　对严重长段狭窄食管及食管扩张治疗失败患者,应采用手术治疗,术前应充分改善患者的营养和全身状况。手术治疗时根据情况,可以胃、空肠或结肠替代食管。

思考题

1. 食管癌 TNM 分期的临床意义是什么?

2. 食管癌和食管胃交界癌的外科治疗原则各是什么?

3. 贲门失弛症与食管癌、食管胃交界癌、食管良性狭窄等疾病的鉴别诊断方法有哪些?

（胡　智）

第六节 原发性纵隔肿瘤

目的要求

了解纵隔不同部位常见肿瘤的临床特征和治疗原则。

知 识 要 点

原发性纵隔肿瘤(primary tumor mediastinum)多数有其好发部位和一定的组织来源,所以应熟悉纵隔的解剖和组织结构,认识纵隔临床解剖划区对诊断常见纵隔肿瘤有很大帮助。原发性纵隔肿瘤多属良性,也有恶性。临床常见纵隔肿瘤为畸胎类肿瘤、神经源性肿瘤及胸腺瘤。原发性纵隔肿瘤的症状与肿瘤的大小、部位、生长方向和速度、质地、性质等有关。胸部 X 线片,CT 检查是诊断纵隔肿瘤的重要手段。绝大多数原发性纵隔肿瘤若无禁忌证均应进行外科手术治疗。

实 习 方 法

教师指导学生在病床前采集患者病史、检查体格,结合胸部 X 线片和 CT 等检查结果讨论、分析病情,作出诊断和拟定治疗方案。最后教师结合临床重点讲授纵隔的解剖分区与原发性纵隔肿瘤好发部位的关系,以及畸胎类肿瘤、神经源性肿瘤及胸腺瘤的临床表现、诊断方法和治疗原则。

【采集病史】

问 诊

1. 有无症状(有 1/3 无症状),常见症状有胸痛、胸闷。
2. 年龄大小,儿童的纵隔肿瘤恶性率高。
3. 是否压迫或刺激呼吸系统、神经系统、大血管、食管等,出现哪些相应的症状。
4. 有无重症肌无力,咳出毛发等特殊症状。

查 体

1. 一般检查 大多数无症状的原发性纵隔肿瘤的阳性体征不多。
2. 胸部 X 线片及 CT 检查 可明确肿瘤的部位、大小,有无感染。
3. 检查内分泌系统有无异常 是否分泌特殊的内分泌激素及其代谢产物所致的特殊体征。
4. 检查有无异常体征 肿瘤对邻近组织器官造成压迫和刺激也可出现相应的体征。

辅 助 检 查

1. 胸部 X 线片、CT、MRI、PET-CT 检查是本病的主要诊断方法,可显示肿瘤的部位、大小、密度、外形、边缘清晰度、光滑度、骨影和钙化等。

2. 超声检查可显示肿瘤的大小和部位,囊性、实质性、血管性肿瘤。

3. 数字减影血管造影有助于将原发性纵隔肿瘤与动脉瘤、室壁瘤或先天性心血管畸形相区别。

4. 食管钡餐或内镜检查可根据具体情况酌情考虑。

5. 纵隔镜、剖胸探查用于纵隔肿瘤诊断不明确,有手术适应证的患者。

【诊断要点】

根据病史、症状和体征,再结合胸部 X 线片检查或 CT 检查结果,将有助于原发性纵隔肿瘤的明确诊断,但不能完全确定纵隔肿瘤的病理性质。原发性纵隔肿瘤与纵隔分区有一定联系,这一特性对明确诊断和外科治疗该病有很大帮助。

【治疗】

1. 原发性纵隔肿瘤及囊肿的治疗原则是争取尽早进行手术治疗,但淋巴瘤已经有远处转移或严重侵及周围血管和组织器官的除外。

2. 手术应尽可能彻底地切除肿瘤,防止其复发。恶性肿瘤已切除者或有禁忌证不能切除者均应进行放疗和化疗。

思 考 题

1. 常见纵隔肿瘤的临床表现、诊断方法和治疗原则各是什么?

2. 纵隔临床分区对诊断常见纵隔肿瘤的意义有哪些?

(何开明)

第七节　先天性心脏病的外科治疗

目的要求

1. 掌握各种先天性心脏病的病理生理改变。

2. 熟悉常见先天性心脏病的诊断要点。

3. 了解常见先天性心脏病的治疗方法。

知 识 要 点

在先天性心脏病(congenital heart disease,CHD)中,室间隔缺损、房间隔缺损、动脉导管未闭及法洛四联症较多见。患者可以单独患一种先天性心脏疾病,亦可以同时几种先天性心脏疾病合并存在。在体外循环心内直视下进行心血管畸形的矫正手术是改善患者生存质量的较好办法,介入治疗的适应证较少,所以应用局限。先天性心脏病手术治疗的最佳年龄是学龄前,若出现艾森曼格综合征(Eisenmenger syndrome)则失去手术时机。

一、动脉导管未闭

动脉导管未闭(patent ductus arteriosus,PDA)是最常见的先天性心脏病之一,占先天性心脏病发病率的15%~20%。未闭动脉导管一般位于主动脉峡部和肺动脉分叉偏左处。根据未闭导管的形态通常将PDA分为管型、漏斗型、窗型、动脉瘤型。未闭动脉导管直径的粗细不等,一般为0.15~2.0cm。PDA主要的病理生理改变是高压的主动脉血流入肺动脉(左向右分流),增加肺循环血量,致左右心负荷加重。当肺动脉压大于或等于主动脉压(右向左分流)时,则导致艾森曼格综合征,患者将失去手术时机。

实习方法

教师指导学生在病床前采集患者病史、检查体格,结合胸部X线片和CT等检查结果讨论、分析病情,作出诊断和拟定治疗方案。最后教师结合临床重点讲授动脉导管未闭的临床表现、诊断方法和治疗原则。

【采集病史】

问　诊

1. 是否有反复上呼吸道感染病史。
2. 是否有心慌、气促、尿少、水肿等心衰病史。
3. 是否有跛行,高热病史。

查　体

1. 可在胸骨左缘第2肋间听到响亮粗糙的连续性机器样杂音且伴震颤。
2. 检查上下肢血压的差别,确诊是否合并主动脉狭窄。
3. 可见肺动脉瓣第二音亢进,周围血管征呈阳性。

辅助检查

1. 一般检查　血常规、尿常规、生化、凝血功能检查。
2. 特殊检查　心电图、心脏四位片、心脏彩超、心导管检查。

【诊断要点】

1. 上呼吸道反复感染病史或心衰病史。
2. 胸骨左缘第2肋间连续性机器样杂音,伴震颤,肺动脉瓣第二音亢进,周围血管征呈阳性。

3. 心脏彩超及心脏四位照片检查是 PDA 的主要诊断方法。

【治疗】

1. 手术指征除动脉导管直径为 0.3~0.8cm 的动脉导管未闭患者可行介入治疗外,多数患者一经确诊,就应立即手术治疗以闭合动脉导管。理想的手术治疗年龄为 3~7 岁。

（1）1 岁以内婴儿,若出现心衰症状且用药物不能控制者,应及时手术治疗。

（2）成人患者,只要存在主动脉压大于或等于肺动脉压,左向右分流为主的症状时,皆可手术治疗。

（3）合并细菌性心内膜炎患者,一般在感染控制 2~3 个月后再行手术治疗以闭合动脉导管。

2. 手术禁忌证

（1）合并严重肺动脉高压,肺动脉压大于或等于主动脉压,右向左分流为主时,出现差异性发绀的患者,不能进行手术治疗。

（2）复杂性先天性心脏病中,动脉导管未闭为代偿通道而存在,如主动脉缩窄等,则不能闭合动脉导管。

3. 闭合动脉导管的手术方法包括:动脉导管未闭结扎（或加垫降压结扎）术,动脉导管未闭切断缝合术,胸腔镜下动脉导管未闭钳闭或结扎术,体外循环下经肺动脉闭合动脉导管开口术。

二、肺动脉口狭窄

肺动脉口狭窄（pulmonary arterial stenosis,PAS）的发生率在先天性心脏病中占 10%~12%,PAS 常见狭窄类型为肺动脉瓣狭窄、漏斗部狭窄、肺动脉瓣环、主干及左、右肺动脉狭窄,以肺动脉瓣狭窄最常见。以上各种 PAS 类型均可引起右心压力增高,继发右心室肥厚和右心扩大,静脉回心血流受阻,肝淤血性肿大,出现周围性发绀等右心衰竭征象。肺动脉口中、重度狭窄的患者应进行手术治疗。

实习方法

教师指导学生在病床前采集患者病史、检查体格,结合胸部 X 线片和 CT 等检查结果讨论、分析病情,做出诊断和拟定治疗方案。最后教师结合临床重点讲授肺动脉口狭窄的临床表现、诊断方法和手术指征。

【采集病史】

问 诊

1. 是否有心悸、气促、胸闷、胸痛或晕厥症状。
2. 是否有腹胀、下肢水肿、纳差、尿少等心衰病史。

查　体

1. 肺动脉瓣膜部狭窄病例可在胸骨左缘第 2 肋间扪及收缩期震颤,可闻及 Ⅱ～Ⅳ级粗糙的喷射样收缩期杂音,肺动脉瓣第二音减弱或消失。

2. 漏斗部狭窄则在胸骨左缘第 3 至第 4 肋间可闻及收缩期杂音,肺动脉瓣第二音可为正常。

3. 周围血管征呈阴性。

辅 助 检 查

1. 一般检查　血常规、尿常规、生化、凝血功能检查。

2. 特殊检查　心电图、心脏四位片、心脏彩超、心导管检查。

【诊断要点】

1. 有心悸、气促、胸闷、颈静脉怒张,肝大等右心衰竭征象。

2. 胸骨左缘第 2 或第 3 至第 4 肋间闻及 Ⅱ～Ⅳ级粗糙的收缩期杂音,肺动脉瓣第二音减弱或消失,周围血管征呈阴性。

3. 心脏彩超及心脏四位片等特殊检查可对 PAS 明确诊断,根据心导管检查结果可判定肺动脉口狭窄的程度和部位,右心室与肺动脉收缩期压力阶差大于 1.31kPa(10mmHg)者可确诊为 PAS。

【治疗】

1. 手术治疗　无症状的轻度 PAS 患者,不需要手术治疗;出现右心室肥大,右心室与肺动脉收缩期压力阶差大于 8.01kPa(60mmHg)的 PAS 患者则应手术治疗。

2. 手术方法　在胸腔镜或常规体外循环下进行手术,肺动脉瓣膜狭窄施行肺动脉瓣交界切开术;漏斗部狭窄则施行右室漏斗部肥厚肌肉切除术,必要时行右心室流出道补片以扩大右心腔。

3. 介入治疗　仅适用于瓣膜型狭窄患者。方法是将球囊导管经皮穿刺置入股静脉,球囊置入后对狭窄瓣膜进行加压扩张,本法易致肺动脉瓣关闭不全。

三、房间隔缺损

房间隔缺损(atrial septal defect, ASD)可分为原发孔缺损和继发孔缺损两大类,以后者居多,约占先天性心脏病的 10%~20%。原发孔缺损位于冠状窦口的前下方。继发孔缺损则位于冠状窦口的后上方。继发孔缺损按缺损部位可分为中央型、下腔型、上腔型及混合型。原发孔缺损伴有二尖瓣大瓣裂缺。房间隔缺损血流动力学改变是左向右分流,肺动脉压力升高,逐渐转为右向左分流,出现艾森曼格综合征表现。

实习方法

教师指导学生在病床前采集患者病史、检查体格,结合胸部 X 线片和 CT 等检查结果讨论、分析病情,作出诊断和拟定治疗方案。最后教师结合临床重点讲授房间隔缺损中原发孔缺损和继发孔缺损的临床表现、诊断方法和手术指征。

【采集病史】

问　诊

1. 是否有劳累后心悸、气促、房颤等。
2. 是否有反复上呼吸道感染病史。
3. 是否有右心衰病史。

查　体

1. 肺动脉瓣区可闻及Ⅱ～Ⅲ级吹风样收缩期杂音,肺动脉瓣第二心音亢进伴固定分裂,周围血管征呈阴性,一般不伴震颤。
2. 原发孔缺损伴二尖瓣裂缺,心尖区闻及Ⅱ～Ⅲ级收缩期杂音。

辅助检查

1. 一般检查　血常规、尿常规、生化、凝血功能检查。
2. 特殊检查　心电图、心脏四位片、心脏彩超、心导管检查。

【诊断要点】

1. 继发孔型ASD在青年期才出现症状,原发孔型ASD则在儿童时期就出现症状,均常伴肺动脉高压及右心衰竭,自幼出现心脏杂音。
2. 肺动脉瓣区可闻及Ⅱ～Ⅲ级吹风样收缩期杂音,肺动脉瓣第二心音亢进伴固定分裂,一般不伴震颤,周围血管征呈阴性。
3. 结合心电图、心脏四位片、心脏彩超等特殊检查结果可做出明确诊断。

【治疗】

1. 手术指征
（1）1岁以上ASD患者房间隔自然闭合可能性很小,诊断明确的患者的手术理想年龄为5岁左右。
（2）年龄不是ASD手术治疗的决定因素,明确房间隔缺损血流动力学改变为左向右分流,50岁以上也可手术治疗。
2. 手术禁忌证　ASD合并肺动脉高压,安静时肺与体循环血流量之比小于1.5,肺与体循环压力(收缩期)之比大于0.8,出现艾森曼格综合征。
3. 手术方法　在胸腔镜或常规体外循环下行ASD修补术。原发孔缺损应同时矫正二尖瓣裂缺。
4. 介入治疗　介入治疗用于中央型继发孔小缺损,食道超声引导或射线下完成房间隔缺损的封堵。

四、室间隔缺损

室间隔缺损（ventricular septal defect，VSD）为常见的先天性心脏病之一，占先天性心脏病发生率的 12%~20%。室间隔缺损通常单独存在，也可以是某种复杂心脏畸形的组成部分。根据缺损部位可将 VSD 分为膜部缺损、漏斗部缺损、肌部缺损三种。室间隔缺损时，左心室压大于右心室压，血流动力学改变产生左向右分流。VSD 的血流动力学的改变程度主要取决于室间隔缺损的大小与血管阻力的改变程度。

实 习 方 法

教师指导学生在病床前采集患者病史、检查体格，结合胸部 X 线片和 CT 等检查结果讨论、分析病情，作出诊断和拟定治疗方案。最后教师结合临床重点讲授室间隔缺损的临床表现、诊断方法和手术指征。

【采集病史】

问　诊

1. 有何伴发症状。VSD 属小型缺损者，分流量小，一般无症状。
2. 杂音出现的时间，是否为自幼发现心脏杂音。
3. 是否存在反复上呼吸道感染病史。
4. 是否存在心衰病史。
5. 是否有劳累后心悸、发育不良及活动后发绀症状。

查　体

1. 可见心前区轻度隆起，可在胸骨左缘第 3 至第 4 肋间闻及Ⅲ～Ⅳ级全收缩期杂音，伴震颤，肺动脉瓣第二音亢进，周围血管征呈阴性。
2. 肺动脉高压严重时收缩期杂音减轻，甚至消失，肺动脉瓣第二音明显亢进伴分裂，并有肺动脉瓣关闭不全的舒张期杂音。

辅 助 检 查

1. 一般检查　血常规、尿常规、生化、凝血功能检查。
2. 特殊检查　心电图、心脏四位片、心脏彩超、心导管检查。

【诊断要点】

1. 自动发现心脏杂音，有反复上呼吸道感染病史。
2. 有劳累后心悸、气促等症状。
3. 胸骨左缘第 3 至第 4 肋间闻及Ⅲ～Ⅳ级全收缩期杂音，伴震颤，肺动脉瓣第二音增强，周围血管征呈阴性。
4. 结合心电图、心脏四位片及心脏彩超检查做出明确诊断。

【治疗】

1. 手术指征

（1）小型室间隔缺损在 3 岁以内有自愈可能。

（2）年龄不是 VSD 手术治疗的决定因素，反复上呼吸道感染或心衰者应尽早手术。

2. 手术禁忌证　合并重度肺动脉高压右向左分流为主时不宜手术。

3. 手术方法　在胸腔镜或常规体外循环下行 VSD 修补术。

4. 介入治疗　介入治疗用于膜周型较小室间隔缺损，食道超声引导或 X 线引导下完成 VSD 的封堵。

五、主动脉缩窄

主动脉狭窄（coarctation of the aorta, COA）约占先天性心脏病发病率的 7%~14%。缩窄多位于主动脉狭部、左锁骨下动脉远端。主动脉缩窄通常分为导管前型（婴儿型）和导管后型（成人型），缩窄范围通常较为局限，缩窄程度不一，主动脉内径为 2~5mm。本病常合并主动脉二瓣化、动脉导管未闭、ASD, VSD、脑动脉瘤等心内、外畸形，主动脉缩窄的自然预后不佳。

实习方法

教师指导学生在病床前采集患者病史、检查体格，结合胸部 X 线片和 CT 等检查结果讨论、分析病情，做出诊断和拟定治疗方案。最后教师结合临床重点讲授主动脉缩窄的临床表现、诊断方法和手术指征。

【采集病史】

问　诊

1. 是否有头痛、头晕、耳鸣、眼花、心悸、面部潮红等原发性高血压症状。

2. 是否有下肢麻木、发凉、间歇跛行等症状。

查　体

1. 可见颈动脉搏动明显，上肢桡动脉搏动增强，下肢股动脉、足背动脉搏动减弱，下肢血压低于上肢血压。

2. 胸骨左缘第 2 至第 3 肋间闻及喷射性杂音，并向腹部传导。

辅 助 检 查

1. 一般检查　血常规、尿常规、生化、凝血功能检查。

2. 特殊检查　心电图、心脏四位片、多普勒超声心动图和逆行主动脉造影检查。

【诊断要点】

1. 有头痛、头晕、心悸、面部潮红等原发性高血压症状。

2. 有下肢麻木、发凉、间歇跛行等症状。

3. 可见颈动脉搏动明显,上肢桡动脉搏动增强,下肢股动脉、足背动脉搏动减弱,下肢血压低于上肢血压。

4. 胸骨左缘第 2 至第 3 肋间可闻及喷射性杂音,并向腹部传导。

5. 结合心电图、心脏四位片、心脏彩超等检查结果可作出明确诊断,必要时进行主动脉测压和造影检查或主动脉 CTA。

【治疗】

主动脉管腔缩窄 50% 以上者应手术治疗。手术治疗适宜年龄一般为 4~6 岁,但应根据缩窄程度而定。单纯主动脉缩窄者,上肢动脉收缩压 >150mmHg 应及时手术;婴幼儿期反复肺部感染、心力衰竭或合并心内畸形者,应尽早手术。

手术方式有:缩窄段切除端 – 端吻合术、缩窄段切除及人造血管移植术、主动脉缩窄切开补片成形术、人工血管旁路移植术及介入治疗行缩窄部位球囊扩张术。

六、法洛四联症

法洛四联症(tetralogy of fallot,TOF)占先天性心脏病发病率的 12%~14%,居发绀型心脏畸形首位,占 50%~90%。TOF 病理解剖显示肺动脉狭窄、室间隔缺损、主动脉骑跨和右心室肥大四项联合畸形,其中肺动脉狭窄是基础。最多见的合并畸形是房间隔缺损和卵圆孔未闭。法洛四联症矫正手术需解除右心室流出道阻塞和闭合室间隔缺损,并同时治疗合并畸形。

实习方法

教师指导学生在病床前采集患者病史、检查体格,结合胸部 X 线片和 CT 等检查结果讨论、分析病情,作出诊断和拟定治疗方案。最后教师结合临床重点讲授发绀型先心病中最常见的法洛四联症的临床表现、诊断方法和手术指征。

【采集病史】

问　诊

1. 是否于出生后不久出现口唇和甲床发绀,哭闹时可加重。
2. 是否有蹲踞现象。
3. 是否有感染性心内膜炎的病史。
4. 是否有心力衰竭和反复上呼吸道感染的症状。
5. 是否有周围脏器栓塞的病史。

查　体

1. 可见发绀及杵状指(趾)。
2. 可见生长发育迟缓,但智力正常。

3. 胸骨左缘第 3 至第 4 肋间可闻及Ⅲ级以上收缩期杂音,可伴震颤。

4. 可闻及肺动脉瓣第二音减弱或消失,周围血管征呈阴性。

辅　助　检　查

1. 一般检查　血常规、尿常规、生化、凝血功能检查。

2. 特殊检查　心电图、心脏四位片、心脏彩超、心导管检查、心脏大血管 CTA。

【诊断要点】

1. 自幼出现渐进性发绀。

2. 有蹲踞现象。

3. 可见杵状指(趾)。

4. 胸骨左缘第 3 至第 4 肋间可闻及Ⅲ级收缩期杂音伴震颤,肺动脉瓣第二音减弱,周围血管征呈阴性。

5. 结合心电图、心脏四位片及心脏彩超检查结果基本可确诊,必要时行心导管检查或心脏大血管 CTA。

【治疗】

1. 体外循环下行法洛四联症根治术。

2. 若肺动脉发育差,左心室较小,则可先行减症手术治疗。减症手术包括锁骨下动脉与肺动脉吻合术(或锁骨下动脉与肺动脉搭桥术)、升主动脉与肺动脉吻合术、降主动脉与左肺动脉分流术,以及右心室流出道补片加宽术。

思 考 题

1. 简述 PDA 的诊断要点及治疗原则。

2. 简述鉴别 ASD、VSD 的要点。

3. 简述 TOF 的临床表现及诊断方法。

(邓明彬)

第八节　后天性心脏病的外科治疗

目的要求

1. 掌握风湿性心脏病二尖瓣病变、主动脉瓣病变的诊断方法与治疗原则。

2. 了解缩窄性心包炎的临床表现和围术期的处理方法。

3. 了解冠心病的外科治疗方法。

4. 了解心脏肿瘤的诊断要点。

知识要点

在后天性心脏病中,过去以风湿性心脏病多见。但随着社会的进步,生活、居住条件的改善,风湿性心脏病的发病率在逐年下降,而冠心病的发病率则有增高趋势。风湿性心脏病中各瓣膜以二尖瓣最易被侵犯,其次是主动脉瓣,三尖瓣受损少见,肺动脉瓣受损罕见。风湿性病变可以损害一个瓣膜区或损害几个瓣膜区。目前,大多数后天性心脏病的外科治疗方法是治标,而不是治本。后天性心脏病围术期的治疗对提高治愈率和生存率十分重要。

一、二尖瓣狭窄

二尖瓣狭窄(mitral stenosis,MS)绝大多数是由于风湿炎症反复发作引起二尖瓣交界粘连,瓣叶增厚、钙化,腱索融合,造成瓣口狭窄和瓣叶开放受限所致。二尖瓣狭窄可分为隔膜型狭窄和漏斗型狭窄。

实习方法

教师指导学生在病床前采集患者病史、检查体格,结合胸部 X 线片和 CT 等检查结果讨论、分析病情,作出诊断和拟定治疗方案。最后教师结合临床重点讲授二尖瓣狭窄的临床表现、诊断方法和手术原则。

【采集病史】

问 诊

1. 有无"风湿热"病史。
2. 有无劳累后心慌、气促、咳嗽现象。
3. 有无咯血、胸痛、体循环栓塞症状。

查 体

1. 可见面颊与口唇轻度发绀(二尖瓣面容)。
2. 可见心前区隆起及收缩期抬举感;可闻及第 I 心音亢进,心尖部舒张期"隆隆"样杂音,胸骨左缘第 3 至第 4 肋间可闻及二尖瓣开瓣音。

辅 助 检 查

1. 一般检查 血、尿常规、生化、抗 O 等检查。
2. 特殊检查 心电图、胸部 X 线片、超声心动图、心导管造影检查。

【诊断要点】

1. 有劳累后心慌、气短、咳嗽。
2. 可闻及心尖部第 I 心音亢进,舒张期"隆隆"样杂音及二尖瓣开瓣音。
3. 超声心动图显示二尖瓣前叶双峰曲线,表现为"城墙样"改变,可见二尖瓣口面积不同程度减小,舒张期于左心室侧湍流频谱。

【治疗】

外科治疗的目的是扩大二尖瓣瓣口,矫治瓣膜病变,解除左心房排血障碍,从而缓解症状,改善心功能。

1. 围术期处理　围术期处理包括手术前后给予适量的洋地黄类强心剂和利尿剂,纠正水电解质紊乱,改善全身情况和心功能。

2. 手术方法

(1)经皮二尖瓣交界球囊扩张分离术。

(2)闭式二尖瓣交界分离术。

(3)直视二尖瓣成形术。

(4)人工瓣膜置换术。

前两种手术方法适用于隔膜型二尖瓣狭窄,无房颤及左心房内无血栓的患者。直视二尖瓣成形术适用于漏斗型二尖瓣狭窄及房颤、左心房内有血栓的患者。人工瓣膜置换术适合于二尖瓣瓣膜病变严重伴关闭不全、闭式或直视分离术后再狭窄的患者。后两种手术方法需在体外循环下完成。

二、二尖瓣关闭不全

二尖瓣关闭不全(mitral incompetence,MI)常见于风湿性心脏病患者,多合并二尖瓣狭窄。其他如二尖瓣退行性变、感染性心内膜炎、冠心病等也可引起二尖瓣关闭不全。二尖瓣关闭不全的主要病理改变有二尖瓣叶和腱索增厚、挛缩,瓣膜面积缩小,瓣叶活动度受限和瓣环扩大。二尖瓣关闭不全病变较重的患者可发生严重的心力衰竭。

实习方法

教师指导学生在病床前采集患者病史、检查体格,结合胸部 X 线片和 CT 等检查结果讨论、分析病情,作出诊断和拟定治疗方案。最后教师结合临床重点讲授二尖瓣关闭不全的临床表现、诊断方法和手术方法。

【采集病史】

问　诊

1. 有无劳累后乏力、心悸、气促等症状。

2. 有无呼吸困难及咯血病史。

3. 有无体循环栓塞表现。

查　体

1. 可见心尖冲动增强、心浊音界向左下移位,心尖区可闻及全收缩期杂音,向左腋下传导。

2. 检查杂音是否向主动脉根部传导。如果主要是由后叶引起的二尖瓣关闭不全,则杂音向主动脉根部传导。

辅　助　检　查

1. 一般检查　血常规、尿常规、生化、抗 O 等检查。
2. 特殊检查　心电图、胸部 X 线片、超声心动图、心导管造影等检查。

【诊断要点】

1. 有无风湿病史。
2. 可闻及心尖部全收缩期杂音，并向左腋下传导。
3. 超声心动图显示二尖瓣不同程度反流。

【治疗】

1. 治疗原则　根据患者症状及左心室功能状态选择二尖瓣关闭不全的手术时间和方式。症状明显且心功能受影响者，应及时手术。
2. 手术方法　①二尖瓣修复成形术；②二尖瓣人工瓣膜置换术。以上手术均需在体外循环下进行。

三、慢性缩窄性心包炎

慢性缩窄性心包炎（chronic constrictive pericarditis）是由于心包慢性炎症性病变导致心包增厚、粘连，甚至钙化，使心脏活动受限，心功能逐渐减退而引起的全身血液循环障碍性疾病。慢性缩窄性心包炎多数由结核性心包炎引起，少数为化脓性心包炎、心包积血等所致。慢性缩窄性心包炎的临床表现主要是重度右心功能不全，因此，应与肝硬化、充血性心力衰竭、心肌病等相区别。慢性缩窄性心包炎是进行性疾病，诊断明确后，应尽早手术治疗。围术期处理对提高治愈率和生存率十分重要。

实 习 方 法

教师指导学生在病床前采集患者病史、检查体格，结合胸部 X 线片和 CT 等检查结果讨论、分析病情，作出诊断和拟定治疗方案。最后教师结合临床重点讲授慢性缩窄性心包炎的临床表现、诊断方法和围术期的处理原则。

【采集病史】

问　　诊

1. 有无"恶性心包炎"发作病史。
2. 有无呼吸困难症状。
3. 有无腹胀及水肿症状。
4. 有无乏力、胃纳不佳、咳嗽等症状。

查 体

1. 可见慢性病容,面部水肿,浅静脉充盈,颈静脉怒张。
2. 可见半数患者心尖搏动减弱或消失,心界正常或增大,心率快。三分之二患者可闻及舒张早期第Ⅲ心音。
3. 可见肝大,腹水征呈阳性。
4. 可见血压正常或偏低,主要表现为收缩压降低,脉压差缩小,静脉压升高 1.96~3.92kPa（20~40cmH$_2$O）,大小循环时间均延长,常有奇脉。

辅 助 检 查

1. 一般检查　血常规、尿常规、肝肾功能、凝血功能等检查。
2. 特殊检查　心电图、超声心动图、胸部 CT、胸部 X 线片、MRI 等检查。

【诊断要点】

1. 患者易疲劳、乏力,有不同程度呼吸困难、腹胀纳差、水肿等症状。
2. 慢性病容,颈静脉怒张,肝大,腹水征呈阳性,双下肢水肿等。静脉压升高,收缩压降低,脉压差小,奇脉,心音低而遥远。
3. 胸部 X 线片显示心影正常或扩大,外缘平钝,心搏减弱。若显示心包钙化影可确诊为慢性缩窄性心包炎。
4. 心电图结果显示 QRS 波低电压,T 波平坦或倒置,P 波可有切迹。
5. CT、MRI 和超声心动图检查结果均可显示心包增厚。

【治疗】

慢性缩窄性心包炎诊断明确后,应尽早手术治疗。术前应改善患者营养状况,纠正水电解质紊乱,改善呼吸和循环功能,酌情给予强心药、利尿药物并抽除胸腹积水。慢性缩窄性心包炎多采取心包剥脱术,以手术剥离、切除要求范围的增厚心包,解除对心脏的束缚。但如果老年患者伴严重心、肺疾病,不能耐受手术或症状轻微、病情无进展者,则禁忌手术治疗。

四、主动脉瓣狭窄

主动脉瓣狭窄（aortic valvular stenosis, AS）: 50% 是由先天性主动脉瓣叶发育畸形所致,10%~30% 是由于风湿性病变侵害主动脉瓣致瓣叶增厚、粘连、瓣口狭窄。主动脉瓣狭窄常合并主动脉瓣关闭不全。风湿性主动脉瓣病变多与二尖瓣病变并存。主动脉瓣狭窄的病理生理改变主要为左心室排血受阻,先出现左心衰竭,以后肺静脉高压引起右心衰竭。

实习方法

教师指导学生在病床前采集患者病史、检查体格,结合胸部 X 线片和 CT 等检查结果讨论、分析病情,作出诊断和拟定治疗方案。最后教师结合临床重点讲授主动脉瓣狭窄的临床表现、诊断方法和手术方法。

【采集病史】

问 诊

1. 是否有风湿热病史。
2. 是否有乏力、眩晕或昏厥、心绞痛病史。
3. 有无发绀,蹲踞现象。

查 体

1. 胸骨右缘第 2 肋间可扪到收缩期震颤。
2. 可闻及主动脉瓣区有粗糙喷射性收缩期杂音,向颈部传导,可闻及主动脉瓣区第二音延迟并减弱。
3. 可见周围血管征呈阳性,且脉搏细弱、血压偏低、脉压差变窄。

辅 助 检 查

1. 一般检查 血常规、尿常规、生化、抗 O 等检查。
2. 特殊检查 超声心动图、心脏四位片、心电图检查、心导管检查。

【诊断要点】

1. 有风湿热病史,出现过心前区疼痛、呼吸困难、晕厥等症状。
2. 主动脉瓣区有粗糙喷射状收缩期杂音及周围血管征。
3. 超声心动图检查结果显示主动脉瓣口减小,瓣叶活动受限。
4. 心导管造影检查结果显示左心室在主动脉收缩期有跨瓣压差。
5. 左心室造影检查结果显示主动脉瓣口面积缩小。

【治疗】

1. 主动脉瓣膜成形术。
2. 主动脉瓣膜置换术。
(1)体外循环下主动脉瓣置换术。
(2)经心尖穿刺或经血管内主动脉瓣置换术。
3. 经皮主动脉瓣膜球囊扩张分离术。

五、主动脉瓣关闭不全

主动脉瓣关闭不全(aortic valvular incompetence,AI)多由风湿性病变引起,常伴有程度不同的主动脉瓣狭窄,由于瓣叶变形、钙化增厚、活动受限,所以不能严密对合。马方综合征、细菌性心内膜炎、主动脉夹层动脉瘤、先天性主动脉瓣发育畸形以及外伤等也可引起主动脉瓣关闭不全。主动脉瓣关闭不全主要病理生理改变是舒张期血液自主动脉反流左心室,致左心室容量负荷增加。主动脉瓣关闭不全的患者大都在出现心力衰竭后 2 年内死亡,故应尽早手术治疗。

实习方法

教师指导学生在病床前采集患者病史、检查体格,结合胸部 X 线片和 CT 等检查结果讨论、分析病情,作出诊断和拟定治疗方案。最后教师结合临床重点讲授主动脉瓣关闭不全的临床表现、诊断方法和手术方法。

【采集病史】

问 诊

1. 有无风湿热病史,有无梅毒、高血压、发热病史等。
2. 有无心悸、心前区不适、头部强烈搏动、心绞痛、阵发性呼吸困难、晕厥等症状。
3. 有无发绀、蹲踞等症状。

查 体

1. 可见心尖搏动增强,心脏向左下扩大。
2. 主动脉瓣听诊区可闻及典型叹息样舒张早期杂音,并向心尖传导。
3. 可见周围血管征,即水冲脉,大动脉枪击音、毛细血管搏动征。

辅 助 检 查

1. 一般检查 血常规、尿常规、生化、抗 O 等检查。
2. 特殊检查 心脏四位片、超声心动图、心电图检查,心导管造影检查。

【诊断要点】

1. 有无风湿热、梅毒、高血压、心前区不适、心绞痛、心悸、头部强烈搏动感、晕厥等病史。
2. 主动脉瓣听诊区可闻及典型叹息样舒张早期杂音,并向心尖传导。
3. 胸部 X 线片检查结果显示左心室扩大、升主动脉向右侧突出或呈瘤样扩张。
4. 超声心动图结果显示左心室扩大,有主动脉反流信号。

【治疗】

1. 主动脉瓣置换术
(1)体外循环下主动脉瓣置换术;
(2)经心尖穿刺或经血管内主动脉瓣置换术。
2. 主动脉瓣成形术
(1)瓣叶折叠悬吊术。
(2)瓣叶修补术。
(3)瓣环环缩术。

六、冠状动脉粥样硬化性心脏病

冠状动脉粥样硬化性心脏病（atherosclerotic coronary artery disease, CAD）多在中年以上发病，男性发病率与死亡率明显高于女性。在中国，该病的发病率有明显上升趋势。冠状动脉粥样硬化主要侵犯冠状动脉主干及其近段的分支，左冠状动脉的前降支与回旋支的发病率较右冠状动脉高。冠状动脉粥样硬化造成管壁增厚、管腔狭窄或堵塞，致使心肌缺血、心肌细胞坏死、局部心肌梗死。急性心肌梗死可引起心律失常、心力衰竭或室壁瘤破裂死亡。对冠状动脉狭窄病变较严重而内科治疗无效的患者，应施行心脏血管重建手术，以改善心肌缺血状况和心功能。

实习方法

教师指导学生在病床前采集患者病史、检查体格，结合胸部 X 线片和 CT 等检查结果讨论、分析病情，作出诊断和拟定治疗方案。最后教师结合临床重点讲授冠状动脉粥样硬化性心脏病的临床表现、诊断方法和手术方法。

【采集病史】

问　　诊

有无高血脂、高血压、肥胖、糖尿病、心绞痛、心肌梗死等病史。

查　　体

1. 平时可无特殊体征。
2. 心绞痛发作时血压可高可低，可见皮肤苍白、出汗，偶有房性或室性奔马律。
3. 急性心肌梗死病例可见血压下降、心浊音界扩大，可闻及心尖区第一心音减弱可有各种心律失常、心源性休克和心力衰竭征象。

辅 助 检 查

1. 一般检查　心电图、心脏四位片、血清酶学、超声心动图等检查。
2. 选择性冠状动脉造影及左心室造影检查。
3. 心功能和肺功能检查。
4. 心肌核素扫描检查。

【诊断要点】

1. 临床表现　有心绞痛、心肌梗死、心律失常、心悸等表现。
2. 心肌酶学实验　心肌酶学实验可测定乳酸脱氢酶（LDH）、a- 羟基丁酸脱氢酶（HBDH）和谷草转氨酶等。
3. 心电图检查　显示 ST 段压低，T 波倒置，病理性 Q 波。
4. 冠状动脉造影检查　可显示病变所致狭窄处的狭窄程度、数目。
5. 心肌核素扫描检查　判断和了解心肌梗死范围、心肌细胞存活情况。

【治疗】

1. 内科药物治疗。

2. 介入治疗 介入治疗包括冠状动脉腔内球囊成形术、激光心肌成形术、冠状动脉内膜切除术以及冠状动脉内支架安置术等。

3. 外科手术治疗 外科手术包括冠状动脉旁路移植术、心脏移植手术等。

七、心脏黏液瘤

心脏黏液瘤(cardiac mvxoma)是心脏原发性良性肿瘤中最常见的一种,占心脏原发性肿瘤的50%,好发于30~50岁人群,心脏各房室均可发生黏液瘤,75%发生于左心房。黏液瘤的临床表现有阻塞、栓塞及全身表现三种症状。其主要病理生理的改变系心腔内的瘤体妨碍正常血流所致,临床体征应与二尖瓣狭窄和关闭不全相区别。心脏黏液瘤呈半透明胶冻状,质脆易碎,脱落碎屑进入血循环可致体动脉和肺静脉栓塞。超声心动图是心脏黏液瘤最简便可靠的诊断方法。心脏黏液瘤诊断明确后应尽早手术摘除。

实 习 方 法

教师指导学生在病床前采集患者病史、检查体格,结合胸部X线片和CT等检查结果讨论、分析病情,作出诊断和拟定治疗方案。最后教师结合临床重点讲授心脏黏液瘤的临床表现、诊断方法和手术方法。

【采集病史】

问 诊

1. 有无突然晕厥,脑栓塞症状。
2. 有无突发气促、头晕、昏厥及心悸等症状。变换体位时症状是否有消失或减轻的现象。
3. 有无长期低热、乏力、食欲不振、消瘦,贫血等症状。

查 体

1. 根据心腔内肿瘤位置的不同在心脏不同听诊区可闻及不同杂音,可在心尖区听到舒张期或收缩期杂音,右心房黏液瘤在胸骨左缘第4、第5肋间可闻及舒张期杂音,杂音可随体位改变而改变。

2. 心脏大小可为正常,也可见心界扩大体征。

辅 助 检 查

1. 一般检查 血常规、尿常规、生化、凝血功能检查。
2. 胸部X线检查 可见二尖瓣狭窄征象,偶见肿瘤钙化影。
3. 超声心动图检查 是黏液瘤最简便可靠的诊断方法,可显示肿瘤的大小及范围。肿瘤可随心脏的舒张和收缩而移动位置。

4. 选择性心血管造影检查。

【诊断要点】

1. 心脏内瓣膜被堵塞的症状和体征。
2. 发热、消瘦、关节疼痛等全身反应症状。
3. 动脉栓塞症状（尤其是脑栓塞）。
4. 胸部 X 线检查、心电图检查、超声心动图检查等。

【治疗】

心脏黏液瘤诊断明确后应尽早手术切除肿瘤及瘤蒂附着区周围的房间隔组织。

思考题

1. 简述慢性缩窄性心包炎围术期的处理方法。
2. 简述慢性缩窄性心包炎的诊断和鉴别诊断。
3. 左心房黏液瘤与哪种疾病的临床表现相似，如何区别？
4. 风湿性心脏病二尖瓣置换术的适应证是什么？

（邓明彬）

第五章

肝胆外科疾病

第一节　原发性肝癌

目的要求

1. 掌握原发性肝癌的诊断方法及治疗原则。
2. 了解原发性肝癌的病因及病理。
3. 了解原发性肝癌的临床表现。

知识要点

原发性肝癌(primary hepatic cancer)是我国常见的恶性肿瘤之一,85%以上肝癌患者曾有慢性肝炎病毒感染和慢性肝脏疾病病史。我国肝癌的发病率高,多数患者不能早期诊断,就诊时已属中晚期,治疗效果差,危害性较大。

实习方法

1. 学生分组询问病史、查体。
2. 教师提供 CT、MRI 等相关检查资料供学生实习。
3. 教师指导学生讨论并制订治疗方案。

【采集病史】

问　诊

1. 有无病毒性肝炎病史。
2. 有无恶性肿瘤的全身表现,如进行性消瘦、发热、食欲不振、乏力及恶病质等。
3. 有无肝区疼痛,腹部何时发现包块,包块存在的部位及是否呈进行性长大,有无黄疸、腹水等消化系统症状。
4. 有无出血现象,如呕血、便血等。

查　体

1. 检查有无黄疸、恶病质、下肢水肿等。
2. 检查肝脏大小、质地,有无结节包块等。

3. 检查有无肝掌、蜘蛛痣、腹壁静脉怒张、腹水等症状。

4. 检查有无转移征象,有无胸水征,有无锁骨上淋巴结肿大。

辅 助 检 查

1. 血常规检查 血常规检查结果常有轻度贫血症状,部分患者有红细胞增多症状。

2. 甲胎蛋白测定血清 AFP>400μg/L,持续升高并能排除妊娠、活动性肝病、生殖腺胚胎源性肿瘤等,即可考虑原发性肝癌的诊断。

3. 超声检查 肝癌超声检查诊断准确率达 85%~90%。

4. 选择性腹腔动脉造影检查是最灵敏的肝癌定位诊断方法,但有肝肾功能损害及碘过敏者禁用。

5. CT 检查 CT 检查的肝癌定位诊断符合率高达 90%。

6. MRI 诊断价值与 CT 相仿,但对良恶性病变的鉴别优于 CT。

【诊断要点】

1. 有肝炎病毒感染,尤其是乙肝病毒感染。

2. 有右上腹隐痛不适,右上腹可扪及包块等。

3. 可见甲胎蛋白检测结果达到肝癌的诊断标准。

4. 超声、CT、MRI 检查结果显示肝脏占位病变。

【治疗】

1. 手术治疗 手术切除是原发性肝癌的主要治疗方式,早期病例行手术切除可望治愈。

2. 抗癌药物治疗 抗癌药物的全身化疗效果不佳。对肝癌患者进行肝动脉和(或)门静脉插管给药治疗可提高疗效。对晚期肝癌或不能耐受手术的肝癌患者可选择经皮穿刺股动脉插管到肝固有动脉或患侧肝动脉进行栓塞及注射抗癌药治疗,可获得较好的治疗效果。

3. 肿瘤消融治疗 包括微波、射频、冷冻等消融治疗。

4. 全身药物治疗 包括生物、分子靶向药物及中药等治疗。

思考题

1. 原发性肝癌有哪些特殊临床表现?

2. 什么是小肝癌? 其临床特点是什么?

3. 原发性肝癌的手术禁忌证有哪些?

4. 原发性肝癌近年来有哪些手术治疗进展?

（夏先明　黎 靖）

第二节　急性胆囊炎

目的要求

1. 掌握急性胆囊炎的临床表现及治疗原则。
2. 了解急性胆囊炎的病因、病理及辅助诊断方法。

知 识 要 点

急性胆囊炎是胆囊发生的急性化学性和细菌性炎症,约 90% 的急性胆囊炎患者合并有胆囊结石。

实 习 方 法

1. 学生分组询问病史、查体。
2. 教师指导学生结合病例讨论急性胆囊炎的临床特点及治疗原则。

【采集病史】

问　　诊

1. 有无肠蛔虫病史、胆囊结石病史。是否做过胃大部切除术等。
2. 腹痛的性质,发作的时间,有无脂餐诱发或放射痛。
3. 有无消化道症状,如恶心、呕吐及黄疸。

查　　体

1. 检查体温、脉搏异常情况,检查皮肤、巩膜有无黄疸。
2. 检查有无肝、脾大,右上腹肌紧张、压痛、反跳痛的情况。
3. 检查 Murphy 征是否呈阳性,能否扪及肿大的胆囊。

辅 助 检 查

1. 血常规检查　可见白细胞计数升高。
2. 超声检查　可显示胆囊肿大,胆囊壁增厚,大多数患者可有胆囊结石。

【诊断要点】

1. 有右上腹疼痛、发热等症状。
2. 有上腹压痛、反跳痛、肌紧张等体征,可扪及肿大的胆囊。
3. 超声检查可显示胆囊肿大,胆囊结石等。

【治疗】

1. 非手术治疗　非手术治疗包括禁食、补液及抗感染治疗。

2. 开放法胆囊切除术　以开放法胆囊切除术切除胆囊后,急性胆囊炎即可治愈。若患者不能耐受胆囊切除术可行胆囊造瘘术。

3. 电视腹腔镜胆囊切除术　部分急性胆囊炎病例可行电视腹腔镜胆囊切除术。

思 考 题

1. 什么叫 Murphy 征?

2. 急性结石性胆囊炎患者出现黄疸意味着什么?

（夏先明　黎　靖）

第三节　急性重症胆管炎

目的要求

1. 掌握急性重症胆管炎的临床表现、诊断方法及治疗原则。

2. 了解急性重症胆管炎的病因及病理。

3. 了解急性重症胆管炎的鉴别诊断方法。

知 识 要 点

急性胆管炎指由细菌感染所致的胆道系统急性炎症,致病菌常为肠源性需氧菌或厌氧菌,更多为混合型感染。急性胆道感染常发生在胆道梗阻的基础上。在我国引起胆道梗阻的因素主要是胆管结石,其次为胆道狭窄、胆管肿瘤或胆道蛔虫。在急性胆管炎的基础上,如果胆道梗阻未得到解除,病情进一步发展,则会发展为急性重症胆管炎(acute cholangitis of severe type, ACST)。

实 习 方 法

1. 学生分组询问病史、查体。

2. 教师提供相关检查资料供学生实习。

3. 教师带领学生讨论并制订治疗方案。

【采集病史】

问 诊

1. 是否急性起病,病情进展的情况怎样,既往有无胆管炎反复发作病史。

2. 右上腹疼痛的性质,持续的时间等。

3. 有无畏寒、发热现象,最高体温是多少。

4. 黄疸的程度、性质。

5. 有无恶心、呕吐等消化道症状。

6. 有无休克现象。

<h2 align="center">查 体</h2>

1. 检查脉搏、血压、体温、呼吸等。

2. 检查神志是否清醒,皮肤、巩膜有无黄疸。

3. 检查右上腹肌紧张,压痛、反跳痛的情况,能否扪及肿大的肝脏,肝区有无叩痛,能否扪及肿大的胆囊。

<h2 align="center">辅 助 检 查</h2>

1. 血常规检查可见白细胞总数升高,可有核左移现象。

2. 肝功能检查可见白蛋白/球蛋白(A/G)比例倒置,谷丙转氨酶升高,总胆红素及直接胆红素升高。

3. 超声检查可发现胆囊肿大、胆囊结石,肝内外胆管扩张,胆管内有结石及蛔虫,有无胆道肿瘤或胰头占位等。

【诊断要点】

1. 显示 Charcot 三联征或 Reynold 五联征。

2. 可见上腹压痛、反跳痛,肝区叩痛,皮肤、巩膜黄染。

3. 血常规检查显示白细胞总数升高。肝功能检查,A/G 比例倒置,血清谷丙转氨酶升高。

4. 超声检查发现胆囊结石,肝内外胆管扩张,肝内外胆管结石、蛔虫等。

【治疗】

1. 非手术治疗

(1)维持水电解质的平衡,纠正酸中毒。

(2)抗休克治疗。

(3)抗感染治疗。

2. 手术治疗

(1)手术原则:解除梗阻,通畅引流,情况允许时解除病因。

(2)手术方式:根据梗阻的原因、部位,发病的时间,患者的年龄,全身及局部情况决定。

思考题

1. 什么叫 Reynold 五联征?

2. 急性重症胆管炎有哪些严重并发症?

3. 急性重症胆管炎患者入院时已发生休克,如何制订其治疗方案?

(夏先明 黎靖)

第四节　胆囊结石病

目的要求

1. 掌握胆囊结石病的临床表现及治疗原则。
2. 了解胆囊结石的成因。
3. 了解胆囊结石的病理及辅助诊断方法。

知 识 要 点

　　胆囊结石病主要见于成人,近年来发病率有所增高。胆囊结石的成因非常复杂,目前认为其基本因素是胆汁的成分和理化因素发生改变,导致胆汁中胆固醇呈过饱和状态易于析出沉淀和结晶而形成结石。

实 习 方 法

1. 学生分组询问病史、查体。
2. 教师提供相关检查资料及胆囊结石标本供学生实习。
3. 观摩手术或观看胆囊切除术录像。

【采集病史】

问　　诊

1. 腹痛的部位、性质,有无放射痛,有无脂餐诱发痛。
2. 有无畏寒、发热症状,巩膜有无黄染。
3. 有无消化道症状,如恶心、呕吐等。

查　　体

1. 皮肤、巩膜有无黄染。
2. 检查右上腹有无压痛,能否扪及肿大的胆囊或右上腹包块。

辅 助 检 查

1. 血常规检查　未合并急性胆囊炎的,血常规检查结果可为正常,如合并急性胆囊炎,则白细胞总数可升高。
2. 超声检查　在胆囊内可见随体位移动的团状强回声,后方伴声影。

【诊断要点】

1. 病史　右上腹隐痛不适或有脂餐诱发痛等病史。

2. 超声检查　超声检查可发现胆囊内有随体位移动的团状强回声,后方伴声影。

【治疗】

1. 非手术治疗　胆囊结石合并急性胆囊炎时,可行抗炎和对症治疗。

2. 手术治疗

(1)开放法胆囊切除术:对胆囊结石病可达到根治的目的。

(2)电视腹腔镜胆囊切除术:其疗效与开放法胆囊切除术一样,但其以损伤小、痛苦小,恢复快而易为患者所接受。

思 考 题

1. 什么叫 Mirizzi 综合征?

2. 胆囊结石的并发症有哪些?

3. 电视腹腔镜胆囊切除术有哪些优点?

（夏先明　黎　靖）

第五节　胆总管结石病

目的要求

1. 掌握胆总管结石病的临床表现及治疗原则。

2. 了解胆总管结石病的病因及病理。

3. 了解胆总管结石病的辅助诊断方法。

知 识 要 点

胆总管结石病有原发与继发之分。原发性胆总管结石是以胆红素钙为主要成分的混合结石,其发生和发展与胆道感染有密切的关系;继发性胆总管结石是胆囊结石下降于胆总管所致。两者的治疗方式相同,但治疗效果往往后者优于前者。

实 习 方 法

1. 学生分组询问病史、查体。

2. 教师提供相关检查资料及胆红素结石标本供学生实习。

3. 教师组织学生讨论,拟定治疗方案。

【采集病史】

问　诊

1. 幼年时期有无胆道蛔虫的病史。
2. 右上腹疼痛开始发作的时间,有无放射痛,疼痛的性质等。
3. 有无畏寒、发热症状,最高体温是多少。
4. 黄疸出现的时间、程度以及消退的情况。
5. 有无消化道症状。

查　体

1. 检查皮肤、巩膜有无黄疸。
2. 检查右上腹有无压痛,肝脾是否肿大,肝区有无叩击痛,能否扪及肿大的胆囊。

辅助检查

1. 肝功能检查　可有 A/G 倒置,总胆红素升高和直接胆红素升高。
2. 超声检查　可见胆囊结石,肝内外胆管扩张,胆总管内可见团状强回声,后方伴声影。

【诊断要点】

1. 可见 Charcot 三联征。
2. 查体可见皮肤、巩膜黄染,右上腹压痛等。
3. 超声、经皮肝穿刺胆道造影术(percutaneous transhepatic cholangiography, PTC)及磁共振胰胆管造影(magnetic resonance cholangiopancreatography, MRCP)检查可发现胆总管结石。

【治疗】

1. 非手术治疗　非手术治疗的目的是维持水电解质平衡,抗感染,有黄疸者使用维生素 K 治疗。
2. 手术治疗
（1）开腹或腹腔镜下胆总管切开取石加 T 管引流术:适合胆总管下端无狭窄患者。
（2）胆肠吻合术:该手术适用于胆总管扩张,下端有炎性狭窄的患者。
（3）经内镜下括约肌切开取石术:该手术适用于结石嵌顿于壶腹部和胆总管下端良性狭窄者。

思考题

1. 什么叫 Charcot 三联征?
2. 胆总管结石病的主要病理变化有哪些?
3. 胆总管结石病的手术治疗原则是什么?

（夏先明　黎　靖）

第六节　肝胆管结石病

目的要求

1. 掌握肝胆管结石病的诊断方法及治疗原则。
2. 了解肝胆管结石病的病理改变。
3. 了解肝胆管结石病的临床表现。

知识要点

肝胆管结石病是指发生于左右肝管汇合部以上的原发性胆管结石病,是原发性胆管结石病的重要组成部分,其特点为:①肝胆管位置深,变异大,给取石带来困难;②各级肝胆管分支都在肝组织中,每一级肝胆管分支都有相应的肝动脉和门静脉伴行;③肝内胆管的病理改变复杂,而且直接与肝实质相关联。由于肝胆管结石病的这些特点,为其诊断和治疗带来了较大的困难。

实习方法

1. 学生分组询问病史、查体。
2. 教师提供 PTC、逆行性胆胰管造影术(endoscopic retrograde cholangiopancreatograpyy, ERCP)、MRCP 影像资料,并指导学生阅读。
3. 教师指导学生讨论并制订治疗方案。

【采集病史】

问　诊

1. 发病的时间,幼年有无胆道蛔虫病史。
2. 腹痛的部位、程度、性质,有无放射痛。
3. 有无畏寒、发热现象。
4. 黄疸的程度及黄疸消退情况。

查　体

1. 检查皮肤、巩膜有无黄染。
2. 检查上腹部有无压痛及反跳痛,肝区有无叩击痛。
3. 检查肝脾是否肿大,肝脏肿大是否对称。

辅助检查

1. 血常规检查　急性发作时,血常规检查可见白细胞总数升高,Hb 可下降。

2. 肝功能检查　可见 A/G 可倒置,总胆红素可升高,直接胆红素可升高。

3. 超声　可见肝内胆管扩张及强回声光团伴声影。

4. PTC　可见胆管内结石影,可显示结石的部位、多少,肝内胆管狭窄及扩张的情况。

5. ERCP　ERCP 的临床价值与 PTC 相似。对肝内胆管扩张不明显的患者行 ERCP 比 PTC 容易成功。

6. MRCP　无创检查,仍能观察胆管树,胆管内结石负影,胆管扩张、狭窄情况。

【诊断要点】

1. 右上腹隐痛不适,发热或黄疸等。

2. 可见右上腹压痛、肝区叩痛、肝脏不对称性肿大等。

3. 超声、PTC、ERCP 及 MRCP 检查发现肝内胆管结石。

【治疗】

1. 非手术治疗　肝胆管结石病的非手术治疗同于胆总管结石病的疗法。

2. 手术治疗　目前仍为肝胆管结石病的主要治疗方法,其原则是尽可能取尽结石;切除局限性病肝,根除病变;纠正胆管狭窄;合理选择胆肠内引流术。肝胆管结石病的手术方法有以下几种。

（1）开腹或腹腔镜下胆总管切开取石加 T 管引流术:适用肝门部胆管无狭窄的肝胆管结石病例。

（2）高位胆管切开取石加胆肠 Roux-y 吻合术:切开肝总管及左、右肝管,解除肝门部胆管狭窄,尽量取尽结石,再行胆肠 Roux-y 吻合术。

（3）肝叶切除术:适用于局限于某叶段的肝胆管结石病例。肝叶切除术能较彻底地治疗肝胆管结石,但要严格掌握手术适应证。

（4）肝实质切开取石术:该手术适用于肝脏浅表部位的结石,作为治疗肝内胆管结石的附加手术。

思考题

1. 肝胆管结石与胆总管结石的临床表现有何异同?

2. 肝胆管结石的手术治疗原则是什么?

（夏先明　黎　靖）

第七节 急性胰腺炎

目的要求

1. 掌握急性胰腺炎的临床表现、诊断方法及治疗原则。
2. 了解急性胰腺炎的病因及发病机理。
3. 了解急性胰腺炎的鉴别诊断方法。

知识要点

急性胰腺炎是常见的急腹症之一。急性胰腺炎不仅是胰腺本身的炎症病变,而且是涉及多个脏器的全身性疾病。引起急性胰腺炎的原因虽然很多,但其临床表现类似,只有严重程度的区别,而无病因上的特异性。

实习方法

1. 学生分组询问病史、查体。
2. 教师提供 CT 片及相关检查资料供学生实习。
3. 教师组织学生讨论具体病例并拟定治疗方案。

【采集病史】

问 诊

1. 有无大量饮酒、暴食等习惯,有无高脂血症及胆道疾病的病史。
2. 腹痛的部位、程度、性质,有无放射痛等。
3. 有无恶心、呕吐,有无腹胀。
4. 有无畏寒、发热等。

查 体

1. 可见皮肤、巩膜黄染。
2. 检查腹部压痛的部位、范围,腹肌紧张的程度。
3. 检查有无移动性的浊音,是否存在肠鸣音。
4. 检查皮肤有无出血征象。

辅 助 检 查

1. 血尿淀粉酶检查 因发病 3~4 小时可致血淀粉酶升高,而尿淀粉酶升高较血淀粉酶迟。所以血尿淀粉酶检查值大于正常值,则提示本病。
2. 超声检查 显示胰腺肿大,网膜囊积液,可发现胆囊或胆管结石。

3. CT检查　能够明确胰腺病变的范围和程度,并能对预后作出判断。

【诊断要点】

1. 上腹部剧痛,恶心、呕吐等。
2. 腹膜炎体征等。
3. 超声检查可发现胆囊结石、胰腺肿大、网膜囊积液。
4. CT检查可发现胰肿大、胰腺及胰周坏死。

【治疗】

1. 非手术治疗

（1）维持水电解质平衡及酸碱平衡。

（2）解痉、镇痛治疗。

（3）防治休克。

（4）抑制胰腺分泌及抑肽酶治疗:该治疗包括禁食、胃肠减压、使用 H_2 受体阻滞剂及抑肽酶等。

（5）抗生素的治疗:其主要目的是针对肠源性细菌进行抗感染治疗。

（6）营养支持治疗:是重症急性胰腺炎的重要治疗措施。

2. 手术治疗

（1）继发性胰腺感染或胰周感染的手术治疗:清除胰腺和（或）胰周的感染坏死灶,并放置引流管。

（2）胰腺假性囊肿的手术治疗:根据情况行内引流或外引流术。

（3）胆源性胰腺炎的手术治疗:根据病情决定手术治疗胆道疾病的时机。

思考题

1. CT对急性胰腺炎的诊断及治疗有何价值?
2. 什么叫胆源性胰腺炎,如何决定胆源性胰腺炎的手术时机?
3. 什么叫胰腺假性囊肿,胰腺假性囊肿有哪些手术方式?

（夏先明　黎　靖）

第八节　门静脉高压症

目的要求

1. 掌握门静脉高压症的诊断方法及治疗原则。
2. 了解门静脉高压症的病因、病理及临床表现。
3. 了解急性食管胃底静脉曲张破裂大出血的治疗原则。

知 识 要 点

门静脉高压症是由门静脉系统压力升高所引起的一系列临床表现,它并不是一种单一的疾病,所有造成门静脉血流障碍的疾病均能引起门静脉高压症。因而门静脉高压症患者在临床上往往表现出门静脉高压原发病的症状。

门静脉压力增高后,临床表现为脾大,脾功能亢进,进而发生食管胃底静脉曲张、呕血、黑大便以及腹水等症状。在我国 90% 以上的门静脉高压症是由肝硬化引起的。

实 习 方 法

1. 学生分组询问病史、查体。
2. 教师组织学生讨论和拟定治疗方案。

【采集病史】

问　诊

1. 有无肝炎病史,是否到过血吸虫病流行区。
2. 有无呕血或便血的历史,呕血或便血的量,有无鼻出血及牙龈出血等现象。

查　体

1. 检查有无肝掌及蜘蛛痣,眼结膜是否苍白。
2. 检查皮肤、巩膜有无黄疸。
3. 检查肝脏有无肿大,脾脏肿大的程度。
4. 检查有无腹水,腹水量有多少。

辅 助 检 查

1. 实验室检查　血常规检查常表现为全血细胞、血小板减少等;肝功能检查有白蛋白降低,A/G 倒置;可见凝血酶原时间延长。
2. 食管吞钡 X 射线检查　显示食管静脉曲张。
3. 超声检查　可提示肝硬化、脾大、腹水等。

【诊断要点】

1. 肝炎病史、呕血或黑便的历史。
2. 查体可见肝脏肿大、腹水等。
3. 血常规检查常表现为全血细胞、血小板减少等;肝功能检查可表现为 A/G 比例倒置,血清谷丙转氨酶升高,胆红素升高等。
4. 食管吞钡或胃镜检查可发现食管静脉曲张。

【治疗】

1. 门静脉高压症急性上消化道大出血的治疗。

（1）非手术治疗：①快速补液，维持机体有效血液循环，输鲜血，并使用止血药物；②使用垂体后叶素；③三腔二囊管压迫止血；④经内镜将硬化剂直接注向曲张静脉内或其周围黏膜下止血。

（2）手术治疗：断流术和分流术。

2. 脾功能亢进的手术治疗：血吸虫病肝硬化合并明显脾功能亢进者，因肝功能较好，行单纯脾切除术就可以收到较好的治疗效果。而肝炎后肝硬化脾功能亢进者，多有上消化道出血的病史，在脾切除时需行断流术或分流术。

思考题

1. 门静脉高压症腹水形成的原因是什么？
2. 门静脉高压症有哪些手术方式，各自的优缺点是什么？

（夏先明　黎　靖）

第六章

周围血管和淋巴管疾病

第一节　血管疾病的主要临床表现

目的要求

1. 熟悉周围血管疾病的主要临床表现。
2. 掌握间歇性跛行、体位性色泽改变、不同血管疾病引起的肢体肿胀和溃疡鉴别。

知识要点

　　周围血管疾病的主要临床表现可归纳为感觉异常、形态和色泽改变、结构变化及组织丧失,其主要病理改变是血管淋巴管狭窄、闭塞、扩张、破裂、静脉瓣膜功能不全及血液淋巴液回流障碍。

实习方法

　　先由教师简单复习周围血管疾病的主要临床表现;然后教师带学生到病床旁,由教师示范询问患者的病史、查体,让学生分组分别收集典型病例病史和体征,分析检查血管疾病患者的主要临床表现;最后,带习教师结合病例,归纳其主要临床表现对该患者诊断的意义。

【采集病史】

问　　诊

1. 是否具有血管疾病的主要临床症状,是什么类型的症状。
2. 根据其就诊的主要症状,进一步询问其病情发展和诊治的经过。
3. 是否具有其他血管疾病的相关主要临床表现。

查　　体

1. 根据问诊结果,针对性的检查具有确诊意义的体征。即皮温、皮肤感觉、肢体肿胀性质、肿块及溃疡性质等。
2. 排除其他可能有意义的血管疾病相关体征。

辅 助 检 查

1. 无损伤检测　踝肱指数((anklebrachialindex，ABI)、趾肱指数(toebrachialindex，TBI)、多普勒超声、CT 及 MRI。

2. 数字减影血管造影检查(digital subtraction angiography，DSA)。

【诊断要点】

具有提示或确诊意义的症状、体征：

1. 肢体远端寒冷、麻木，伴间歇性跛行或静息痛，肢端瘦细、皮肤光滑、汗毛脱落，皮肤颜色苍白，动脉搏动减弱或消失，伴缺血性溃疡、神经性溃疡或干性坏疽，多提示动脉缺血性疾病。

2. 肢体肿胀，踝部及小腿明显，凹陷性水肿，伴沉重感，下垂出现体位性疼痛，皮温无明显降低，足靴区色素沉着、湿疹或湿润肉芽组织覆盖的溃疡，多提示静脉回流障碍性疾病；

3. 盆腔或腹股沟手术史或肢体反复蜂窝织炎病史，后天或先天性肢体肿胀，足部及下肢非凹陷性水肿或象皮肿，多提示淋巴回流障碍性疾病。

4. 多普勒超声是首选检查，CTA、MRA 及淋巴管造影等。

5. 血管造影是血管性疾病诊断的金标准，可同时开展微创性血管腔内治疗。

【治疗】

见后面各论。

思 考 题

什么是间歇性跛行和跛行距离？

（刘　勇　　孙晓磊）

第二节　周围血管损伤

目的要求

1. 熟悉周围血管损伤的病因、病理特点。
2. 掌握周围血管损伤的临床表现、诊断方法和治疗原则。

知 识 要 点

周围血管损伤(peripheral vascular trauma)根据不同的致伤因素可分为直接损伤和间接损伤。周围血管损伤的主要病理改变有血管连续性破坏、血管壁损伤、由热力造成的血管损伤。周围血管损伤的继发性病理改变包括继发性血栓形成、血管损伤部位周围血肿、假性动脉瘤及损伤性的动静脉瘘等。

实习方法

先由教师简单复习周围血管的解剖特点,周围血管损伤的常见病因、临床表现及诊断方法和治疗原则。然后教师带学生到病床旁,教师示范询问患者的病史、查体,让学生分组分别收集典型病例病史、体征,拟出诊断及处理方案,并组织讨论、修正和补充。最后教师结合病例对周围血管损伤的病因、临床表现、诊断方法和处理原则予以概括总结。

【采集病史】

问　诊

1. 是否有外伤史以及受伤经过。
2. 是否有活动性出血,失血量多少及出血形式。
3. 是否有肢体感觉运动障碍。
4. 是否有发热及合并其他部位损伤。

查　体

1. 检查具有确诊意义的体征　动脉搏动消失伴有肢体远端缺血征象,搏动性出血,进行性或搏动性血肿等具有确诊意义的体征。
2. 检查具有高度拟诊意义的体征　与创伤不相称的局部肿胀,邻近主干血管的穿通伤出现伴行神经损伤体征等具有高度拟诊意义的体征。
3. 检查静脉损伤的临床体征　自伤口深部持续涌出暗红色血液,并出现缓慢增大的非搏动性血肿等静脉损伤的临床体征。

辅助检查

1. 无损伤检测　多普勒超声检查,在损伤远侧部监听或记录远端动脉信号,以确定周围血管损伤的程度。
2. 血管造影检查。
3. 术中检查　术中检查的目的主要在于辨认周围血管损伤的程度和范围。

【诊断要点】

1. 具有确诊意义的症状、体征　动脉搏动消失伴有肢体远端缺血征象,搏动性出血,进行性或搏动性血肿是具有确诊意义的症状、体征。
2. 具有高度拟诊意义的症状、体征　与创伤不相称的局部肿胀,邻近主干血管的穿通伤出现伴行神经损伤症状,不能用已知创伤解释的休克为具有高度拟诊意义的症状、体征。
3. 静脉损伤的临床诊断依据　无动脉损伤,骨折或严重软组织损伤的病例,自伤口深部持续涌出暗红色血液,出现缓慢增大的非搏动性血肿为静脉损伤的临床诊断依据。
4. 特殊检查　多普勒超声检测损伤部位动静脉近远端。
5. 血管造影　以下情况可考虑血管造影:

（1）诊断性血管造影可排除或确定有无主干血管损伤。

（2）周围血管损伤的临床征象模糊,或创伤部位的手术切口不能直接探查可疑的损伤血管时应行血管造影检查。

（3）已有明确的周围血管损伤临床表现,血管造影可明确周围血管损伤部位和范围,为选择手术的方式提供依据。

【治疗】

周围血管损伤的治疗包括急救止血治疗及手术治疗两个方面。

1. 急救止血治疗。

2. 手术治疗 手术治疗的基本原则包括止血清创及治疗损伤的周围血管,手术治疗的方法有如下几种:

（1）止血清创:止血清创法包括用血管钳夹住无损伤血管,或经血管断端插入 Fogarty 导管并充盈球囊阻断血流。然后修剪已损伤且无活力的血管壁,清除血管腔内的血栓。

（2）处理损伤血管:处理损伤血管法指重建损伤血管的方法,包括:侧壁缝合术、补片移植术及血管移植术。

（3）术后观察及处理术:术后应严密观察血供情况,利用超声多普勒仪定期检测可查出重建的血管是否通畅,如发现吻合口狭窄或远端血管阻塞,应立即纠正。

思 考 题

周围血管损伤的急救原则是什么?

（刘 勇 孙晓磊）

第三节 主动脉夹层和胸主动脉瘤

目的要求

1. 熟悉主动脉夹层和胸主动脉瘤的定义。
2. 掌握动脉夹层和胸主动脉瘤的诊断原则,了解其治疗原则。

知 识 要 点

主动脉夹层（aortic dissection, AD）是指主动脉内膜和中层弹力膜发生撕裂,血液进入主动脉壁中层,顺行和（或）逆行剥离形成壁间假腔,并通过一个或数个破口与主动脉真腔相交通,是急性主动脉综合征（acute aortic syndrome, AAS）的一种,属血管外科急危重症,50% 患者在 48 小时内死亡。牛津血管研究表明 AD 的发病率估计每年在 6/10 万人,发病率男性高于女性,中国 AD 的发病率和病死率目前还没有系统的流行病学调查数据,但预计发病率远高于欧美国家,且发病年龄较为年轻化,故需要引起高度重视。AD 相关的最常见危险因素是高血压,一般分型为 Stanford 分型(Stanford A 占 60%~75% 和 Stanford B 占 25%~40%)和 DeBakey 分型(DeBakey Ⅰ,DeBakey Ⅱ 和 DeBakey Ⅲ)。胸主动脉瘤(thoracoabdominal aortic aneurysm,TAA)是指各种病因所致局部主动脉壁扩张或膨出,达到正常管径 1.5 倍以上,其自然病程进展快,预后不良,动脉瘤破裂是主要死亡原因;TAA 按发生部位分为升主动脉瘤(约占 45%),弓部动脉瘤(10%),降主动脉瘤(35%)和胸腹主动脉瘤(10%)。

实习方法

先由教师简单复习主动脉夹层和胸主动脉瘤的常见病因、临床表现及诊断方法和治疗原则。然后教师带学生到病床旁,示范询问患者的病史、查体,让学生分组分别收集典型病例病史、体征,拟出诊断及处理方案,并组织讨论、修正和补充。最后教师结合病例对主动脉夹层和胸主动脉瘤的病因、临床表现、诊断方法和处理原则予以概括总结。

【采集病史】

问　诊

1. 是否有突发持续性剧烈的胸背部撕裂样疼痛、晕厥、腹痛或无尿,是否有高血压控制不良病及冠心病史。

2. 是否有呼吸及吞咽困难,是否有声音嘶哑或颜面部水肿。

3. 是否有家族史、创伤史或梅毒性感染史。

查　体

1. 主动脉夹层(AD)具有确诊意义的体征伴有突发持续性剧烈的胸背部撕裂样疼痛,出现脉搏短绌、收缩压不一致、局部神经功能障碍(脊髓缺血)、主动脉舒张期杂音、低血压或休克。

2. 胸主动脉瘤(TAA)具有拟诊意义的体征早期多无症状体征,常在影像学检查时偶尔发现,后期可出现上腔静脉阻塞综合征、主动脉瓣关闭不全、气管支气管刺激征、Horner 综合征、瘤腔附壁血栓脱落引起各脏器栓塞综合征,体征比较复杂而不特异。

辅　助　检　查

1. 心电图及心肌损伤标志物　可排除不稳定性心绞痛和心肌梗死。

2. D- 二聚体检测　在主动脉夹层迅速增高到顶点,在其发病第一小时诊断价值最高,并被欧洲心脏病协会(The European Society of Cardiology,ESC))纳入 2014 版《主动脉疾病诊断和治疗指南》的急性主动脉综合征(AAS)诊疗流程的重要指标。

3. X 线检查　可显示纵隔增宽,升或降主动脉扩张、变形,阳性率约 50%。

4. 超声心动图　包括经胸超声心动图(transthoracic echocardiography,TTE)和食道超声心动图(Transoesophageal echocardiography,TOE),特别对于血流动力学不稳定患者具有确诊意义,并可观察病变进展情况及随访。

5. CT 及 CTA　对于 AD 和 TAA 诊断、治疗方案制定及随访具有重要意义,但应评估

CTA 造影剂过敏及肾功能损害的影响。

6. MRI 及 MRA 血流动力学稳定、年轻患者或肾功能损害患者可选。

7. 数字减影血管造影（DSA） 是可靠的诊断方法,但目前多腔内血管治疗时采用。

【诊断要点】

1. 主动脉夹层（AD）诊断要点 具有确诊意义的症状、体征,突发持续性剧烈的胸背部撕裂样疼痛;结合 2014 版 ESC《主动脉疾病诊断和治疗指南》和目前中国医疗环境,这里推荐"三重排除法"的概念,是对急诊胸痛的患者行一次心电图门控的 64 排 CT 检查,同时对 3 个主要的胸痛病因进行鉴别,即主动脉夹层、肺栓塞和冠心病,其优点是可以迅速鉴别威胁生命的胸痛病因,阴性预测率很高。

2. 胸主动脉瘤的诊断要点 具有拟诊意义的体征为早期多无症状体征,常在影像学检查时偶尔发现,后期可出现上腔静脉阻塞综合征、主动脉瓣关闭不全、气管支气管刺激征、Horner 综合征、瘤腔附壁血栓脱落引起各脏器栓塞综合征,体征比较复杂而不特异。胸主动脉瘤确诊主要依赖影像学检查,CTA 及 MRA 具有重要意义。

【治疗】

1. 戒烟和药物治疗 戒烟（ⅠB）和治疗糖尿病、冠心病及高脂血症等伴发疾病;主动脉夹层药物缓解疼痛,控制血压及心肌收缩,建议静脉内应用 β 受体阻滞剂,收缩压控制目标 100~120mmHg,心率 ≤ 60 次 / 分;慢性主动脉病变患者血压控制在 <140/90mmHg,慢性主动脉夹层患者,严格控制血压 <130/80mmHg（ⅠC）;马方综合征患者胸主动脉瘤,预防性使用 β 受体阻滞剂、血管紧张素转换酶抑制剂（angiotensin-converting enzyme inhibitor, ACEI）或血管紧张素受体拮抗剂（angiotensinreceptor blocker, ARB）等药物可以减缓主动脉扩张（2013 年 COPPARE 研究）。

2. 主动脉夹层（AD） 对于 Stanford A 型主动脉夹层患者,推荐急诊手术,包括升主动脉和主动脉弓人工血管置换,降主动脉支架植入"冰冻象鼻技术"（孙立忠,中国）,主动脉瓣置换及冠状动脉重建。对于非复杂型 Stanford B 型主动脉夹层患者,优先考虑药物治疗;复杂性 Stanford B 型主动脉夹层,推荐胸主动脉腔内修复术。

3. 胸主动脉瘤（TAA） 欧洲心脏病协会 2014 版指南建议,对于合并主动脉根部动脉瘤直径超过 50mm 的马方综合征患者建议手术（Ⅰc）;直径超过 45mm 者,手术推荐级别为Ⅱa 或Ⅱc（与 2010 年 ACCF/AHA 指南 ≥ 40mm 不同,欧洲指南更加保守);对无弹性组织疾病的其他患者,升主动脉及主动脉弓直径 ≥ 55mm 者,考虑外科干预;降主动脉直径 ≥ 55mm 者,推荐胸主动脉腔内修复术,马方综合征引起的降主动脉瘤建议外科手术干预。

思 考 题

主动脉夹层和胸主动脉瘤的诊断要点是什么?

（刘 勇 孙晓磊）

第四节 腹主动脉瘤和周围动脉瘤

目的要求

1. 熟悉腹主动脉瘤和周围动脉瘤的病因、病理特点。
2. 掌握腹主动脉瘤和周围动脉瘤的临床表现、诊断方法和治疗原则。

知 识 要 点

腹主动脉瘤(abdominal aortic aneurysm, AAA)是指各种病因导致腹主动脉的直径扩张至正常直径的 1.5 倍以上的动脉扩张性疾病,一旦破裂出血可危及生命,破裂死亡率 >70%~90%,自然病程 5 年存活率仅为 7%~36%。临床上,将位于肾动脉以下的主动脉瘤称为腹主动脉瘤。西方国家 60 岁以上男性中的发病率为 2%~5%,我国目前没有系统数据。周围动脉瘤通常指主动脉以外的动脉区域发生的局限性异常扩张,以股动脉瘤和腘动脉瘤最常见,约占 90%,内脏动脉瘤从概念上属于周围动脉瘤,以脾动脉瘤最为常见,约占其 60%。破裂、远端栓塞及压迫邻近脏器是其主要危害。

实 习 方 法

先由教师简单复习周围血管的解剖特点,腹主动脉瘤和周围动脉瘤的常见病因、临床表现及诊断方法和治疗原则。然后教师带学生到病床旁,示范询问患者的病史、查体,让学生分组分别收集典型病史、体征,拟出诊断及处理方案,并组织讨论、修正和补充。最后教师结合病例对腹主动脉瘤和周围动脉瘤的病因、临床表现、诊断方法和处理原则予以概括总结。

【采集病史】

问 诊

1. 是否有腹部或肢体局部搏动性肿块。
2. 是否有腹痛、腰背部疼痛及疼痛的性质。
3. 是否有局部压迫或瘘的症状,例如腹胀、便血、黄疸、下肢肿胀、心衰等。
4. 是否有"三高"史、外伤、感染、自身免疫性疾病或家族史。

查 体

1. 检查具有确诊意义的体征 即搏动性肿块、杂音是动脉瘤最典型的临床表现。腹主动脉瘤常扪及脐周及左上腹膨胀性搏动性肿物。

2. 伴随的体征 瘤体附壁血栓脱落引起 5P 征,即疼痛(pain)、感觉异常(paresthesia)、麻痹(paralysis)、无脉(puselessness)和苍白(pallor);破裂出血导致休克、血肿、腰背部瘀斑,压迫临近脏器出现下肢水肿、皮肤黄染等。

辅 助 检 查

1. 超声多普勒　直径 3cm 以上的腹主动脉瘤即可被超声检出,无创、方便、经济,可作为筛选检查;

2. CT 及 CTA　CTA 能更准确地显示瘤体的三维形态特征、大小及腹主动脉主要分支受累的情况,并能准确测量瘤体各部位参数,为手术或腔内修复术提供必要参数。

3. MRI 及 MRA　无需造影剂,无造影剂肾损害及放射损害,对于瘤体破裂形成的亚急性、慢性血肿有较高诊断价值。

4. DSA　目前很少单独应用腹主动脉瘤或周围动脉瘤的诊断,多和腔内血管治疗联合;当动脉瘤腔内有大量附壁血栓时,并不能显示瘤腔的真实影像。

【诊断要点】

1. 具有确诊意义的症状、体征发现脐周及左上腹或其他肢体部位膨胀性搏动性肿物,常可以作出临床诊断。

2. 影像学辅助检查有助于确诊和明确病变范围及性质 超声多普勒作为筛选检查或血流动力学不稳的确诊手段,CTA 及 MRA 提供瘤体更多参数信息。

【治疗】

1. 腹主动脉瘤药物治疗　建议使用他汀类药物及血管紧张素转化酶抑制剂,建议戒烟。

2. 腹主动脉瘤手术适应证　①无症状腹主动脉瘤直径 ≥ 5.5cm(2014 ESC),或直径 <5cm,但不对称,易于破裂者;②伴有疼痛特别是突发持续性剧烈腹痛者;③压迫胃肠道、泌尿系引起梗阻或其他症状者;④引起远端动脉栓塞者;⑤并发感染。

3. 腹主动脉瘤手术方式　包括血管腔内修复术(endovascular aneurysm repair, EVAR)和外科手术(腹主动脉瘤切除 + 人工血管置换术)。

4. 周围动脉瘤手术指证　周围动脉瘤手术指证各有不同,一般直径 >2~3mm,有症状,迅速增大趋势及有增加破裂风险的情况,建议瘤体切除 + 动脉重建,或行血管腔内治疗。

【预防】

2014 年 ESC 建议对腹主动脉瘤(AAA)人群患病率 >4% 的地区进行筛查,我国目前有些地区也开展相关预防性筛查工作。建议对 >65 岁的所有男性进行超声筛查;对 >65 岁的有既往和当前吸烟史的女性进行超声筛查;对腹主动脉瘤患者,可考虑有针对性的对其一级亲属中的兄弟姐妹进行超声筛查;对腹主动脉瘤患者,应该考虑进行多普勒超声筛查其周围动脉病变或周围动脉瘤;不推荐对无吸烟史及家族史的女性患者进行超声筛查;推荐腹主动脉瘤机会性筛查。

思 考 题

腹主动脉瘤的治疗原则是什么?

(刘 勇　孙晓磊)

第五节　血栓闭塞性脉管炎

目的要求

1. 了解血栓闭塞性脉管炎的病因、病理特点。
2. 掌握血栓闭塞性脉管炎的临床表现、分期、诊断方法和治疗原则。

知识要点

血栓闭塞性脉管炎（Buerger，TAO 病）好发于青壮年男性，病因不明，可能与吸烟、寒冷、外伤、性激素和前列腺素失调等有关。血栓闭塞性脉管炎主要累及四肢中、小动脉和静脉，尤其是下肢血管。血栓闭塞性脉管炎的病变特点为血管全层节段性非化脓性炎症，伴有管腔内血栓形成，并呈周期性发作。

实习方法

教师带领学生进行问诊、查体，指导学生学习周围血管疾病简单的检查方法、脉管炎常见的阳性体征。之后学生分组在教师指导下问诊、查体、观看辅助检查结果，熟悉脉管炎的临床表现、诊断方法和治疗原则。最后教师简单总结，并组织学生进行拟诊讨论。

【采集病史】

问　　诊

1. 有无吸烟史，吸烟的时间及量等情况。
2. 下肢疼痛的程度，疼痛有无间隙期。
3. 患肢有无麻木及酸胀感。

查　　体

1. 检查患肢与健侧下肢比较，皮肤温度有无降低，患肢足背动脉搏动是否存在。
2. 检查患肢皮肤的颜色，皮肤是否干燥，趾甲有无变形、增厚，小腿肌肉是否萎缩。
3. 检查患肢有无感染、坏疽及慢性溃疡。

辅　助　检　查

1. 肢体体位性色泽改变实验（Buerger 试验）　该试验可显示患肢有无供血不足。
2. 腰交感神经阻滞试验　该试验可显示患肢血管病变的程度，现少用。
3. 踝肱指数（ABI）和趾肱指数（TBI）　指踝部或足趾动脉收缩压与上臂（肱动脉，一般选用压力最高的一侧肱动脉数值）收缩压的比值，为无损伤动脉供血状态评估方法，一般 ABI<0.9 或 TBI<0.7 具有临床意义。

4. 多普勒超声检查 该检查可显示血管闭塞的程度。

5. CTA 及 MRA 血栓闭塞性脉管炎主要累及四肢中小动脉,以膝下动脉狭窄闭塞多见,无大中动脉硬化表现;可以为治疗方案的确定提供准确的血管病变参数。

6. 数字减影血管造影(DSA) 能准确显示病变的部位、范围、程度、侧支和闭塞远端主干情况。

【诊断要点】

1. Fontaine 病程分期及临床表现:第 I 期:多无明显症状或出现运动后肢体麻木酸胀,常伴有运动后 ABI 或 TBI 下降。第 II 期:IIa 期轻度间歇性跛行,间歇性跛行和患肢动脉搏动减弱等缺血症状为典型的临床表现;IIb 期中至重度间歇性跛行,跛行距离小于 200 米,伴有营养障碍,出现小腿肌肉萎缩等。第 III 期:营养障碍期,病情逐渐发展,间歇性跛行愈来愈明显,疼痛转为持续性,夜间更剧烈,患者常抱膝而坐,不能入睡,足背动脉搏动消失。第 IV 期:组织溃疡坏疽期,由于严重缺血,患肢远端发黑、干瘪、坏疽。如其继发感染,可转为湿性溃烂,疼痛更剧。

2. 大多数患者为青壮年男性,多数有吸烟嗜好。

3. 有游走性浅静脉炎病史。

4. 除吸烟外,一般无高血压、高脂血症、糖尿病等易致动脉硬化的因素。

5. 应用多普勒听诊器检查可依据动脉音的强弱判断动脉血流的强弱。同时还可行节段动脉压测定,了解病变部位和缺血严重程度。ABI 正常时,TBI>1.0;如踝肱指数为 0.5~1.0 时,应视为缺血性疾病;其中,TBI<0.5 时,表示严重缺血。

6. CTA、MRA 或动脉造影可以明确患肢动脉阻塞的部位、程度、范围及病变周围侧支循环建立情况等。

7. 血栓闭塞性脉管炎应与以下疾病相区别:动脉硬化性闭塞症、多发性大动脉炎、糖尿病足、腘动脉瘤、腘动脉压迫综合征、神经源性疾病、肌肉关节性疾病和静脉性疾病等。

【治疗】

1. 一般疗法 严禁吸烟,防止受冷、受潮和外伤。对患肢进行功能锻炼,促进侧支循环建立。

2. 药物治疗

(1)中医中药治疗:如给予阳和汤、四妙勇安汤、顾步汤等治疗。

(2)扩张血管及抑制血小板聚集的药物治疗:给予前列腺素 1(prostaglandin E1,PGE1),α 受体阻滞剂和 β 受体兴奋剂等治疗。

(3)抗生素治疗并发溃疡感染者,应选用广谱抗生素抗感染治疗。

3. 高压氧治疗 高压氧治疗的目的是通过血氧量的提高,增加肢体的血氧弥散,改善组织的缺氧状况。

4. 手术治疗 手术治疗目的是增加肢体血供和重建动脉血流通道,改善缺血引起的症状。手术治疗的方式有如下几种。

(1)腰交感神经切除术:适用于腘动脉远侧动脉狭窄或闭塞,即病程分期处于第一、第二期的患者。

（2）动脉重建术：①旁路转流术；②血栓内膜剥脱术。当动脉广泛性闭塞，即腘动脉远侧三支动脉均已闭塞时，可试用大网膜移植术或分期动、静脉转流术。

（3）截肢术：适用于足背或趾（指）坏疽患者。

思 考 题

血栓闭塞性脉管炎易造成哪些后果？为什么？

（刘　勇　孙晓磊）

第六节　动脉硬化性闭塞症

目的要求

1. 了解动脉硬化性闭塞症的病因、病理特点。
2. 掌握动脉硬化性闭塞症的临床表现，诊断方法和治疗原则。
3. 掌握动脉硬化性闭塞症与血栓闭塞性脉管炎的鉴别要点。

知 识 要 点

动脉硬化性闭塞症（arteriosclerosis obliterans，ASO）是一种全身性疾患，多见于45岁以上的男性，主要累及大中动脉，以腹主动脉远侧及髂－股－腘动脉最为多见，病变后期可以累及腘动脉远侧的主干动脉。由于动脉狭窄或闭塞，易引起下肢动脉慢性缺血的临床表现。随着我国老龄人口逐渐增多，本病发病率有增高趋势。

实 习 方 法

采取分组分析讨论病例的方法，配备 ASO 的 CTA 图片、DSA 片及多功能无创血管检查仪等。先由教师指定病例学生自行采集病史和查体，分析化验及各项检查结果。第二学时，学生根据病情、参考书和文献进行拟诊讨论，拟定初步诊断治疗方案。第三学时进行讨论，由少数学生做中心发言，其余同学补充发言，讨论结束时由教师总结。

【采集病史】

问　诊

1. 有无高脂、高盐饮食史，有无高脂血症、糖尿病、冠心病及原发性高血压病史，有无吸烟史。
2. 下肢疼痛的程度，疼痛有无间隙期；有无间歇性跛行或静息痛。
3. 患肢有无寒冷、麻木及胀痛感。
4. 有无家族史或高同型半胱氨酸史。

查 体

动脉硬化性闭塞症的查体方法同于血栓闭塞性脉管炎的查体方法。

辅 助 检 查

1. 踝肱指数(ABI)和趾肱指数(TBI) 指踝部或足趾动脉收缩压与上臂(肱动脉,一般选用压力最高的一侧肱动脉数值)收缩压的比值,为无损伤动脉供血状态评估方法,一般ABI<0.9 或 TBI<0.7 具有临床意义。

2. 超声波多普勒显像检查 可显示血管腔形态及血流情况,亦可作为术后随访工具。

3. X 线 有时可见病变动脉段有不规则钙化影。

4. CTA 及 MRA 下肢动脉疾病的重要检查方法,可以为治疗方案的确定提供准确的血管病变参数。

5. 数字减影血管造影(DSA) 能准确显示病变的部位、范围、程度、侧支和闭塞远端主干情况,对选择手术方法有重要意义,日前常结合血管腔内治疗同时进行。

【诊断要点】

1. 病程分期及临床表现(同于血栓闭塞性脉管炎的相应情况)。

2. 多见于 45 岁以上男性,且患者多有原发性高血压、高脂血症、冠心病、糖尿病等病史。

3. 无血栓性浅静脉炎。

4. 患肢有不同程度的缺血性症状和特征。

5. ABI<0.9 或 TBI<0.7;超声多普勒显像检查可显示血管管腔狭窄闭塞或管腔内血栓形成;CTA 或 MRA 血管三维重建,明确血管病变部位程度及侧支循环情况;数字减影血管造影(DSA)是诊断的"金标准"。

【治疗】

1. 非手术治疗 主要目的为降低血脂和血压,解除血液高凝状态,控制血糖,促使侧支循环形成。非手术治疗方法为减轻肥胖者体重,戒烟和规律科学锻炼运动;非手术治疗的常用药物有阿司匹林、氯吡格雷、西洛他唑、前列腺素和沙格雷酯等。

2. 手术治疗

(1)血管腔内治疗:包括经皮腔内血管成形术(percutaneous transluminal angioplasty, PTA)、PTA+支架植入术、斑块切除术、激光成形术、切割球囊、药物涂层球囊(drug coated balloon, DCB)、冷冻球囊及药物导管溶栓治疗(catheter directed thrombolysis, CDT)等。

(2)内膜剥脱术:适合短段的动脉狭窄或闭塞性疾病。

(3)血管旁路转流术:包括解剖旁路转流和解剖旁路外转流两种,根据不同病变位置可以选择人工血管或自体静脉作为搭桥材料。

(4)截肢术:适用于肢体坏疽患者。

思考题

如何鉴别 ASO 与 TAO?

（刘 勇 孙晓磊）

第七节 动脉栓塞

目的要求

1. 了解动脉栓塞的病因、病理特点。
2. 掌握栓塞的临床表现、诊断方法和治疗原则。

知识要点

动脉栓塞（arterial embolism）是指血块或血管内的异物成为栓子,随着血液冲入并停顿在口径与栓子大小相似的动脉内造成动脉阻塞,引起急性缺血的临床表现。动脉栓塞的特点是起病急骤,症状明显,进展迅速,预后不佳,需积极处理。动脉栓塞主要由血栓造成,此外空气、脂肪、瘤栓等也能成为栓子。

实习方法

教师指定病例,学生采集病史和查体,分析化验及各项检查结果,进行拟诊讨论,做出初步诊断及拟定出治疗方案。最后由教师总结,备 Fogarty 球囊动脉栓子标本、病历。

【采集病史】

问 诊

1. 有无冠心病、风心病、细菌性心内膜炎及血管疾病等病史。
2. 患肢疼痛程度、部位、皮肤色泽和温度改变情况。
3. 患肢有无麻木和运动障碍。

查 体

1. 可见患肢皮肤苍白,皮温降低并有冰冷感觉。
2. 可见栓塞平面远侧动脉搏动明显减弱,以致消失,栓塞近侧动脉搏动反而加强。
3. 可见栓塞平面远侧肢体皮肤感觉异常（如麻木）,甚至感觉丧失。

辅 助 检 查

参见后面动脉栓塞的诊断要点中的特殊检查。

【诊断要点】

1. 多见于心脏病患者。

2. 急性动脉栓塞的典型临床表现可概括为"5P"，即疼痛（pain）、感觉异常（paresthesia）、麻痹（paralysis）、无脉（puselessness）和苍白（pallor）。

（1）疼痛：往往是最早出现的症状。疼痛由栓塞部位动脉痉挛和近端动脉内压突然升高引起。

（2）苍白：皮肤色泽和温度改变明显，远端肢体因供血不足，所以不仅皮肤苍白，而且皮温降低并有冰冷感觉。

（3）无脉：由于栓塞及动脉痉挛导致栓塞平面远侧的动脉搏动明显减弱以致消失，栓塞的近侧动脉搏动反而加强。

（4）感觉异常：由于周围神经缺血引起栓塞平面远侧肢体皮肤感觉异常（如麻木），甚至感觉丧失。

（5）麻痹：栓塞发生后，受累肢体可发生组织缺血性坏死并引起严重的代谢障碍，表现为高血钾症、肌红蛋白尿和代谢性酸中毒，最终导致肾功能衰竭。

3. 特殊检查

（1）皮温测试能精确提示变温带的位置。

（2）超声多普勒检查能探测肢体主干动脉搏动突然消失的部位，可以准确地诊断出栓塞的位置。

（3）动脉造影能了解栓塞部位，远侧动脉是否通畅，侧支循环状况，是否有继发性血栓形成等情况。

【治疗】

1. 非手术治疗适应证

（1）小动脉已栓塞。

（2）全身情况严重，不能耐受手术。

（3）肢体已出现明显的坏死征象，手术已不能挽救肢体。

非手术治疗常用药物有纤溶、抗凝及扩血管药物，目前仍以尿激酶为常用。

2. 手术疗法：手术疗法的目的主要是取栓。手术方式主要包括：

（1）切开动脉直接取栓。

（2）用 Fogarty 球囊导管取栓。

思考题

1. 急性下肢动脉栓塞的主要临床表现有哪些？

2. 急性下肢动脉栓塞术中及术后处理特点有哪些？

（刘　勇　孙晓磊）

第八节　单纯性下肢静脉曲张

目的要求

1. 了解单纯性下肢静脉曲张的病理解剖特点。
2. 掌握单纯性下肢静脉曲张的临床表现、诊断方法和治疗原则。

知 识 要 点

单纯性下肢静脉曲张（simple lower extremity varicose veins）指下肢浅静脉伸长、迂曲而呈曲张状态，多发生于从事持久站立工作、体力活动强度高、或久坐少动的人群。静脉壁软弱、静脉瓣膜缺陷以及浅静脉内压力升高是引起浅静脉曲张的主要原因。

实 习 方 法

在教师指导下，学生询问病史和查体，重点要求学生在查体时运用大隐静脉瓣膜功能试验、交通静脉瓣膜功能试验和深静脉通畅试验。然后由教师阅读下肢静脉造影 X 线片，并从中分析该病的病因、诊断方法和治疗原则。

【采集病史】

问　　诊

1. 下肢有无酸胀、沉重、乏力等感觉。
2. 下肢皮肤有无脱屑、发痒现象。
3. 曲张的静脉是否经常破裂出血。

查　　体

1. 检查下肢静脉曲张的范围、程度；
2. 检查小腿、踝部皮肤有无溃疡、色素沉着、湿疹等症状；
3. 检查有无血栓性静脉炎。

辅 助 检 查

1. 大隐静脉瓣膜功能试验（Trendelenburg 试验）。
2. 交通静脉瓣膜功能试验（Pratt 试验）。
3. 深静脉通畅试验（Perthes 试验）。
4. 多普勒超声检查为首选检查，无创性，目前为主要检测方法。
5. 静脉造影检查对疑有深静脉血栓形成后遗综合征，原发性深静脉瓣膜功能不全者，需做静脉造影检查以明确诊断。

【诊断要点】

1. 持久站立工作、体力活动强度高、久坐者易患该病。

2. 患肢易疲劳,有沉重感、胀痛。

3. 患肢浅静脉隆起、扩张、弯曲甚至蜷曲成团。

4. 小腿、踝部皮肤脱屑、瘙痒、色素沉着、湿疹,严重者出现慢性溃疡。

5. 特殊检查可利用物理检查全面了解病情后,再做特殊检查确定治疗方法:

（1）大隐静脉瓣膜功能试验（Trendelenburg 试验）。

（2）交通静脉瓣膜功能试验（Pratt 试验）。

（3）深静脉通畅试验（Perthes 试验）。

（4）多普勒超声检查为首选检查,无创性,目前为主要检测方法。

（5）静脉造影检查对疑有深静脉血栓形成后遗综合征,原发性深静脉瓣膜功能不全者,需做静脉造影检查以明确诊断。

【治疗】

1. 保守治疗　保守治疗适用于妊娠期妇女、早期轻度静脉曲张患者以及全身情况较差难以耐受手术的患者。姑息治疗的方法有以下几种:

（1）卧床休息,避免久立,将患肢抬高。

（2）穿弹力袜,阻止静脉曲张。

2. 注射－加压疗法

（1）适应证:①孤立的小静脉曲张;②术后残留的静脉曲张;③术后静脉曲张复发;④小腿交通静脉瓣膜关闭不全,伴有皮肤并发症。

（2）常用硬化剂:5% 鱼肝油酸钠、酚甘油溶液,以及 3% 14-烃基硫酸钠等。

（3）术后包扎时间:注射－加压疗法术后加压包扎时间较长,大腿部至少应加压包扎 1 周,而小腿都则不能少于 6 周。

3. 手术疗法　手术是单纯性下肢静脉曲张根本的治疗方法。手术方法包括以下几种:

（1）高位结扎大隐或小隐静脉。

（2）大隐或小隐静脉主干及曲张静脉剥脱。

（3）结扎功能不全的交通静脉,对有色素沉着或溃疡者尤为重要。

思考题

单纯下肢静脉曲张见病因及常见的皮损有哪些?

（刘　勇　孙晓磊）

第九节 原发性下肢深静脉瓣膜关闭不全

目的要求

掌握原发性下肢深静脉瓣膜关闭不全的临床表现、诊断方法及治疗原则。

知 识 要 点

原发性下肢深静脉瓣膜关闭不全（primary lower extremity deep vein valve insufficiency，PDVI）指深静脉瓣膜不能紧密关闭，引起血液逆流，其不同于深静脉血栓形成后瓣膜关闭功能不全及单纯性下肢静脉曲张。原发性下肢深静脉瓣膜关闭不全的病因未明，可能的发病因素有瓣膜结构薄弱、持久的超负荷回心血量造成瓣膜相对短小而关闭不全、深静脉瓣膜发育异常和小腿肌肉泵软弱等。

实 习 方 法

教师示范询问病史和查体，让学生明确 PDVI 的主要症状、体征，大量阅读下肢静脉造影 X 射线片，进一步加深 PDVI 与单纯下肢静脉曲张及其他继发性下肢静脉曲张的区别。最后由教师组织学生讨论，拟定治疗方案。

【采集病史】

问 诊

1. 有无下肢重垂不适、浅静脉曲张、踝部肿胀等症状。
2. 足靴区皮肤有无色素沉着现象。
3. 站立后是否疼痛、肿胀更明显，是否有湿疹和溃疡。

查 体

1. 可见患肢浅静脉曲张、肿胀。
2. 可见患肢足靴区皮肤色素沉着，皮下组织纤维化。
3. 检查患肢有无溃疡、湿疹等。

辅 助 检 查

1. 静脉造影检查　静脉造影检查可了解深静脉瓣膜损害程度。
2. 静脉测压　静脉测压可间接了解瓣膜功能。静脉测压常作为 PDVI 的筛查方法。
3. 无损伤血管检查　无损伤血管检查如超声多普勒血流检查和光电容积描记仪检查均能诊断静脉有无逆流。

【诊断要点】

1. 临床表现

（1）轻度 PDVI：踝部轻度肿胀，下肢重垂不适，浅静脉曲张。

（2）中度 PDVI：患肢中度肿胀，足靴区皮肤色素沉着，皮下组织纤维化，但尚无溃疡，久站后可出现胀痛。

（3）重度 PDVI：肿胀更明显，浅静脉明显曲张，足靴区伴有广泛色素沉着、湿疹和溃疡，站立剧烈疼痛。

2. 辅助检查　浅静脉曲张是深静脉瓣膜关闭不全的主要表现之一，因此凡是表现为浅静脉曲张的患者都应做深静脉瓣膜功能方面的检查。如静脉造影检查、静脉测压及无损伤血管检查。

【治疗】

凡诊断明确，瓣膜功能不全的 Ⅱ 级以上患者均应结合临床表现的严重程度考虑施行深静脉瓣膜重建术。深静脉瓣膜重建的方法主要有以下几种：

1. 静脉瓣膜修复术。

2. 股静脉瓣膜环形缩窄术。

3. 带瓣膜静脉移植术。

4. 半腱肌 – 股二头肌腱袢腘静脉瓣膜代替术。

思 考 题

下肢深静脉瓣膜功能可分为几级？它对 PDVI 治疗有何指导意义？

（刘　勇　孙晓磊）

第十节　下肢深静脉血栓形成和肺栓塞

目的要求

掌握下肢深静脉血栓形成和肺栓塞的病因、临床表现、诊断方法及治疗原则。

知 识 要 点

下肢深静脉血栓形成（deep venous thrombosis，DVT）和肺栓塞（pulmonary embolism，PE），统称为静脉血栓栓塞症（venous thromboembolism，VTE）。静脉损伤、血流缓慢和血液高凝状态是 VTE 形成的三大要素。下肢深静脉血栓形成指血液在下肢深静脉腔内不正常地凝结，阻塞静脉管腔，导致静脉回流障碍。下肢 DVT 形成可分为：周围型，即小腿肌肉静脉的血栓形成；中央型，也称髂股静脉血栓形成；混合型，即全下肢深静脉及肌肉静脉丛内均有血栓形成。下肢深静脉或盆腔静脉血栓形成,血栓脱落后,沿回流的静脉,经右心房和右心室进入肺动脉,引起 PE。肺动脉主干或大面积 PE 常导致患者猝死。下肢 DVT 血栓形成机化,静脉瓣膜被破坏,导致继发性下肢深静脉瓣膜功能不全,即 DVT 形成后遗症。

实习方法

教师带领学生查看患者,见习下肢 DVT 阳性特征。之后选择典型病例,学生分组进行问诊、查体,参考下肢静脉造影 X 线片作出诊断。最后教师总结下肢 DVT 和 PE 的病因、诊断要点和处理原则。

【采集病史】

问 诊

1. 患肢有无肿胀、疼痛和活动受限症状。
2. 患肢有无沉重感,卧床后是否有明显缓解。
3. 患者有无突发气促、心悸、焦躁不安等症状。
4. 患者既往有无心肺疾病史。

查 体

1. 检查有无足背屈牵拉腓肠肌引起疼痛(Homan 征呈阳性)及腓肠肌压痛(Nenhof 征呈阳性)。
2. 检查有无下肢水肿及水肿的程度。
3. 检查腹股沟及患侧腹壁浅静脉有无怒张。
4. 检查患肢皮温有无升高。
5. 检查患肢深静脉走向有无压痛。
6. 检查患者有无心率快速呈奔马率、血压及氧饱和度下降、晕厥或休克等。

辅 助 检 查

1. 顺行静脉造影检查 诊断下肢深静脉血栓形成的最准确的方法。
2. 彩色多普勒超声检查 首选检查,无创性,可作为下肢 DVT 的诊断及随访的方法。
3. D- 二聚体的检查 具有阳性提示和阴性鉴别意义。
4. CT 及 MRI CT 肺动脉造影对直径较大的肺动脉内血栓,诊断正确率较高。
5. 肺动脉造影 直接显示 PE 的部位、范围和程度,可以对于伴有低血压的 PE 患者,可以结合导管接触溶栓进行肺动脉溶栓或吸栓(2016 年第十版 ACCP 抗栓指南推荐 ⅡC)。
6. X 线、ECG 及心肌损伤标志物 有助于 PE 的鉴别诊断。

【诊断要点】

1. 当一侧肢体突然发生肿胀且伴有胀痛、浅静脉扩张时,应疑有下肢 DVT 形成,其三大主要表现即为患肢肿胀、伴有胀痛及浅静脉扩张。
2. 下肢肿胀多发于单侧,疼痛不严重,多为沉重感或钝痛,患肢可见凹陷性水肿,皮温略升高,深静脉走向可有深压痛。周围型及混合型下肢 DVT 的典型症状是腓肠肌僵直,Neuhof 征呈阳性(腓肠肌压痛),Homan 征呈阳性(膝关节自然屈曲,使患足背屈时疼痛)。中心型下肢 DVT 形成的症状常不明显。下肢 DVT 继发感染后,患者可出现高热,深静脉走向压痛更明显。

3. 多普勒超声是首选无创检查,顺行静脉造影检查是诊断下肢 DVT 的最准确方法。

4. PE 患者多伴有下肢深静脉或盆腔静脉丛血栓形成,突发气促、心悸、焦躁不安、血压及血氧饱和度下降等症状,CT 肺动脉造影或介入造影可以明确诊断,D- 二聚体具有阴性鉴别意义。

【治疗】

1. 非手术疗法

(1)一般治疗:卧床休息,抬高患肢,适当使用利尿剂以减轻肢体肿胀。起床活动时,应穿弹力袜或用弹力绷带。PE 患者建议安静环境下,吸氧,检测各项生命体征。

(2)抗凝疗法:是最重要的治疗方式。抗凝剂有新型口服抗凝药(NOACs)、低分子肝素、普通肝素和香豆素衍生物。抗凝疗法具有降低机体血凝功能,预防新血栓形成,防止血栓繁衍,降低肺栓塞发生率,激活机体纤溶系统,促进静脉再通。不同抗凝药物有不同的适应证,不同个体对抗凝剂的剂量敏感程度差异很大,必须在严密的监护下使用。新的指南(2016 年第十版 ACCP 抗栓指南)对于非肿瘤 DVT 和肿瘤性 DVT 的抗凝药物使用做出明确推荐。

(3)溶栓疗法:病程在 72 小时内的患者可采用本法,其最严重的并发症是出血。溶栓疗法的常用药物为尿激酶,7~10 天为一个疗程。

(4)祛聚疗法:新指南认为阿司匹林对于正规抗凝疗程结束后,可以降低 DVT 的复发率。祛聚药物包括右旋糖酐、阿司匹林、双嘧达莫和丹参等,能扩充血容量、稀释血液、降低黏稠度,又能防止血小板聚集,因而常用于辅助疗法。

2. 手术疗法　手术疗法最常用于 DVT 患者,尤其适用于髂 - 股静脉血栓形成、病期不超过 14 天、身体免疫机制健全、预期寿命 ≥ 1 年、低出血风险者的 DVT 患者。PE 患者建议抗凝治疗为主,适当溶栓,对于低血压 PE 患者,可以考虑 CDT 治疗。对于有抗凝溶栓禁忌证 VTE 患者,建议放置临时性或可转换性下腔静脉滤器。股青肿患者手术方法主要是采用 Fogarty 导管取栓术。术后应用抗凝、祛聚疗法 2 个月,以防止复发。

思考题

1. 下肢深静脉血栓形成的病因有哪些?
2. 下肢深静脉血栓形成的鉴别诊断?

(刘　勇　孙晓磊)

第十一节 动静脉瘘

目的要求

1. 了解动静脉瘘有哪些类型。
2. 掌握动静脉瘘形成的病因、临床表现、诊断方法及治疗原则。
3. 熟悉人工动静脉瘘在慢性肾脏疾病（chronic kidney disease，CKD）4 期肾替代治疗中的重要性。

知识要点

动脉与静脉间出现不经过毛细血管网的异常短路通道，即形成动静脉瘘，可分为先天性动静脉瘘和后天性动静脉瘘两大类。先天性动静脉瘘起因于血管发育异常，后天性动静脉瘘大多数由创伤引起，又称为损伤性动静脉瘘。后天性动静脉瘘，还有一个重要的类型，即医源性动静脉瘘，也叫人工性动静脉瘘，在慢性肾脏疾病 4 期肾替代治疗中具有重要的地位。

实习方法

教师带领学生查看患者，见习动静脉瘘阳性特征。之后选择典型病例，学生分组进行问诊、查体，参考多普勒彩色超声或动脉造影作出诊断。最后教师总结动静脉瘘的病因、诊断要点和处理原则。

【采集病史】

问 诊

1. 患肢有无肢体粗大、增长、皮温升高、多汗。
2. 患肢有无浅静脉曲张、色素沉着、湿疹、溃疡、远端肢体感觉异常。
3. 是否有肢体局部搏动性肿块、心慌、气促。
4. 是否症状出生后即存在，是否有家族史、外伤史等。

查 体

1. 检查有无肢体局部搏动性肿块，触诊震颤，听诊连续性杂音。
2. 检查有无局部静脉明显扩张，伴皮温升高。
3. 检查有无肢体远端皮肤光薄、色素沉着、溃疡或坏疽，皮肤温度有无降低。
4. 检查双侧肢体是否等长等粗，皮温是否一致。
5. 指压瘘口试验（Branham 征）：指压瘘口阻断分流后，出现血压升高和脉率变慢，但对于多发瘘口患者，较难判断。

辅 助 检 查

1. 双侧肢体 X 线片。

2. 彩色多普勒超声可观察到动脉血经瘘口向静脉分流。

3. 动脉造影直接显示瘘口,患肢动脉主干增粗,分支增多,静脉早期显影,瘘口远侧动脉不能全程显示或出现局部动静脉瘤样扩大影像。

【诊断要点】

1. 出生后或者自幼即出现下肢软组织较肥厚,随年龄增长而逐渐加重,并伴有肢体粗大,增长,皮温升高,多汗等,即可作出先天性动静脉瘘的临床诊断。

2. 据创伤后局部出现搏动性肿块,震颤,粗糙而连续的血管杂音,伴有浅静脉扩张,远端组织缺血或静脉淤血性改变,即可作出损伤动静脉瘘的临床诊断。

3. 彩色超声和顺行静脉造影检查是诊断动静脉瘘的最准确的方法。

【治疗】

1. 非手术疗法 先天性动静脉瘘瘘口多发,一般手术难以彻底,术后易复发。以胀痛为主要症状者,可以使用弹力长袜,以减轻症状。

2. 手术疗法

(1)局限的先天性动静脉瘘,手术切除或瘘口结扎效果较好;并发下肢静脉性溃疡者,可作溃疡周围静脉剥脱和筋膜下交通静脉结扎。

(2)损伤性动静脉瘘,理想的手术方法是切除瘘口,分别修补动静脉瘘口,或以补片修复血管裂口、动静脉搭桥重建或旁路转流。

(3)人工动静脉瘘,适宜于慢性肾脏疾病 4 期肾替代治疗,包括自体动静脉内瘘,人工血管动静脉内瘘;国外指南及国内专家共识推荐自体动静脉内瘘作为首选的透析通路,常有桡动脉头静脉动静脉瘘、尺动脉贵要静脉动静脉瘘、肱动脉头静脉动静脉瘘等。

思 考 题

动静脉瘘常见的病因和诊断要点是什么?

（刘 勇 孙晓磊）

第十二节 下肢淋巴水肿

目的要求

1. 了解下肢淋巴水肿的病因和病理特点。

2. 掌握下肢淋巴水肿的临床表现、诊断方法和治疗原则。

知识要点

淋巴液回流障碍即淋巴水肿(lymphedema)。由于淋巴液回流障碍导致淋巴液在皮下组织积聚,继而引起纤维增生,脂肪组织纤维化,后期肢体肿胀,而且皮肤增厚、粗糙、坚如大象皮,故又称象皮肿。淋巴水肿可发生于外生殖器和四肢,而以下肢最多见。发病原因可为原发性淋巴水肿,即由淋巴管发育异常所致;又可为继发性淋巴水肿,如由丝虫感染、链球菌感染等造成淋巴管阻塞所致。

实习方法

教师指定病例,让学生采集患者病史和查体、了解化验及各项检查报告,尤其是下肢淋巴管造影结果,进行拟诊讨论。最后由教师总结,重点解释"象皮肿"。

【采集病史】

问　诊

1. 有无一侧肢体肿胀,开始于足踝部,以后遍及整个下肢。
2. 有无患肢水肿逐渐加重,先呈凹陷性,后压之不再凹陷,皮肤增厚,抬高患肢时水肿有无消失。

查　体

1. 可见患肢肿胀、无压痛,抬高患肢后肿胀消失不明显。
2. 晚期可见皮肤增厚、干燥、粗糙、色素沉着,出现疣或棘状物。

辅 助 检 查

下肢淋巴水肿主要可行放射性核素淋巴管造影和淋巴管造影检查来明确诊断。

【诊断要点】

1. 下肢淋巴水肿的特点为从踝部开始并逐渐加重的柔软的凹陷性水肿,可持续数月,不伴其他症状。
2. 肢体直径增加使肢体质量增加,患者常主诉患肢疲劳。
3. 随着皮下纤维化进展,肢体变硬并发展成非凹陷性水肿,最后皮肤变硬并角化。
4. 继发性淋巴水肿常有复发性淋巴管炎和逐渐加重的淋巴水肿。淋巴管炎发作时,局部红肿、疼痛,淋巴结肿大,有压痛,常伴有突发性寒战和高热。
5. 特殊检查主要行放射性核素淋巴管造影和淋巴管造影检查。

【治疗】

1. 非手术治疗方法

非手术疗法包括抬高患肢,穿弹力袜,限制水盐摄入,使用利尿剂,预防感染及采用烘绑疗法。

2. 手术治疗方法

（1）全皮下切除植皮术。

（2）真皮皮瓣埋藏术。

（3）带蒂大网膜移植术。

（4）淋巴管－静脉吻合术或淋巴结－静脉吻合术。

思考题

下肢淋巴管疾病与下肢静脉性疾病所致水肿如何区别？

（刘　勇　孙晓磊）

第七章

泌尿系统疾病

第一节　泌尿系损伤

目的要求

1. 掌握泌尿系统损伤的病理特点、诊断方法及急诊处理原则。
2. 了解泌尿系统各部位损伤的病因及有关病理解剖特点。
3. 了解肾、膀胱损伤的症状、诊断方法、鉴别诊断方法及治疗原则。

知识要点

泌尿系统损伤以男性尿道损伤最多见,膀胱损伤次之,输尿管损伤少见。泌尿系统损伤大多是胸、腹、腰部或骨盆严重损伤的并发症。因此,外伤时除应注意有无泌尿系统损伤外,也要注意有无合并其他脏器损伤。对其尽早确诊是初期处理的基本要求,这对泌尿系统损伤的预后极为重要。

一、肾　损　伤

肾损伤(renal injury)多发生于 20~40 岁的男性。因肾脏位置深,在其前、后、内、外侧均受到腹部肌肉、脊柱及肋骨的良好保护,故一般不易损伤。只有当暴力直接伤及肾区或肾本身有病变时才易发生损伤。

实习方法

由教师组织肾损伤、尿道骑跨伤病例,指导学生分组采集病史、查体。由教师组织学生阅读 X 线片及各种造影检查结果,分析病情,拟定诊断及治疗方案。

【采集病史】

问　诊

1. 有无外伤史,以及受伤经过。
2. 是否有血尿,包括肉眼血尿或镜下血尿。
3. 腰部疼痛及肿胀情况。

4. 是否有全身发热症状及泌尿系统以外部位损伤。

查　体

1. 可见局部肾区压痛,腰肌紧张,伤侧肾区或腰部肿痛、饱满、肿块。
2. 合并其他器官损伤时可出现相关的特殊体征。

辅 助 检 查

1. 一般检查　一般检查包括尿常规、血常规检查。
2. 特殊检查　包括超声、静脉尿路造影、血管造影、放射性核素肾扫描、CT、MRI 等检查。

【诊断要点】

1. 明确的外伤史,常伴有休克。
2. 血尿是肾损伤最常见而且重要的症状,但注意血尿的严重程度与肾损伤的严重程度无关。
3. 肾区疼痛且有肿块,肾出血(血肿)及尿外渗,伤侧腰、全腹疼痛明显并形成腰腹部肿块,还可以出现腹膜刺激症状。
4. 全身中毒症状为感染、发热。因肾周围血肿与尿外渗有可能继发感染,出现全身发热及局部疼痛等感染症状。
5. 特殊检查如超声、CT、MRI 检查是肾损伤的主要诊断方法。CT 平扫加增强对肾损伤的定性诊断率较超声、MRI 为高。

【治疗】

1. 防治休克　肾损伤后应尽早进行输血、输液、止痛、抗感染治疗,防治休克。在休克得到纠正的同时,应尽快明确损伤的程度及有无其他合并伤存在。
2. 非手术治疗　肾损伤多数可通过非手术疗法治愈。非手术疗法适用于肾挫伤、轻微肾损伤,要求患者绝对卧床休息 2~4 周,同时给予镇痛、止血、抗感染药物并严密观察病情变化。
3. 手术治疗　手术治疗适于开放性及严重肾损伤或伴有其他器官损伤的病例。术前应行 CT 平扫加增强检查,了解对侧肾的功能情况。手术力求最大限度地保存肾组织,行肾修补或肾部分切除,并应彻底清除肾内血肿、异物等,清洗伤口,并对肾周围做充分引流。术后加强抗感染治疗。

二、输尿管损伤

输尿管损伤(ureteral injury)多见于医源性损伤,如手术损伤或器械损伤,放射治疗可造成输尿管放射性损伤,亦偶见外伤性损伤。

实习方法

选择病例供学生查体及询问病史,再由教师指导学生阅读尿路造影片等。

【采集病史】

问　诊

1. 是否有腹部、盆腔手术史和器械操作史。
2. 是否有少尿、无尿或血尿症状。
3. 有无腰痛、腹胀以及感染症状。
4. 有无切口或阴道漏尿现象。

查　体

1. 肾区有无叩痛,有无腰肌紧张、饱满,腹部有无压痛,有无移动性浊音。
2. 切口有无清亮液体溢出或阴道漏尿现象。
3. 切口局部是否有肿胀、感染,有无体温升高现象。

辅 助 检 查

1. 一般检查　尿常规、血常规,血液生化检查(如电解质检查)。
2. 特殊检查
(1)超声检查　可显示有无腹腔积液、输尿管扩张、肾积水等情况。
(2)排泄性尿路造影检查　可显示有无造影剂外溢。
(3)膀胱镜或逆行造影检查　可显示损伤或梗阻部位。
3. CT 检查。

【诊断要点】

1. 有损伤史,如输尿管内器械操作及盆腔手术损伤史。
2. 单纯一侧输尿管结扎,开始可不出现症状,多数在术后 1~4 天出现肾区疼痛。双侧输尿管损伤或结扎可出现少尿或无尿症状,晚期可出现尿毒症。
3. 输尿管破损者可有尿外渗、发热、寒战等体征并可出现腹胀症状。尿外渗可从切口浸出或形成假性尿囊肿,后期可引起阴道漏尿。
4. 静脉尿路造影(intravenous urogram, IVU)及逆行造影检查,可确定损伤部位及范围。

【治疗】

1. 输尿管因输尿管镜等器械损伤时,最好置入双猪尾导管进行内引流。
2. 术中发现输尿管断裂,应立即行对端吻合或输尿管膀胱吻合术并内置双猪尾支架管引流。
3. 治疗输尿管损伤晚期合并症时,若输尿管狭窄,可做输尿管狭窄内切开术;若输尿管阴道瘘或下端狭窄,则可行输尿管膀胱再植术。

三、膀 胱 损 伤

膀胱损伤(bladder injuries)主要指临床上遇到的膀胱破裂(bladder rupture),按照破裂的位置与腹膜的关系,分为腹膜内破裂和腹膜外破裂。腹膜内破裂时,裂口与腹膜相通,大量尿液进入腹膜腔而引起腹膜炎。腹膜外破裂多并发于骨盆骨折或穿通伤,易引起出血及尿外渗。穿通伤常合并其他器官损伤,表现为血尿自伤口或阴道、直肠漏出。

实习方法

教师选择病例供学生床旁了解体征及症状,最后教师指导学生阅读膀胱造影片。

【采集病史】

问　诊

1. 有无外伤史,如骨盆骨折、下腹部挤压伤等。
2. 如为穿通伤应询问有无尿液从伤口流出。
3. 伤后是否排尿,有无血尿、有无剧烈的尿急感却排不出尿的现象。

查　体

1. 腹部有无腹膜刺激症状,有无移动性浊音。
2. 有无尿液从伤口流出。

辅助检查

1. 一般检查　血常规、尿常规,生化检查。
2. 特殊检查
(1)骨盆平片检查,必要时做行部平片检查。
(2)导尿后注水试验检查,必要时可行膀胱造影检查,了解膀胱破裂的程度及范围。

【诊断要点】

1. 下腹部外伤史、骨盆骨折史等,或于难产或膀胱尿道内手术中器械操作后出现下腹部及耻骨后区疼痛。

2. 有血尿或排尿障碍,患者有尿急或排尿感,但无尿液排出或仅排出少许血尿。

3. 导尿检查发现膀胱空虚或仅有极少血尿,则应考虑膀胱破裂并有尿外渗的可能。

4. 膀胱内注水实验显示膀胱是否破裂,其方法为在膀胱内注入无菌生理盐水300ml后,稍等片刻再抽出,若抽出量明显少于注入量,则表明膀胱破裂。

5. 骨盆平片和膀胱造影检查可了解骨盆骨折情况和有无异物存留,并可明确膀胱破裂的程度及范围。

【治疗】

1. 抗休克治疗,包括镇痛、输血、输液等治疗。

2. 轻度膀胱挫伤或膀胱破裂,可留置导尿管引流尿液并预防感染。

3. 急诊手术治疗的主要目的是进行尿液引流及控制出血、膀胱破口的修补以及尿外渗的引流等。

四、尿道损伤

尿道损伤(urethral injuries)是泌尿系统最常见的损伤,多见于男性青壮年,女性尿道损伤发生率只占约 3%。男性尿道由尿生殖膈分为前后两部分,前尿道的球部尿道部分位于会阴部,常发生会阴骑跨式损伤;膜部和前列腺交界处的后尿道是尿道最固定的部位,亦容易损伤,外伤性骨盆骨折移位易造成尿生殖膈撕裂,最终至膜部尿道撕裂或断裂。

实习方法

学生观察骑跨伤病例,了解血尿外渗的范围,前后尿道损伤的鉴别诊断方法。最后,教师指导学生阅读尿道造影片。

【采集病史】

问 诊

1. 有无尿道内器械(膀胱镜、尿道探子等)操作史。

2. 有无会阴骑跨伤、骨盆挤压伤或骨盆骨折。

3. 伤后是否排尿或有尿道流血症状。

查 体

1. 尿道外口有无血迹。

2. 阴茎、阴囊、会阴是否青紫肿胀,下腹部是否丰满或有尿潴留症状。

3. 骨盆挤压试验是否呈阳性。

4. 若有后尿道断裂,肛门指检则可显示前列腺与尿道有断裂沟及前列腺向上移位并有浮动感。

辅 助 检 查

1. 一般检查 包括血常规、心电图、凝血时间检查,必要时做配血检查。

2. 特殊检查 包括:①骨盆平片;②试行导尿,若能置入尿管即保留,不能插入尿管也不必重复进行,以免加重损伤;③必要时可行尿道造影以明确尿道损伤的部位及程度。

【诊断要点】

1. 骑跨伤、骨盆骨折伤、尿道开放性损伤后出现尿道滴血、血尿、排尿困难或尿潴留等

症状,应考虑尿道损伤,诊断时要注意以下三个方面:

(1)伤后的血尿是否由尿道损伤所致。

(2)确定尿道损伤的部位及程度。

(3)确定有无合并其他脏器损伤。

2. 尿道损伤部位出血淤积于会阴及阴囊部易形成血肿。

3. 排尿障碍表现为排尿困难,甚至急性尿潴留。

4. 尿外渗是由于尿道损伤引起尿潴留未及时处理,以致尿液从尿道破损处渗出所致。尿外渗的范围随损伤的部位不同而各异。前尿道损伤破裂时,会阴、阴茎和下腹壁均有尿外渗;后尿道断裂时,尿外渗在膀胱、前列腺周围并向腹膜后蔓延。

5. 骨盆平片检查显示有骨盆骨折,尤其是耻骨上下支骨折;尿道造影检查可见造影剂外溢,表明尿道有破裂。

【治疗】

1. 治疗休克的同时应进行镇痛、补液、止血、抗感染等治疗。

2. 如能插入导尿管,则应留置导尿管 10~14 天后再拔出。

3. 球部尿道断裂应进行急诊手术,清除血肿,然后行尿道端端吻合术,恢复尿道连续性且充分引流血肿及防止尿外渗。条件不允许的情况下也可行膀胱造瘘术。

4. 膜部尿道断裂时往往有骨盆骨折,故患者病情较重,一般不主张行急诊吻合术,而主张行尿道会师术。若病情不允许,也可行膀胱造瘘术,待血肿吸收或瘢痕软化 3 个月后再行尿道手术。

思考题

1. 在诊治肾损伤的过程中,如何观察患者病情变化,掌握外科手术指征?

2. 为什么前后尿道损伤部位不同,其损伤机制也不同,两者的治疗方法又有哪些区别?

3. 如何掌握膀胱损伤的诊断方法及治疗原则?

(姜　睿)

第二节　泌尿、男性生殖系统感染

目的要求

1. 了解泌尿、男性生殖系统感染的发病原因。

2. 熟悉泌尿系各种感染的诊断方法及治疗原则。

3. 了解生殖系感染的治疗方法。

知识要点

泌尿、男性生殖系统感染（genitourinary infection）是临床上的常见病。在泌尿系感染中，下尿路感染多于上尿路感染，其中女性多见。男性生殖系统感染中以前列腺炎（prostatitis）多见，附睾炎次之。临床上对泌尿、男性生殖系感染准确的诊断、合理的治疗甚为重要。

1. 泌尿、男性生殖系统由于解剖结构的特殊性（即女性尿道口与阴道口相互靠近，而男生殖及排尿共用一个通道，尿道外口开口于体外），使感染的机会增多并且易出现逆行感染。

2. 上尿路与下尿路的感染途径不一样，其临床症状及治疗原则也各不相同。

3. 在诊断及治疗上不仅要注意泌尿、男性生殖系统有无解剖的结构异常，是否有其他外科疾病存在，还要注意是否有诱发因素存在。

一、尿 路 感 染

尿路感染临床上较为常见，主要为上行感染。引起尿路感染最常见的细菌为大肠埃希菌。男性发生尿路感染多与尿路畸形、结石、梗阻以及前列腺炎等有关。

尿路感染的重要诊断依据是尿液中有细菌存在。正常人远端尿道有细菌存在，不能因尿液中培养出细菌而肯定有尿路感染，而应在尿细菌培养时，行菌落计数加以确诊。另外一种简便诊断尿路感染的方法是尿涂片染色，对指导治疗有帮助。

实习方法

1. 选好 1~2 个病例，学生分组采集病史，行一般查体检查。
2. 教师参与讨论并归纳泌尿、男性生殖系统感染的诊断方法及治疗原则。

【采集病史】

问 诊

1. 有无寒战、高热及腰痛。
2. 有无尿路刺激症状、高血压、颜面水肿等。
3. 有无血尿、脓尿。

查 体

1. 肾区有无压痛及叩击痛，体温是否升高。
2. 耻骨上区有无压痛，睾丸、附睾有无压痛。
3. 有无阴道炎、尿道黏膜脱垂、处女膜及尿道外口畸形。

辅 助 检 查

1. 一般检查　尿常规、血常规化验。

2. 特殊检查

（1）尿培养、细菌计数检查。

（2）肾功能检查。

（3）静脉尿路造影检查。

（4）膀胱镜检查。

（5）肾穿刺活组织检查，对以上辅助检查不能明确诊断时的可用该法。

【诊断要点】

1. 有尿路刺激征、腰痛、肾区叩击痛。

2. 尿常规检查多数有脓细胞，可见白细胞管型，尿涂片及培养可查出致病菌。

3. 静脉尿路造影检查，可了解尿路有无畸形、梗阻、结石等。

【治疗】

1. 选用有效抗生素抗感染治疗。

2. 急性期卧床休息。

3. 由外科疾病引起的尿路感染应及早手术治疗。

二、男性生殖系统感染

男性生殖系统感染多为细菌性前列腺炎、非细菌性前列腺炎、急性睾丸及附睾炎、慢性附睾炎，其中有的与后尿道炎同时存在。男性生殖系统细菌性感染的常见致病菌是大肠埃希菌及葡萄球菌。

生殖系统感染大多由尿道上行感染引起，致病菌以大肠埃希菌及葡萄球菌最多。临床表现多样化，男性生殖系统感染的急性炎症可见寒战、高热，尿频、尿急、排尿困难。男性生殖系统受感染的诊断主要靠症状和前列腺液检查，必要时可做三段尿培养。

实习方法

教师选择病例让学生了解该病的主要症状及体征，必要时学生可分组到专家门诊实习。

【采集病史】

问　诊

1. 有无会阴不适、腰骶部胀痛或排尿不适症状。

2. 有无耻骨上区疼痛症状。

3. 大便时尿道是否有滴白现象。

4. 有无性欲减退，睡眠不好症状。

查　体

1. 外生殖器检查,尿道外口有无红肿、流脓症状。
2. 肛门指检前列腺有无压痛。
3. 睾丸、附睾是否肿大,有无压痛。
4. 行前列腺检查,必要时行尿三段培养。

【诊断要点】

1. 全身症状有寒战、高热等。
2. 有会阴不适,腰骶部疼痛。
3. 有尿频、尿急,尿道口滴白现象。
4. 肛门指检见前列腺肿大且有明显压痛。
5. 前列腺常规检查可见卵磷脂小体减少、白细胞增多或者有脓细胞。

【治疗】

1. 用抗生素对症治疗。
2. 热水坐浴治疗。
3. 物理热疗(微波、射频等)。
4. 睾丸炎可行患侧精索封闭治疗缓解症状。

思考题

1. 尿路感染定位诊断的临床意义是什么?
2. 为什么女性比男性更易患尿路感染?

（姜　睿）

第三节　泌尿、男性生殖系统结核

目的要求

1. 掌握肾结核的临床表现及检查方法。
2. 掌握泌尿系结核的全身和局部治疗方法。
3. 了解泌尿系结核并发症的处理原则。
4. 了解附睾部位硬结的鉴别诊断。

知识要点

泌尿、生殖系结核(genitourinary tuberculosis)常为全身结核病的一部分,其和身体其他部位结核病灶有密切联系。结核的原发病灶多为肺部、骨骼等。男性生殖系统结核多为肾结核的并发症,也可直接由血行播散所致,临床以附睾结核多见。当结核分枝杆菌经血至肾脏后,引起的肾结核性病理改变多没有临床症状,被称为病理型肾结核。结核分枝杆菌继续浸润及发展至破坏泌尿系统时,出现的临床症状称临床型肾结核。

实习方法

1. 学生分组床旁采集病史。
2. 阅读泌尿系结核的 X 线片。

【采集病史】

问 诊

1. 有无尿频、尿急进行性加重现象,是否有尿痛及血尿现象。
2. 有无结核病史及结核特有的临床表现。
3. 有无生殖系结核病史。

查 体

1. 腰部有无压痛及叩击痛,有无肾肿大症状。
2. 有无附睾结核,输精管串珠样变及阴囊皮肤窦道形成。

辅 助 检 查

1. 一般检查 血常规、尿常规检查,肾功能检查。
2. 特殊检查
(1)24 小时尿液抗酸杆菌检查。
(2)腹部 X 线片、胸部 X 线片检查,静脉肾造影检查。
(3)膀胱镜检查(膀胱容量小于 50ml 时为该检查的禁忌证)。

【诊断要点】

1. 有临床症状逐渐加重的尿路刺激症状,甚至有尿失禁(膀胱挛缩)症状,有明显的尿痛及血尿现象。
2. 有尿液改变,连续两次以上查到尿液中有抗酸杆菌。
3. 泌尿系 X 线片检查可见到肾区有钙化斑。静脉尿路造影可见到肾盂肾盏边缘模糊不规则,或空洞性破坏病灶。
4. 附睾有不规则硬块,输精管有串珠样改变。

【治疗】

1. 抗结核药物治疗。
2. 当对侧肾脏正常时,可切除严重坏死或结核性脓肿的一侧肾。
3. 有生殖系结核形成皮肤窦道者应进行手术切除。

4. 晚期泌尿、生殖系结核应对症治疗,控制严重的并发症。

思考题

临床上遇到哪些泌尿系症状应考虑肾结核的可能性?

（姜 睿）

第四节 尿 路 结 石

目的要求

1. 对尿路结石形成的机制及结石引起的泌尿系统病理、生理变化有一定了解。
2. 掌握上尿路结石与下尿路结石的诊断方法与鉴别诊断方法。
3. 掌握上尿路结石与下尿路结石的治疗原则及方法。

知识要点

尿路结石(urolithiasis)是最常见的泌尿外科疾病之一。其病理生理改变与结石部位、大小、数目、继发炎症和梗阻程度有关。结石与梗阻、感染互为因果,互相影响,在诊断中应重视病史的询问及 X 线片检查的重要指导作用,对梗阻无尿时,其诊断及鉴别诊断更具有意义。尿路结石的男女发病率比例约为 3∶1,尿路结石的形成机制尚未完全阐明。尿路结石的治疗复发率高,有明显地区性。近年来,由于生活习惯及饮食结构的改变,上尿路结石有明显增长趋势,而下尿路结石尤其是儿童膀胱结石已很少见。在肾和膀胱内形成的结石,根据形成机制的不同可分为与代谢有关的结石和感染性结石。

一、肾 结 石

肾是结石形成最主要的部位,肾结石(renal calculi)是尿中溶解度很低的物质,多为感染性结石,其成分多为草酸钙、磷酸钙、尿酸盐、磷酸镁铵。结石逐渐增大可阻塞尿液,造成感染和肾功能损害,因此肾结石的早期发现和及时治疗尤为重要。

实习方法

1. 学生分组在泌尿外科病房采集病史及查体。
2. 由教师辅导学生阅读并讲解腹部 X 线片、静脉尿路造影及 CT 片,以及尿路结石 X 线片。
3. 让同学们对思考题进行讨论,由教师引导、提示给出正确答案。

【采集病史】

问 诊

1. 有无腰腹痛史,尤其是运动后疼痛加剧或伴有血尿的病史。
2. 尿液中有无排出结石史。
3. 有无因尿路结石而行手术,或行尿路其他手术的历史。

查 体

1. 有无肾区叩击痛,输尿管走行点有无深压痛。
2. 上腹部是否可扪及包块。

辅 助 检 查

1. 一般检查 尿液 pH 值测定;尿常规检查,检查尿液有无红细胞、脓细胞、盐类晶体等;血常规检查;测定血液生化值;肾功能、血磷钙检查等。

2. 特殊检查

(1)超声是尿路感染首选的检查方法。

(2)肾 – 输尿管 – 膀胱摄影(kidney ureter bladder, KUB)。

(3)静脉肾盂造影检查。

(4)必要时可行逆行造影或 CT 检查。

【诊断要点】

1. 运动后腰痛加剧或出现血尿。
2. 腰腹疼痛时有放射性痛,并有肾区叩击痛。
3. 影像学检查可提示肾区有钙化影。尿路造影能明确结石部位、大小及数目,并可了解有无梗阻、积水,对侧肾功能损害情况。

【治疗】

1. 尿路中小于 6mm 的结石靠多饮水及药物治疗多能排出;小于 2cm 的肾结石行体外冲击波碎石治疗(extracorporeal shock wave lithotripsy, ESWL)多能排出。

2. 大于 2cm 的肾结石可选用经皮肾镜碎石取石术(percutaneous nephrolithotomy, PCNL)。

3. 手术取石:肾盂切开取石术、原位降温肾实质切开取石术等,目前已少用。

4. 尿路结石合并症的治疗方法有如下几种:

(1)广谱抗生素控制感染。

(2)肾盂结石合并狭窄的手术取石及肾盂成形术。

(3)结石引起的脓肾、肾无功能及恶变者,对侧肾功能良好,可行肾切除术。

二、输尿管结石

输尿管的结石大多来自肾脏。根据输尿管的解剖特点,结石容易停留在以下部位。

1. 肾盂与输尿管交界处。

2. 输尿管与动脉交界处。

3. 女性阔韧带、男性输精管横跨输尿管处。

4. 输尿管膀胱壁内段。

5. 输尿管膀胱开口处。

如果输尿管结石在以上这些部位停留以致嵌顿,很容易引起其上方的输尿管和肾盂扩张积水,应尽早治疗。

实习方法

教师选择病例。学生了解患者症状、体征,肾绞痛的临床表现,阅读腹部 X 线平片及尿路造影片。

【采集病史】

问　诊

1. 有无突然发作的疼痛,同时有无放射性痛。

2. 有无肾区隐痛或持续胀痛。

3. 有无长时期镜下血尿或有无肾区肿块。

4. 有无结石排出史。

查　体

1. 肾区有无叩击痛,上腹部有无包块。

2. 输尿管走行区有无深压痛,绞痛时有腹肌抵触感。

3. 已婚妇女可经阴道双合诊扪及输尿管下端结石。

辅 助 检 查

1. 一般检查　尿常规、血常规检查。

2. 特殊检查

（1）腹部 X 线片 95% 的结石可显示。静脉尿路造影显示输尿管上段扩张积水。若梗阻严重,则可见肾功能减退,造影延迟或肾不显影。

（2）超声检查可显示结石影及输尿管扩张积水或肾积水,阴性结石超声也能显示。

（3）CT 检查有助于诊断与骨骼重叠的小结石、可透 X 线的阴性结石。

【诊断要点】

1. 腹痛时沿输尿管放射痛。

2. 尿常规检查可检出尿液中有红细胞、白细胞或脓细胞。

3. 输尿管下端的结石可引起尿路刺激症状。

4. 腹部 X 线片及尿路造影 95% 可显示结石部位及梗阻程度。

5. 超声、CT 对阴性结石及有无梗阻肾积水有诊断价值。

【治疗】

1. 输尿管内小于 6mm 的结石 80% 可自行排出。

2. 输尿管内 6~20mm 的结石建议行碎石治疗，或选用输尿管镜联合钬激光或气压弹道碎石系统等进行碎石。输尿管切开取石术目前已少用。

三、膀 胱 结 石

原发性膀胱结石（vesical calculi）现在我国已不多见。过去该病在男孩中的发病率较高，主要与营养不良及低蛋白质饮食有关。

继发性膀胱结石多与膀胱出口梗阻（bladder outflow obstruction，BOO）、膀胱及输尿管内长期留置导尿管有关。

实习方法

教师选择病例。学生在教师指导下详细询问病史、体征，掌握该病的病理特征，阅读 X 线片。

【采集病史】

问　诊

1. 有无排尿中段及终末段尿痛，或放射到阴茎头部疼痛。

2. 有无血尿及排尿刺激症状。

3. 有无排尿困难现象。

查　体

1. 行双合诊检查，在膀胱排空后可以触及较大的结石。

2. 金属尿道探子检查探子碰到结石后有触到结石的感觉。

辅 助 检 查

1. 一般检查　包括尿常规、尿脱落细胞学检查。

2. X 线及超声检查。

3. 膀胱镜检查。

【诊断要点】

1. 有排尿疼痛（终末加剧）或血尿史。

2. 有排尿中断,并感疼痛及排尿困难史。

3. 超声及 X 线片检查可见膀胱区有结石钙化影。

4. 膀胱镜可显示结石的大小、数目。

【治疗】

1. 直径 2~3cm 的膀胱结石可进行膀胱镜碎石术排除,直径大于 3cm 的膀胱结石及有膀胱镜检查禁忌证的患者应采用手术取石法排出。

2. 膀胱结石的治疗应考虑有无原发梗阻病因,如前列腺增生症、膀胱憩室症等。凡有引起膀胱结石及原发梗阻的病因均应尽可能予以对因治疗。

思考题

1. 怎样区别肾、输尿管结石引起的肾绞痛和普外科急腹症引起的肾绞痛?两者的诊断方法有哪些不同?

2. 如何掌握膀胱内手术取石的指征?

3. 怎样预防和减少膀胱结石的复发?

（姜　睿）

第五节　泌尿、男性生殖系统肿瘤

目的要求

1. 掌握膀胱肿瘤和肾脏肿瘤的病理特点,诊断方法及治疗原则。

2. 了解输尿管肿瘤、前列腺肿瘤、睾丸肿瘤、阴茎肿瘤的诊断方法及治疗原则。

知识要点

1. 泌尿、男性生殖系统的肿瘤绝大部分为恶性肿瘤。

2. 肾癌与肾盂癌在肿瘤起源、发病部位、肿瘤生物学特征、临床特点、CT 及 X 线片检查结果特征、诊断方法、治疗方法及预后等方面均不同。

3. 血尿是尿路肿瘤的最常见表现。

4. 尿路肿瘤的血尿常不伴疼痛,常间歇发作,如不重视易延误诊断。

一、肾 脏 肿 瘤

肾脏肿瘤（tumor of kidney）可分为良性及恶性两大类,85% 以上为恶性。肾脏肿瘤常见的成人类型为肾癌（renal carcinoma）及肾盂癌（carcinoma of renal pelvis）,在儿童则肾母细胞瘤几乎是唯一常见的肾肿瘤,其发生率在儿童腹部肿瘤中占首位。

实习方法

1. 选择 1~2 个典型病例,组织学生询问病史、查体,以了解尿路肿瘤的临床特点。

2. 选择 2~4 个典型病例的 CT 及 X 线片,让学生了解尿路肿瘤的 CT 及 X 线片的特征。

【采集病史】

问 诊

1. 血尿 间歇性无痛性全程血尿症状是肾癌和肾盂肿瘤的主要症状,肾盂肿瘤的该症状更明显,膀胱镜检查可见输尿管口喷血。

2. 疼痛 肾包膜膨胀引起腰部钝痛不适,肾癌及肾盂肿瘤出血量大或有血块时可引起肾绞痛。

3. 肿块 较大的肾癌或肾盂肿瘤致梗阻性肾积水可触及腰部或上腹部包块。儿童肾母细胞瘤 95% 以腹部包块为第一症状。血尿、疼痛、肿块三症状即所谓肾肿瘤三联症,实际是肾脏肿瘤的晚期症状。

4. 肾外病征 肾脏肿瘤坏死及产生致热原出现发热;肾脏肿瘤产生肝脏毒素致肝功障碍;肾脏肿瘤使肾内动脉梗阻或受压致肾素升高而产生肾性高血压;肾静脉或下腔静脉癌栓致持续精索静脉曲张;肾脏肿瘤肺转移出现咳嗽、痰中带血;肾脏肿瘤晚期出现消瘦、贫血、衰弱等恶病质表现等。

查 体

1. 肾区检查 检查肾区有无肿块,肿块的大小、质地、活动度、表面情况,有无压痛叩击痛等。

2. 男性阴囊检查 检查阴囊有无精索增粗成团症状。

3. 血压检查 血压有无增高。

辅 助 检 查

1. 一般检查 血常规、尿常规、尿脱落细胞学检查。

2. 特殊检查 超声检查、静脉肾盂造影检查、放射性核素扫描、血管造影、逆行肾盂造影、膀胱镜检查。

【诊断要点】

肾及肾外病征可为诊断提供重要线索,肾脏肿瘤的诊断有赖于 CT 平扫加增强等检查。

1. 临床表现 肾脏肿瘤的症状多变,应注意血尿、腰部不适或疼痛及肾外病征;肾盂肿瘤以血尿为主要症状(90% 以上患者出现);肾母细胞瘤主要为儿童腹部包块表现。

2. 超声检查　对肾脏肿瘤诊断的准确性达 90% 以上。在健康检查时 B 超检查的常规应用对早期诊断无症状的肾脏肿瘤具有重要意义。

3. X 线检查　X 线腹部平片及静脉肾盂造影可显示肾脏肿瘤的肾影增大,一部分肾实质外突及肾盂肾盏受压变形、拉长、狭窄等所谓"肾占位性病变"征象;若为肾盂肿瘤可显示肾盂的充盈缺损。

4. CT 及 MRI 检查　CT 及 MRI 检查的诊断准确性高并能对肾脏肿瘤作出较准确的分期,对治疗有重要的指导意义。

5. 其他

(1)膀胱镜或输尿管镜检查:可确定出血来源及排除膀胱内病变。

(2)肾动脉造影:除具诊断意义外,尚可同时进行选择性肾动脉栓塞术(术前栓塞或不能手术者的姑息治疗措施)。

【治疗】

肾脏肿瘤的治疗以手术为主。放疗、化疗、免疫治疗等对肾脏肿瘤的治疗效果不肯定,可作为手术的辅助措施或晚期不能手术者的姑息治疗手段。

1. 手术治疗　肾脏肿瘤患者除晚期不能耐受手术外均应考虑手术治疗。肾癌及肾母细胞瘤的标准手术方式为根治性肾切除术,肾盂癌的标准术式为肾、输尿管及膀胱袖状切除术。

2. 放射治疗　对肾癌或肾盂肿瘤中不宜手术的病例或手术切除不彻底有肿瘤残留的病例可试行放射治疗;肾母细胞瘤的大部分瘤细胞对放射治疗敏感,故手术切除后应辅以放疗提高疗效;巨大肾母细胞瘤可先放疗使肿块体积缩小,然后再手术切除。

3. 化学治疗　肾母细胞瘤对化疗有效,可作为手术治疗的辅助措施,其化学治疗的有效药物有长春新碱、多柔比星等。

4. 靶向治疗　酪氨酸激酶抑制剂,可用于治疗晚期肾透明细胞癌。

二、膀胱肿瘤

膀胱肿瘤(tumor of urinary bladder)是泌尿系统常见肿瘤,可分为上皮性和非上皮性两类,90%~95% 为上皮性肿瘤。临床所见膀胱肿瘤具有两种不同的生物学行为,一种主要向膀胱腔内乳头状生长,另一种主要向膀胱壁及膀胱外的浸润性生长,后者预后较差。

实习方法

教师选择膀胱癌病例。学生在教师指导下详细询问病史,掌握其临床病理特征。

【采集病史】

问　诊

1. 血尿　血尿特点为全程无痛性肉眼血尿,常伴血块,可间歇反复发作。

2. 膀胱刺激征　肿瘤组织坏死或伴感染时出现膀胱刺激征。

3. 排尿困难或尿潴留　膀胱颈部带蒂的肿瘤阻塞或血块阻塞膀胱颈等造成排尿困难或尿潴留。

4. 晚期征　膀胱肿瘤晚期可出现下腹包块、下肢肿胀、恶病质等晚期征。

查　体

膀胱肿瘤的膀胱双合诊是用右手食指伸入直肠或阴道,而左手则在耻骨上区推压膀胱,可初步估计肿瘤的浸润范围及深度。

辅 助 检 查

1. 一般检查　血常规、尿常规检查、尿脱落细胞学检查。

2. 特殊检查　超声检查、静脉肾盂造影检查、CT 或 MRI 检查、膀胱镜及活检、膀胱造影检查。

【诊断要点】

40 岁以上反复肉眼可见血尿者首先应考虑膀胱肿瘤的可能。

1. 膀胱镜检查　能直接了解膀胱肿瘤的数目、位置、大小、基底部情况、是否浮动有蒂、与输尿管口的关系等。同时对一些不能确定为肿瘤的可疑病变可行活检以明确诊断。

2. 尿脱落细胞学检查　尿脱落细胞学检查的阳性率随肿瘤恶性程度增高而增高。

3. 超声检查　可发现直径 1cm 甚至 0.5cm 的肿瘤,对分期亦有帮助。

4. CT 或 MRI 检查　可了解肿瘤的浸润程度,亦可了解淋巴结肿大情况。

5. 静脉肾盂造影　静脉肾盂造影的目的是了解有无上尿路病变及肿瘤是否侵及输尿管口而致肾积水。

【治疗】

膀胱肿瘤的治疗较复杂,应根据不同的病理特点及临床过程等选用不同的方法。

1. 手术治疗

(1) 经尿道切除膀胱肿瘤(transurethral resection of bladder tumor, TUR–Bt):适用于非肌层浸润性膀胱癌(T_{is}、T_a、T_1)。

(2) 膀胱部分切除术:手术较简单,能保留膀胱功能。该手术适用于无经尿道切除膀胱肿瘤条件或不能经尿道切除膀胱肿瘤的较大的表浅膀胱肿瘤。膀胱部分切除术的切除边缘应距肿瘤边缘 2cm 以上。膀胱肿瘤如靠近输尿管开口还应行输尿管末端切除,并将输尿管重新移植于膀胱。

(3) 膀胱根治性切除术:适用于肌层浸润性膀胱癌(T_2、T_3、T_4)及反复多次复发的膀胱肿瘤。

(4) 单纯性输尿管乙状结肠移植术或单纯性输尿管皮肤造口术:晚期膀胱肿瘤不能耐受全膀胱切除术者,为减轻症状可行单纯性输尿管乙状结肠移植术或单纯性输尿管皮肤造口术。

2. 化学治疗

（1）保留膀胱手术后膀胱灌注化疗药物：目的是为了预防复发。常用化疗药物有丝裂霉素、多柔比星、表柔比星、吡柔比星、羟基喜树碱、BCG 等。方法为导尿后将化疗药物稀释到 60ml 注入膀胱，拔去尿管，每 15 分钟变换体位 1 次，保留 1 小时后排尿。TUR-Bt 术后第 1 个月每周 1 次，4 至 6 周后改每月 1 次，疗程 1 年。

（2）晚期膀胱癌的化学治疗：目前主要采用 M-VAC 方案。

3. 放射治疗：放疗效果一般不如膀胱根治性切除术，常只用作综合治疗的一部分。

思考题

肾癌与肾盂癌的区别是什么？

（姜 睿）

第六节 泌尿系统梗阻

目的要求

1. 掌握前列腺增生症的主要临床表现、诊断方法及治疗原则。

2. 了解泌尿系统梗阻的常见原因。

知识要点

1. 泌尿系统的结石、肿瘤、结核、炎症、先天畸形、术后瘢痕等各种原因均能导致尿路梗阻。

2. 泌尿系统梗阻的基本病理改变是梗阻以上尿路扩张积水，初期管壁肌增厚、收缩力增加，后期失代偿管壁变薄、肌张力减退。

3. 梗阻可引起的泌尿系统功能的改变即肾小球滤过率降低，肾血流量减少，尿液浓缩功能下降，酸化尿液能力受损，但尿稀释能力一般不受影响。

4. 梗阻可能引起的并发症包括泌尿系统感染、结石，继而影响肾功能。

5. 前列腺增生症（benign prostatic hyperlasia）是老年男性的常见疾病，表现为前列腺的良性增生，最终阻塞尿道而造成尿潴留。

实习方法

教师选择 2~3 个泌尿系统梗阻患者，让学生掌握泌尿系统梗阻的病理生理特点、临床特征、诊断及治疗原则。

【采集病史】

问 诊

1. 尿频 是指排尿次数增多。早期可仅为夜尿频。
2. 排尿困难 表现为排尿费力、尿线细、排尿射程短。
3. 尿潴留 严重排尿困难、排尿滴沥或完全不能排出可导致尿潴留,甚至可出现充盈性尿失禁。排尿费力还可致疝或痔等疾病。

查 体

1. 尿潴留时下腹部膨隆、叩浊。
2. 肛查
(1)前列腺增大,其程度可分为Ⅰ~Ⅲ度增大。
(2)前列腺表面光滑。
(3)前列腺中央沟变浅或消失。
(4)前列腺质地中等偏韧。
(5)前列腺无压痛。

辅 助 检 查

1. 一般检查 血常规、尿常规检查。
2. 特殊检查
(1)残余尿测定:排尿后插入尿管或超声检查可测定膀胱内残余尿量。
(2)肾功能检查:肌酐、尿素氮测定。
(3)血前列腺特异性抗原(prostate-specific antigen, PSA)检测:用于筛查前列腺癌。
(4)超声、静脉肾盂造影、尿动力学检查,膀胱镜检查等。

【诊断要点】

1. 夜尿频、排尿困难等临床症状。国际前列腺症状(I–PSS)评分。
2. 直肠指检。
3. 超声、尿动力学检查、残余尿测定等。

【治疗】

1. 药物治疗
(1)α受体阻滞剂:盐酸坦索罗辛等。
(2)5-α还原酶抑制剂:非那雄胺(finasteride)等。
2. 手术治疗
(1)经尿道手术:主要适用于前列腺增生引起的反复血尿、反复尿路感染、膀胱及上尿路继发性改变、肾功能损害、并发膀胱肿瘤或结石等。

（2）开放手术：耻骨上及耻骨后前列腺摘除术等，目前已少用。

思考题

前列腺增生的治疗原则有哪些?

（姜　睿）

第八章

骨 科 疾 病

第一节 骨 折 概 论

目的要求

1. 掌握骨折的临床表现与重要合并症的诊断方法和治疗原则,影响骨折愈合的因素,骨折治疗原则,骨折临床愈合标准。
2. 熟悉骨折的急救,开放性骨折的处理原则。
3. 了解骨折内固定的适应证与石膏应用原则,骨折延迟愈合与不愈合的防治原则。

知识要点

骨结构的完整性或连续性中断称为骨折(fracture)。根据骨折断端是否与外界或空气相通分为开放性骨折和闭合性骨折,骨折的临床表现有一般体征及专有体征。骨折的并发症临床处理中应该特别重视,对其并发症的诊断、治疗等应充分了解、科学认识、熟练掌握和正确处理。骨折的治疗原则,即复位、固定和康复治疗。

实习方法

教师指导学生了解骨科诊治程序。教师对各实习组学生收集的典型骨折病案予以评述,尤其对骨折移位机制这一诊断依据进行重点讲解,指导学生拟定治疗方案。通过实习培养学生的临床工作思维能力。结合病例、了解牵引术、石膏绷带、外固定的适应证及操作要点。

【采集病史】

问 诊

1. 受伤的原因、时间与部位。
2. 疼痛、畸形部位,程度及功能障碍情况。
3. 伤后处理经过,运送方式。
4. 有无伤口及出血,出血量多少。
5. 是否合并其他脏器损伤。
6. 既往病史。

查　体

1. 骨折专有体征或特有体征（special signs）检查

（1）畸形：骨折端移位可使患肢外形发生改变，主要表现为缩短、成角或旋转畸形。

（2）假关节活动或异常活动：肢体没有关节的部位，骨折后可出现不正常假关节样活动。

（3）骨擦音或骨擦感：骨折断端活动时可听到骨擦音，有骨擦感。

2. 骨折一般表现或一般体征的检查

（1）局部压痛：①骨折时局部疼痛，从损伤局部沿骨干按压可查明压痛点；②叩击伤肢末端，可引起骨折部纵向叩痛；③挤压两侧髂翼以检查骨盆骨折。

（2）淤斑和肿胀：损伤部位的淤斑或肿胀可提示骨折，会阴部淤斑见于骨盆骨折等。

（3）功能障碍：骨折后患肢可出现功能障碍且局部有特定压痛与纵向叩击痛。

辅 助 检 查

X线片检查可显示骨折的类型和位置。X线片检查包括两位（正侧位/斜位）、两节（上下关节）、两侧（患、健侧对比）、两次（2周后复查）检查。

【诊断要点】

1. 外伤史。

2. 全身情况。

3. 局部有肿胀、畸形、青紫淤斑、骨擦音或骨擦感、假关节活动。

4. X线片检查可明确骨折的部位、骨折类型、骨块移位情况等。

【治疗】

骨折的治疗原则（the therapeutic principles of fracture）是复位、固定、康复治疗。

1. 复位（reduction）

（1）复位标准：必须达到功能复位（functional reduction），争取达到解剖复位（anatomical reduction）。

（2）复位时间：尽快进行复位，若全身情况不允许或局部组织肿胀严重，须待全身或局部情况好转后再进行复位。

（3）复位方法：在良好的麻醉下，进行手法复位、牵引复位和切开复位。切开复位应注意指征。切开复位指征包括：①手法复位失败的；②关节内骨折，关节面塌陷>2mm或分离>3mm；③重要血管、神经损伤需要手术探查、修复；④开放性骨折或骨折伴感染；⑤多段骨折手法复位困难或多处骨折方便临床护理；⑥骨不连、陈旧性骨折或畸形愈合影响肢体功能。

2. 固定（fixation）　固定的方法有内固定法和外固定法之分。

（1）固定的作用：①维持复位，以利骨折愈合；②减轻疼痛，便于护理；③为关节和肌肉的活动创造条件。

（2）固定的方法：①外固定法：包括小夹板法石膏绷带法和外固定器法。小夹板法和石膏绷带法适于四肢闭合性骨干骨折。小夹板法的操作要点是必须加衬垫，保持固定的松紧度，布带可上下移动1cm，应严密观察。石膏绷带的塑形好，固定可靠，使伤员便于运送，但可致关节僵硬,伤肢严重肿胀时切忌管型石膏,另外固定范围必须包括骨折的远、近关节。外固定器法适于感染性和三度开放骨折。②内固定法:骨折复位后,利用内固定材料,如钢板、螺钉、髓内钉,固定骨折断端,以维持和促进骨折愈合。一般下肢长管骨骨折时以髓内钉固定为主。

3. 康复治疗(rehabilitation)

作用是促进骨折愈合和肢体恢复功能。可在理疗师帮助下,利用器械与仪器促进伤后骨折关节功能恢复。

思考题

1. 骨折的临床表现及治疗原则有哪些?
2. 骨折愈合标准是什么?

（鲁晓波 葛建华）

第二节 上肢骨关节损伤

目的要求

1. 熟悉锁骨骨折、肱骨干骨折、肱骨髁上骨折、前臂双骨折、桡骨远端骨折的移位特点、诊断方法和治疗原则。
2. 掌握肩、肘关节脱位及小儿桡骨头半脱位的诊断及复位方法。
3. 了解肩锁关节脱位、肱骨近端骨折受伤机制、诊断方法和治疗原则。

知识要点

上肢骨与关节损伤是骨科的常见病和多发病。在上肢骨与关节的易损伤部位多与重要血管、神经毗邻。因此,在外伤时应注意骨折有无合并血管、神经损伤,以便尽早确诊、治疗。上肢骨和关节损伤的早期正确处理,对预后极为重要。

一、锁骨骨折

实习方法

教师指导学生病床前采集患者病史、查体,结合 X 线等影像学检查,得出诊断,分析其受伤及骨折移位机制、处理要点和常见的并发症,从而加深学生对课堂学习内容的理解。

【采集病史】

问 诊

1. 有无外伤史。外伤史包括受伤时间、部位、机制。

2. 疼痛、畸形位置及功能障碍部位。

3. 伤后运送方式,治疗过程。

4. 创伤部位及出血量多少。

5. 既往病史。

查　体

1. 检查全身情况可见神志、呼吸、循环状况等全身情况有无异常。

2. 检查局部情况

（1）局部肿胀、畸形、皮下淤斑等情况。

（2）假关节活动,骨擦感或骨擦音、功能障碍等。

（3）血管、神经损伤情况。

辅 助 检 查

1. 一般检查　尿常规、血常规检查。

2. 特殊检查　X 线片、CT、MRI 检查。

【诊断要点】

1. 有明确外伤史。

2. 局部肿胀、畸形,功能障碍,假关节活动,骨擦音及骨擦感。

3. X 线片、CT、MRI 可明确骨损伤的部位、骨折类型及骨折块移位情况等。

【治疗】

1. 保守治疗儿童青枝骨折及成人无移位骨折,可不做特殊治疗,仅三角巾悬吊患肢 3~6 周。有移位骨折手法复位"8"字绷带固定。

2. 手术治疗复位失败、合并神经血管损伤、开放性骨折等。

二、肩锁关节脱位

实习方法

教师指导学生病床前采集患者病史、查体,结合 X 线等影像学检查,得出诊断,分析其受伤及脱位移位机制、处理要点等,加深学生对肩锁关节稳定结构的理解。

【采集病史】

问　诊

1. 有无外伤史。外伤史包括受伤时间、部位、机制。

2. 疼痛、畸形位置及功能障碍部位。

3. 伤后运送方式,治疗过程。

4. 既往病史。

查 体

1. 检查全身情况可见神志、呼吸、循环状况等全身情况有无异常。
2. 检查局部情况
（1）局部肿胀、畸形、皮下淤斑、功能障碍等情况。
（2）血管、神经损伤情况。

辅 助 检 查

1. 一般检查　尿常规、血常规检查。
2. 特殊检查　X 线片、CT 等检查。

【诊断要点】

1. 有明确外伤史。
2. 局部畸形、关节空虚感、弹性固定等。
3. X 线片、CT 可明确损伤的部位、脱位类型等情况。

【治疗】

1. 保守治疗　Ⅰ型和部分Ⅱ型损伤,三角巾悬吊患肢 2~3 周。
2. 手术治疗　部分Ⅱ型和Ⅲ型及以上损伤,手术治疗。复位固定和断裂韧带修复或重建。

三、肩关节脱位

实习方法

　　教师指导学生病床前采集患者病史、查体,结合 X 线等影像学检查,得出诊断,分析其受伤及脱位移位机制、处理要点等,加深学生对肩关节稳定结构的理解。

【采集病史】

问 诊

1. 外伤史包括受伤时间、部位、机制。
2. 疼痛、畸形位置及功能障碍部位。
3. 伤后运送方式,治疗过程。
4. 既往病史。

查 体

1. 检查全身情况可见神志、呼吸、循环状况等全身情况有无异常。
2. 检查局部情况

（1）畸形、Dugas 征阳性、功能障碍等情况。

（2）血管、神经损伤情况。

辅 助 检 查

1. 一般检查　尿常规、血常规检查。

2. 特殊检查　X 线片、CT 等检查。

【诊断要点】

1. 有明确外伤史。

2. "方肩"畸形、关节空虚感、弹性固定等。

3. X 线片、CT、MRI 可明确损伤的部位、脱位类型（前脱位最常见）、是否伴有骨折、肩袖损伤等情况。

【治疗】

1. 手法复位 Hippocrates 法复位，复位成功，"方肩"畸形消失、Dugas 征阴性。

2. 固定三角巾悬吊制动 3 周，伴肱骨大结节骨折固定时间延长 1~2 周。

3. 康复治疗循序渐进的康复训练。

四、肱骨近端骨折

实习方法

教师指导学生病床前采集患者病史、查体，结合 X 线等影像学检查，得出诊断，分析其受伤及骨折移位机制、处理要点和常见的并发症，从而加深学生对肱骨近端解剖及骨折的理解。

【采集病史】

问　诊

1. 外伤史包括受伤时间、部位、机制。

2. 疼痛、畸形位置及功能障碍部位。

3. 伤后运送方式，治疗过程。

4. 创伤部位及出血量多少。

5. 既往病史。

查　体

1. 检查全身情况可见神志、呼吸、循环状况等全身情况有无异常。

2. 检查局部情况

（1）局部肿胀、畸形、皮下淤斑等情况。

（2）骨擦感或骨擦音、功能障碍等。

（3）血管、神经损伤情况。

<h2 style="text-align:center">辅 助 检 查</h2>

1. 一般检查　尿常规、血常规检查。

2. 特殊检查　X线片、CT检查。

【诊断要点】

1. 有明确外伤史。

2. 局部肿胀、畸形,功能障碍,假关节活动,骨擦音及骨擦感。

3. X线片、CT可明确骨损伤的部位、骨折类型及骨折块移位情况。

【治疗】

1. 保守治疗　Neer Ⅰ型和部分Ⅱ型骨折,上肢三角巾悬吊3~4周。

2. 手术治疗　Neer部分Ⅱ型和Ⅲ型及以上骨折,可选择手术切开复位内固定,复杂的Neer Ⅳ型骨折老年患者,可选择人工肱骨头置换。

五、肱骨干骨折

实习方法

教师指导学生病床前采集患者病史、查体,结合X线等影像学检查,得出诊断,分析其受伤及骨折移位机制、处理要点和常见的并发症,从而加深学生对肱骨解剖及骨折的理解。

【采集病史】

<h2 style="text-align:center">问 诊</h2>

1. 外伤史包括受伤时间、部位、机制。

2. 疼痛、畸形位置及功能障碍部位。

3. 伤后运送方式,治疗过程。

4. 创伤部位及出血量多少。

5. 既往病史。

<h2 style="text-align:center">查 体</h2>

1. 检查全身情况可见神志、呼吸、循环状况等全身情况有无异常。

2. 检查局部情况

（1）局部肿胀、畸形、皮下淤斑等情况。

（2）骨擦感或骨擦音、功能障碍等。

（3）血管、神经损伤情况。

辅 助 检 查

1. 一般检查　尿常规、血常规检查。
2. 特殊检查　X线片、CT检查。

【诊断要点】

1. 有明确外伤史。
2. 局部肿胀、畸形,功能障碍,假关节活动,骨擦音及骨擦感。
3. X线片、CT可明确骨损伤的部位、骨折类型及骨折块移位情况。

【治疗】

1. 保守治疗　横行或短斜型骨折,复位成功选择U形或夹板外固定。
2. 手术治疗　手术适应证:①手法复位失败;②骨折分离移位或骨折断端软组织嵌入;③重要血管、神经损伤需要手术探查、修复;④开放性骨折或骨折伴感染;⑤多段骨折手法复位困难或多处骨折方便临床护理;⑥骨不连、陈旧性骨折或畸形愈合影响肢体功能。
3. 康复治疗。

六、肱骨髁上骨折

实习方法

教师指导学生病床前采集患者病史、查体,结合X线等影像学检查,得出诊断,分析其受伤及骨折移位机制、处理要点和常见的并发症,从而加深学生对肱骨髁上解剖的理解和伸直型与屈曲型肱骨髁上骨折的认识。

【采集病史】

问　诊

1. 外伤史包括受伤时间、部位、机制。
2. 疼痛、畸形位置及功能障碍部位。
3. 伤后运送方式,治疗过程。
4. 创伤部位及出血量多少。
5. 既往病史。

查　体

1. 检查全身情况可见神志、呼吸、循环状况等全身情况有无异常。
2. 检查局部情况
（1）局部肿胀、畸形、皮下淤斑等情况。
（2）骨擦感或骨擦音、功能障碍等。

（3）血管、神经损伤情况。

辅 助 检 查

1. 一般检查 尿常规、血常规检查。
2. 特殊检查 X线片、CT检查。

【诊断要点】

1. 有明确外伤史。
2. 局部肿胀、畸形,功能障碍,骨擦音及骨擦感。
3. X线片、CT可明确骨损伤的部位、骨折类型及骨折块移位情况。

【治疗】

1. 保守治疗。
2. 手术治疗。
手术适应证:①手法复位失败;②开放性骨折;③伴血管、神经损伤;④畸形愈合影响肢体功能。
3. 康复治疗。

七、肘关节脱位

实习方法

实习前,学生复习肘关节解剖结构。实习时教师指导学生病床前采集患者病史、查体,结合X线等影像学检查,得出诊断,分析其受伤及脱位移位机制、处理要点等,加深学生对肘关节稳定结构的理解。

【采集病史】

问 诊

1. 外伤史包括受伤时间、部位、机制。
2. 疼痛、畸形位置及功能障碍部位。
3. 伤后运送方式,治疗过程。
4. 既往病史。

查 体

1. 检查全身情况可见神志、呼吸、循环状况等全身情况有无异常。
2. 检查局部情况
（1）局部畸形、功能障碍等情况。
（2）血管、神经损伤情况。

辅 助 检 查

1. 一般检查 尿常规、血常规检查。
2. 特殊检查 X 线片、CT 等检查。

【诊断要点】

1. 有明确外伤史。
2. 畸形、关节空虚感、弹性固定等。
3. X 线片、CT、MRI 可明确损伤的部位、脱位类型（后脱位最常见）、是否伴有骨折等情况。

【治疗】

1. 保守治疗 肘关节内麻醉或臂丛麻醉下手法复位,复位成功,检查肘关节稳定,石膏托或支具固定 3 周。
2. 手术治疗 复位后肘关节不稳定需手术切开重建韧带等,肘关节骨化性肌炎等致肘关节僵硬需手术治疗。
3. 康复治疗 循序渐进的康复训练。

八、桡骨头半脱位

实 习 方 法

教师指导学生采集患者（因多为门诊患者,必要时可模拟患者）受伤病史、查体,得出诊断,分析其受伤及脱位机制、处理要点等,加深学生对该特殊脱位的理解。

【采集病史】

问 诊

1. 外伤史包括受伤时间、部位、机制。
2. 疼痛、畸形位置及功能障碍部位。
3. 伤后运送方式,治疗过程。
4. 既往病史。

查 体

1. 检查全身情况 可见神志、呼吸、循环状况等全身情况有无异常。
2. 检查局部情况 局部无异常体征。

辅 助 检 查

一般无需特殊辅助检查

【诊断要点】

1. 小于 5 岁儿童。
2. 有明确的患儿腕、手被提拉受伤史。
3. 桡骨头局部有压痛。
4. X 线等检查无特殊异常。

【治疗】

1. 复位　非麻醉下,患肢屈曲 90°,术者一手握住患儿腕部,另一手托肘部以拇指压桡骨头,轻柔旋前、旋后前臂数次并沿前臂向肘部轻施压,拇指推压桡骨头即可复位成功。复位成功标志为复位时有轻微弹响、前臂旋转活动正常或患儿原患侧手能举过头顶。

2. 明确诊断　复位前后不需要 X 线片检查,复位后不需要特殊固定,但警惕过度牵拉患儿手腕,以免复发。

九、尺桡骨骨折

实习方法

教师指导学生病床前采集患者病史、查体,结合 X 线等影像学检查,得出诊断(注意蒙氏骨折及盖氏骨折诊断),分析其受伤及骨折移位机制、处理要点和常见的并发症(如骨筋膜室综合征、伸屈肌腱损伤、血管神经损伤及缺血性肌痉挛等),从而加深学生对前臂骨折的理解。

【采集病史】

问　诊

1. 外伤史包括受伤时间、部位、机制。
2. 疼痛、畸形位置及功能障碍部位。
3. 伤后运送方式,治疗过程。
4. 创伤部位及出血量多少。
5. 既往病史。

查　体

1. 检查全身情况可见神志、呼吸、循环状况等全身情况有无异常。
2. 检查局部情况
(1)局部肿胀、畸形、皮下淤斑等情况。
(2)骨擦感或骨擦音、功能障碍等。
(3)血管、神经损伤情况。

辅 助 检 查

1. 一般检查 尿常规、血常规检查。
2. 特殊检查 X线片、CT检查。

【诊断要点】

1. 有明确外伤史。
2. 局部肿胀、畸形,功能障碍,假关节活动,骨擦音及骨擦感。
3. X线片、CT可明确骨损伤的部位、骨折类型及骨折块移位情况。

【治疗】

1. 保守治疗前臂的旋转功能尤为重要,故前臂骨折尽量达到解剖复位。
2. 手术治疗手术适应证:①手法复位失败的;②骨折分离移位过多或骨折断端软组织嵌入;③重要血管、神经损伤需要手术探查、修复;④开放性骨折或骨折伴感染;⑤多段骨折手法复位困难或多处骨折方便临床护理;⑥骨不连、陈旧性骨折或畸形愈合影响肢体功能。
3. 康复治疗。

十、桡骨远端骨折

实习方法

教师指导学生病床前采集患者病史、查体,结合X线等影像学检查,得出诊断(注意colles骨折、smith骨折及barton骨折诊断),分析其受伤及骨折移位机制、处理要点和常见的并发症,从而加深学生对桡骨远端骨折的理解。

【采集病史】

问 诊

1. 外伤史包括受伤时间、部位、机制。
2. 疼痛、畸形位置及功能障碍部位。
3. 伤后运送方式,治疗过程。
4. 创伤部位及出血量多少。
5. 既往病史。

查 体

1. 检查全身情况可见神志、呼吸、循环状况等全身情况有无异常。
2. 检查局部情况
(1)局部肿胀、畸形、皮下淤斑等情况。
(2)骨擦感或骨擦音、功能障碍等。

（3）血管、神经损伤情况。

辅 助 检 查

1. 一般检查　尿常规、血常规检查。

2. 特殊检查　X 线片、CT 检查。

【诊断要点】

1. 有明确外伤史。

2. 局部肿胀、畸形、功能障碍，假关节活动，骨擦音及骨擦感。

3. X 线片、CT 可明确骨损伤的部位、骨折类型及骨折块移位情况，骨折波及腕关节面的复杂骨折，必要时 CT 平扫加重建。

【治疗】

1. 保守治疗　局部血肿麻醉或臂丛麻醉下，手法复位后尺倾角、掌倾角等评估。

2. 手术治疗　手术适应证：①手法复位失败；②关节面分离或塌陷 >2~3mm；③重要血管、神经损伤需要手术探查、修复；④开放性骨折或骨折伴感染；⑤多段骨折手法复位困难或多处骨折方便临床护理；⑥骨不连、陈旧性骨折或畸形愈合影响肢体功能。

3. 康复治疗

思 考 题

1. 肩锁关节、肩关节脱位、肘关节脱位的临床表现及治疗原则是什么？

2. 前臂双骨折、桡骨远端骨折的临床特点及治疗原则是什么？

（鲁晓波　葛建华）

第三节　手外伤与断指再植

目的要求

1. 熟悉手外伤的治疗原则。

2. 掌握断指保存方法。

3. 了解手外伤的检查方法。

知 识 要 点

手在抓、握、捏、持等功能发挥是建立在解剖精细复杂基础之上。手外伤十分常见，伤后功能重建及后期康复治疗极其重要，故对手外伤治疗恢复手功能及外观方面提出了更高的要求。

实习方法

实习前,要求学生复习前臂、手部解剖学。实习时,由教师讲解手部解剖特点,学生选择典型病例进行查体,加深对手肌腱和神经损伤,观摩手部清创术或观看手术操作视频,加强对手术技巧及特点认识,加强术后功能锻炼的重要性的认识。

【采集病史】

问 诊

1. 有无手部外伤史。其外伤史包括受伤的时间、部位、机制。
2. 手外伤后的疼痛、畸形位置及功能障碍部位。
3. 伤后运送方式,治疗过程。
4. 创伤出血量的多少。
5. 既往病史。

查 体

1. 检查全身情况可见神志、呼吸、血液循环等全身情况有无异常。
2. 检查局部情况
(1)皮肤情况检查:①创口的部位及性质检查;②皮肤缺损的估计;③皮肤的活力判断。皮肤的活力判断包括皮肤的颜色与温度,皮肤毛细血管回流实验,皮瓣的形状、大小、方向及长宽之比,皮缘的血供情况。
(2)肌腱的检查:可判断指伸、屈肌腱损伤部位,预后及损伤性质,可鉴别指深、浅屈肌腱损伤。
(3)神经的检查。
(4)血管的检查:可显示手指血供情况。
(5)手再植条件的评估。

辅 助 检 查

3. 一般检查　尿常规、血常规检查。
4. 特殊检查　特殊检查包括 X 线片、CT、MRI 检查。

【诊断要点】

1. 有明确外伤史。
2. 受伤处肿胀、畸形,功能障碍,可闻及骨擦音及骨擦感。
3. 皮肤、肌腱、血管、神经损伤的评估。
4. 手断指再植条件的评估。
5. X 线片、CT、MRI 可明确骨、关节损伤的部位及类型。

【治疗】

手外伤的治疗原则为早期清创,正确修复深浅组织的解剖结构,一期闭合伤口,术后早期进行伤侧手功能锻炼。

1. 恢复伤侧手的解剖连续性只要条件允许(如再植术),应通过血管、神经、肌腱、骨骼修复尽可能抢救手的功能。

2. 闭合伤口在正确的清创基础上闭合创口,防治感染。

3. 早期功能锻炼根据损伤及修复情况,制订合理的伤侧手的功能锻炼计划,防治手关节受损。

思考题

1. 手部损伤的特点及治疗原则是什么?

2. 手深浅屈肌腱的检查方法及治疗原则是什么?

3. 断指再植的适应证及手术原则是什么?

(鲁晓波 葛建华)

第四节 下肢骨、关节损伤

目的要求

1. 熟悉股骨颈骨折、股骨转子间骨折、股骨干骨折及胫腓骨骨折的移位特点、临床表现和治疗原则。

2. 熟悉胫骨平台骨折及膝半月板损伤的临床表现和治疗原则。熟悉髋关节脱位的诊断及复位方法。

3. 了解踝部损伤机制及治疗原则。

知识要点

下肢骨、关节损伤在现代生活中越来越普遍,其特点是高能量,高速度碰撞造成复杂的多发性下肢骨、关节损伤,因其复杂的多发性损伤使本类患者对诊治的要求更高。

一、髋关节脱位

实习方法

教师指导学生病床前采集患者病史、查体,结合 X 线等影像学检查,得出诊断,分析其受伤及脱位移位机制、处理要点等,加深学生对髋关节稳定结构的理解。

【采集病史】

问　诊

1. 外伤史包括受伤时间、部位、机制。
2. 疼痛、畸形位置及功能障碍部位。
3. 伤后运送方式,治疗过程。
4. 既往病史。

查　体

1. 检查全身情况可见神志、呼吸、循环状况等全身情况有无异常。
2. 检查局部情况
（1）局部畸形（屈曲、短缩、内收、内旋）、功能障碍等情况。
（2）血管、神经损伤情况。

辅 助 检 查

1. 一般检查　尿常规、血常规检查。
2. 特殊检查　X 线片、CT 等检查。

【诊断要点】

1. 有明确外伤史。
2. 畸形（屈曲、短缩、内收、内旋）、关节空虚感、弹性固定等。
3. X 线片、CT、MRI 可明确损伤的部位、脱位类型（后脱位最常见）、是否伴有骨折等情况。

【治疗】

1. 保守治疗　吸入麻醉、全麻或椎管内麻下手法复位（Allis 法,即提拉法）,有明显弹跳与响声,复位成功,然后皮牵引 3 周。
2. 手术治疗　陈旧性脱位、其他特殊类型脱位、伴有髋臼骨折需手术复位者等。
3. 康复治疗　卧床期间行股四头肌收缩训练,2~3 周开始活动关节,4~6 周拄拐下床,3 个月完全负重。

二、股骨颈骨折

实习方法

带习前,学生复习髋关节解剖学（颈干角、前倾角、股骨头血供等）。带习时,由教师指导学生床前采集病史、检查体格。最后,学生结合关节影像学资料讨论、分析并拟定诊断和治疗方案。

【采集病史】

问　诊

1. 外伤史包括受伤的时间、部位、机制。
2. 疼痛、畸形位置及功能障碍情况。
3. 伤后运送方式,治疗过程。
4. 既往病史。

查　体

1. 检查全身情况可见神志、呼吸、血液循环状况等全身情况。
2. 检查局部情况
（1）可见外伤后出现局部肿胀、畸形,皮下淤斑,肢体短缩等。
（2）短缩畸形、局部压痛、纵向叩痛症状。

辅 助 检 查

1. 一般检查　一般检查包括尿常规、血常规检查。
2. 特殊检查　包括 X 线片、CT、MRI 摄片检查。

【诊断要点】

1. 有明确外伤史。
2. 可见下肢畸形,功能障碍。
3. X 线片、CT、MRI 可明确下肢骨、关节损伤的部位及类型（按骨折线部位、骨折线方向及移位程度分类）。

【治疗】

1. 保守治疗　不全骨折、手术禁忌证等。
2. 手术治疗　闭合复位内固定、切开复位内固定、人工关节置换。
3. 康复治疗。

三、股骨转子间骨折

实 习 方 法

带习时,由教师指导学生床前采集病史、检查体格。学生结合关节影像学资料讨论、与股骨颈骨折病例进行比较学习,分析并拟定诊断和治疗方案。

【采集病史】

问　诊

1. 外伤史包括受伤的时间、部位、机制。

2. 疼痛、畸形位置及功能障碍情况。

3. 伤后运送方式,治疗过程。

4. 既往病史。

查 体

1. 检查全身情况可见神志、呼吸、血液循环状况等全身情况。

2. 检查局部情况

(1)可见外伤后出现局部肿胀、畸形,皮下淤斑,肢体短缩等。

(2)短缩畸形、局部压痛、纵向叩痛症状。

辅 助 检 查

1. 一般检查 一般检查包括尿常规、血常规检查。

2. 特殊检查 包括 X 线片、CT、MRI 摄片检查。

【诊断要点】

1. 有明确外伤史。

2. 可见下肢畸形,局部肿胀、皮下淤斑、功能障碍等。

3. X 线片、CT、MRI 可明确下肢骨、关节损伤的部位及类型。

【治疗】

1. 保守治疗 不全骨折、手术禁忌证等。

2. 手术治疗 闭合复位股骨近端防旋髓内钉(proximal femoral nail antirotation,PFNA)等内固定。

3. 康复治疗。

四、股骨干骨折

实习方法

带习时,由教师指导学生床前采集病史、检查体格。结合解剖知识学习并理解股骨干骨折不同部位骨折断端的移位方向,结合影像学资料讨论、分析并拟定诊断和治疗方案。

【采集病史】

问 诊

1. 外伤史包括受伤的时间、部位、机制。

2. 疼痛、畸形位置及功能障碍情况。

3. 伤后运送方式,治疗过程。

4. 出血量等。

5. 既往病史。

查　体

1. 检查全身情况可见神志、呼吸、血液循环状况等全身情况。
2. 检查局部情况
（1）可见外伤后出现局部肿胀，肢体短缩、成角畸形等。
（2）局部压痛、纵向叩痛症状。
（3）检查肢体血管、神经有无损伤。

辅　助　检　查

1. 一般检查　包括尿常规、血常规检查。
2. 特殊检查　包括 X 线片、CT 摄片检查。

【诊断要点】

1. 有明确外伤史。
2. 可见下肢畸形，局部肿胀、功能障碍等。
3. X 线摄、CT 可明确下肢骨损伤的部位及类型。

【治疗】

1. 保守治疗。
2. 手术治疗

手术指征：①保守治疗失败；②骨折分离过多或骨折断端软组织嵌入；③重要血管、神经损伤需要手术探查、修复；④开放性骨折或骨折伴感染；⑤多段骨折手法复位困难或多处骨折方便临床护理；⑥骨不连、陈旧性骨折或畸形愈合影响肢体功能。可选择髓内钉系统、钢板系统、外固定系统等。

3. 康复治疗。

五、股骨远端骨折

实习方法

带习时，由教师指导学生床前采集病史、检查体格。结合解剖知识学习并理解股骨远端骨折骨折断端的移位方向，结合影像学资料讨论、分析并拟定诊断和治疗方案。

【采集病史】

问　诊

1. 外伤史包括受伤的时间、部位、机制。
2. 疼痛、畸形位置及功能障碍情况。

3. 伤后运送方式,治疗过程。

4. 出血量等。

5. 既往病史。

查　体

1. 检查全身情况可见神志、呼吸、血液循环状况等全身情况。

2. 检查局部情况

（1）可见外伤后出现局部肿胀,肢体短缩、成角畸形等。

（2）局部压痛、纵向叩痛症状。

（3）检查肢体血管、神经有无损伤。

辅 助 检 查

1. 一般检查　包括尿常规、血常规检查。

2. 特殊检查　包括 X 线片、CT 摄片检查。

【诊断要点】

1. 有明确外伤史。

2. 可见下肢畸形,局部肿胀、功能障碍等。

3. X 线片、CT 可明确下肢骨损伤的部位及类型。

【治疗】

1. 保守治疗。

2. 手术治疗　绝大多数该类骨折,选择手术治疗。

3. 康复治疗。

六、胫骨平台骨折

实习方法

实习前,学生复习膝关节周围结构及胫骨平台受力机制。实习时,由教师指导学生床前采集病史、检查体格。结合解剖知识学习并理解胫骨平台骨折受伤机制及骨折移位情况,结合影像学资料讨论、分析并拟定诊断和治疗方案。

【采集病史】

问　诊

1. 外伤史包括受伤的时间、部位、机制。

2. 疼痛、畸形位置及功能障碍情况。

3. 伤后运送方式,治疗过程。

4. 出血量等。

5. 既往病史。

查 体

1. 检查全身情况可见神志、呼吸、血液循环状况等全身情况。

2. 检查局部情况

（1）可见外伤后出现局部肿胀，成角畸形等。

（2）局部压痛症状。

（3）检查肢体血管、神经有无损伤。

辅 助 检 查

1. 一般检查　包括尿常规、血常规检查。

2. 特殊检查　包括 X 线片、CT、MRI 检查。

【诊断要点】

1. 有明确外伤史。

2. 可见下肢畸形，局部肿胀、功能障碍等。

3. X 线片、CT、MRI 可明确下肢骨损伤的部位及类型（Schatzker 分型），半月板及韧带损伤情况。

【治疗】

1. 保守治疗。

2. 手术治疗　注意伤肢局部软组织条件允许，方可安排手术，塌陷的胫骨平台多需植骨处理及内固定等。

3. 康复治疗。

七、胫腓骨骨折

实习方法

由教师指导学生床前采集病史、检查体格。结合解剖知识学习并理解胫腓骨折断端的移位方向，结合影像学资料讨论、分析并拟定诊断和治疗方案。

【采集病史】

问 诊

1. 外伤史包括受伤的时间、部位、机制。

2. 疼痛、畸形位置及功能障碍情况。

3. 伤后运送方式，治疗过程。

4. 出血量等。

5. 既往病史。

查　体

1. 检查全身情况可见神志、呼吸、血液循环状况等全身情况。

2. 检查局部情况

（1）可见外伤后出现局部肿胀，短缩、成角畸形等，皮肤软组织条件。

（2）局部压痛、叩击痛症状。

（3）检查肢体血管、神经有无损伤。

辅 助 检 查

1. 一般检查　包括尿常规、血常规检查。

2. 特殊检查　包括 X 线片、CT 检查。

【诊断要点】

1. 有明确外伤史。

2. 下肢畸形，局部肿胀、功能障碍等。

3. X 线片、CT 可明确下肢骨损伤的部位及类型、骨折块移位方向等。

【治疗】

1. 保守治疗。

2. 手术治疗　手术指征：①保守治疗失败；②骨折分离过多或骨折断端软组织嵌入；③重要血管、神经损伤需要手术探查、修复；④开放性骨折或骨折伴感染；⑤多段骨折手法复位困难或多处骨折方便临床护理；⑥骨不连、陈旧性骨折或畸形愈合影响肢体功能。

3. 康复治疗。

思 考 题

1. 髋关节脱位的临床表现及治疗原则是什么？

2. 股骨颈骨折、股骨转子间骨折的分型与治疗原则是什么？

（鲁晓波　葛建华）

第五节　骨 盆 骨 折

目的要求

熟悉骨盆骨折的分类、并发症和治疗原则。

知 识 要 点

骨盆骨折通常是由低能量损伤引起稳定骨折和高能量损伤所致的不稳定骨折,后者有较高的病残率和死亡率。骨盆骨折的治疗重点在于判断骨折是否稳定。

实 习 方 法

教师指导学生查体、分析典型病案。同时,学生借助解剖标本和影像学资料了解骨盆骨折的分类及临床表现,从而对骨盆骨折的并发症、病情转归和危险性加强认识。

【采集病史】

问 诊

1. 有无外伤史,外伤史包括受伤的时间、部位、机制。
2. 骨盆骨折的疼痛、畸形位置及功能障碍情况。
3. 伤后运送方式,治疗过程。
4. 出血量多少。
5. 既往病史。

查 体

1. 检查全身情况 可见低血压和休克,是否合并其他脏器的损伤等全身情况。
2. 局部情况 可见局部皮肤青紫、瘀斑,肢体长度不对称,骨盆挤压与分离实验呈阳性等局部情况。
3. 尿道损伤情况 导尿管是否顺利置入及尿管是否血性液体等初步判断尿道损伤及膀胱损伤。

辅 助 检 查

1. 一般检查 包括尿常规、血常规检查。
2. 特殊检查 包括 X 线片、CT、MRI 检查。

【诊断要点】

1. 有外伤史,常伴休克。
2. 会阴及下腹有青紫、瘀斑。
3. 骨盆挤压与分离实验呈阳性。
4. 可合并腹膜后血肿,可有腹腔内脏器、膀胱或后尿道损伤,可有直肠损伤和腰骶神经损伤。
5. X 线片、CT、MRI 可明确是否有骨盆骨折及其类型。

【治疗】

1. 对低能量造成的稳定性骨盆骨折以保守治疗为主,必要时骨盆兜等固定,让患者卧床休息,进行对症治疗即可。

2. 对高能量损伤造成的不稳定盆骨骨折,应进行手术切开、复位、固定。

3. 对休克患者应积极进行输血、输液,补充血容量的治疗,在尽快明确受伤程度的同时,应对并发症予以治疗。

思考题

1. 简述骨盆骨折分型及并发症。

2. 骨盆骨折的急救原则有哪些?

（鲁晓波　葛建华）

第六节　运动系统的慢性损伤

目的要求

熟悉常见的运动系统慢性损伤的诊断方法和治疗原则。

知识要点

运动系统的慢性损伤远较急性损伤多见。骨、关节及软组织均可因慢性损伤所致的无菌性炎症而受到损害,表现出以疼痛为主的综合征症状。

实习方法

在教师指导下门诊见习诊治过程,以掌握常见运动系统的慢性损伤,如肱骨外上髁炎、肩周炎等的临床表现及主要治疗措施。

【采集病史】

问　诊

1. 职业、工种、机器操作过程、劳动强度与病损的关系。

2. 运动系统慢性损伤的疼痛的部位、性质及诱因。

查　体

1. 可见无明显的外伤史。

2. 可见长期局部疼痛使活动功能受限。

3. 局部体征少,局部有压痛。

辅 助 检 查

X 线片检查可以鉴别来自骨源性的疾患。

【诊断要点】

1. 病史包括从事的职业、工种、机器操作过程及劳动强度。
2. 局部体征有压痛,但无红肿。

【治疗】

1. 药物治疗　服用非甾体类消炎镇痛药治疗。
2. 局部理疗　局部理疗的目的是改善血液循环,促进炎性产物吸收,如 TDP 红外线、微波、离子介入等。
3. 局部封闭治疗　可采用醋酸强的松龙加局麻药进行痛点封闭。
4. 手术松解和修复治疗　对顽固性慢性损伤者或保守治疗无效者可行手术松解或修复治疗。手术松解和修复治疗时应防治结合以预防有害因素侵入患部。

思 考 题

运动系统慢性损伤的临床特点和治疗原则各是什么?

（鲁晓波　葛建华）

第七节　骨与关节化脓性感染

目的要求

1. 学习并掌握骨与关节急性化脓性感染的发病机制、早期诊断及治疗原则。
2. 熟悉慢性化脓性骨髓炎的病因、诊断方法及治疗原则。

知 识 要 点

化脓性骨髓炎（suppurative osteomyelitis）的病因为化脓性细菌感染所致,可波及骨膜、骨松质、骨皮质。其感染途径有:①血源性感染;②开放性感染;③邻近软组织直接蔓延。

一、急性血源性骨髓炎

急性血源性骨髓炎以溶血性金黄色葡萄球菌感染最为常见。儿童骨骺板附近血流丰富,流动缓慢,因此急性血源性骨髓炎好发于儿童长骨干骺端。本病的病理变化为骨质破坏与死骨形成,后期有新生骨成为骨性包壳。早期诊断是本病治疗的关键。

实 习 方 法

教师选择急慢性骨与关节化脓性感染的典型病例,学生在教师指导下进行病史采集后,分组讨论、分析并拟定诊断及治疗方案。

【采集病史】

问　　诊

1. 年龄、有无外伤史。
2. 有无毒血症症状,有无昏迷、感染性休克症状。
3. 患区是否剧痛。

查　　体

1. 可见肢体半屈曲状,皮温高,有局限性压痛。
2. 有时可出现病理性骨折体征。

辅 助 检 查

1. 一般检查　包括白细胞计数、分类检查,脓培养、血培养检查,局部脓肿分层穿刺检查。
2. 特殊检查　包括 X 线片、CT、放射性核素骨显像检查。

【诊断要点】

1. 本病儿童多见,常有外伤史及皮肤感染史。
2. 起病急骤,毒血症症状重。
3. 剧烈疼痛时体呈屈曲状,皮温高,有局限性压痛,有时可出现病理性骨折体征。
4. 白细胞计数 $>10 \times 10^9/L$,中性粒细胞计数 $>9 \times 10^9/L$;脓培养、血培养检查呈阳性;局部脓肿分层穿刺检查可见穿刺物培养阳性;X 线放射性核素检查,2 周后出现滑膜反应放射性核素骨显像;CT 可以显示直径 >1cm 的脓肿。

【治疗】

1. 早期诊断是本病治疗的关键。
2. 抗生素治疗早期、足量、联合、有效的抗生素治疗在本病发病 5 天内可以控制炎症。可根据血培养与药敏试验结果选择抗生素。
3. 手术治疗本病的手术治疗方法为钻孔引流法或开窗减压法。

二、慢性骨髓炎

慢性骨髓炎的发病原因为:①骨髓炎在急性感染期未得到彻底控制且反复发作;②骨髓炎系低毒性细菌感染引起。

实习方法

教师对典型病例进行分析,使学生了解慢性骨髓炎的病因、演变特点及治疗措施等。最后学生在教师的指导下拟定慢性骨髓炎的治疗方案。

【采集病史】

问 诊

1. 是否有急性血源性骨髓炎或开放性骨折史。
2. 是否有持续或间断低热、局部肿痛、窦道经久不愈症状。

查 体

1. 可见局部红、肿、压痛、窦道形成,皮肤色素沉着。
2. 可并发病理骨折体征,可见邻近关节畸形。

辅 助 检 查

X线片检查是慢性骨髓炎的主要检查方法。

【诊断要点】

根据病史、体征,结合X线片,诊断慢性骨髓炎不难,特别是有死骨排出史,诊断更易。

【治疗】

慢性骨髓炎的治疗以手术为主,治疗原则是消除死骨、炎性肉芽组织和消灭死腔。

思考题

1. 慢性骨髓炎的病理演变过程是怎样的?
2. 血源性骨髓炎的诊断及治疗原则是什么?

（鲁晓波　葛建华）

第八节　骨与关节结核

目的要求

1. 掌握骨与关节结核的早期诊断方法和治疗原则。
2. 熟悉髋关节结核及脊柱结核的临床表现、治疗原则及手术指征。
3. 了解膝关节结核的临床表现和治疗原则。

知识要点

骨与关节结核好发于儿童与青少年,常为继发性结核病,原发病灶为肺结核或消化道结核。骨与关节结核的好发部位为脊柱(约占 50%),其次为膝关节、髋关节、肘关节。

实习方法

教师对典型病例进行分析,使学生了解骨与关节结核的演变特点及临床表现特征。学生通过采集病史、查体了解骨与关节结核的特有体征。如寒性脓肿及窦道形成,驼峰畸形、拾物实验征及关节梭形肿胀等。

【采集病史】

问　诊

1. 年龄、外伤史。
2. 是否有低热乏力、盗汗、消瘦、食欲不振、贫血症状。
3. 是否有病变部位活动疼痛加剧症状,儿童常有夜啼。

查　体

1. 可见局部压痛、肿胀、功能障碍,肌肉痉挛、萎缩。
2. 可见关节畸形,窦道,肢体瘫痪,骨折,脱位等体征。

辅 助 检 查

1. 一般检查　包括血常规、血沉、脓培养检查等。
2. 特殊检查　包括 X 线片、CT、MRI 检查,关节镜检查及活检。

【诊断要点】

1. 本病青少年多见,常有外伤史。
2. 有结核毒血症症状、局部冷脓肿或瘘管形成。
3. 局部疼痛,活动加剧,儿童有夜啼。
4. 有局部压痛、肿胀、功能障碍、肌肉痉挛、萎缩以及关节畸形、窦道形成、骨折、脱位等并发症。
5. 发病 2 周后 X 线检查显示可呈阳性,CT 检查可以发现脓肿,MRI 检查具有早期诊断价值,超声检查可以探查脓肿位置、大小,滑膜活检可定性。

【治疗】

1. 全身治疗　全身治疗包括支持治疗和抗结核药物治疗。
2. 局部治疗
(1)局部制动。
(2)局部注射抗结核药物。
(3)手术治疗　手术方式包括:①切开排脓;②病灶清除术;③关节融合,骨关节成形术。手术指征包括：①死骨较大脓肿不能自行吸收或窦道久治不愈；②单纯骨、滑膜结核治疗未能控制，即将发展为全关节结核；③脊柱结核合并截瘫。

一、脊 柱 结 核

脊柱结核的发病率占全身关节结核发病率的首位，以腰椎结核发病率最高，胸椎次之，颈椎更次之。脊椎结核以儿童多见，30 岁以上人群发病率明显下降。

实 习 方 法

教师对典型病例进行讲解，使学生了解脊柱结核特有的临床表现及治疗原则。

【采集病史】

问　诊

1. 年龄。
2. 是否有结核毒血症症状，儿童是否有夜啼现象。
3. 是否有骨疼痛，疼痛随活动加重，休息后缓解症状。

查　体

可见局部压痛，后突畸形，腰椎结核者拾物征呈阳性。

辅 助 检 查

1. 一般检查　包括血常规、血沉检查。
2. 特殊检查　包括 X 线片、CT、MRI 检查。

【诊断要点】

1. 根据病史、体征可初步诊断。
2. X 线片可显示脊柱结核以骨质破坏和椎间隙狭窄为主，伴有寒性脓肿。
3. 影像学资料如 CT、X 线片等可显示病灶部位，死骨形成空洞。
4. MRI 具有早期诊断价值。

【治疗】

1. 全身支持治疗。
2. 局部石膏背心固定 2 个月。
3. 手术切开引流，病灶清除、融合。

二、关 节 结 核

关节结核的发病率占全身骨结核发病率的第 3 位，以单纯滑膜结核多见。

实习方法

教师指导学生采集患者病史、查体及进行诊断、治疗、预后评价,使学生认识关节结核的早期诊断,早期治疗是获得关节功能恢复的重要前提。

【采集病史】

问 诊

1. 是否有结核毒血症症状。
2. 是否有髋关节疼痛,活动时加重,休息可缓解的症状。
3. 是否有跛行。
4. 是否有夜啼现象。

查 体

1. 可见患者大腿和臀部肌肉萎缩。
2. 股三角和臀部有压痛,大转子叩击痛。
3. 可见窦道形成,髋关节有病理性脱位体征。
4. Thomas 征呈阳性,"4" 字试验呈阳性。

辅 助 检 查

关节结核的辅助检查主要有血常规、血沉检查,X 线片、CT、MRI 等检查。

【诊断要点】

综合病史、体征和辅助检查结果可对关节结核进行确诊。

【治疗】

1. 全身支持治疗。
2. 抗结核药物治疗。
3. 单纯滑膜结核可进行非手术方法治疗,若无效则可进行滑膜切除术;单纯骨结核可施行病灶清除术及松质骨充填死腔;全关节结核,患者年龄在 15 岁以上且关节硬化严重者,在进行病灶清除后应同时进行髋关节融合术,15 岁以下患者不宜行融合术。

思考题

骨结核手术适应证及围术期处理方法有哪些?

(鲁晓波 葛建华)

第九节 骨 肿 瘤

目的要求

1. 熟悉骨肿瘤的分类,良性与恶性骨肿瘤的鉴别诊断方法和治疗原则。
2. 了解骨软骨瘤、软骨瘤、骨巨细胞瘤及骨肉瘤的临床表现、诊断要点和治疗原则。

知识要点

骨肿瘤分为原发性和继发性两大类,均有良性和恶性之分。患者的年龄与各种骨肿瘤的发病率密切相关。解剖部位与骨肿瘤的发生也相关,骨肿瘤多见于长骨的干骺端。

实习方法

教师示教典型病例,使学生加深对良恶性骨肿瘤的鉴别方法的理解。教师对典型病例进行分析,使学生了解骨肿瘤的各项诊断措施的作用及了解目前骨肿瘤的最新治疗进展。

【采集病史】

问 诊

1. 是否有疼痛,疼痛性质,是否为夜间痛,是否有消瘦、恶病质症状。良性肿瘤一般无疼痛。
2. 是否有肿块,肿块是否迅速增大。良性肿瘤生长缓慢,恶性肿瘤则生长迅速。

查 体

1. 可见局部皮温增高。浅静脉怒张者多系恶性肿瘤。
2. 一般骨肿瘤有肿胀、功能障碍、压痛等症状。

辅 助 检 查

1. 特殊检查 X线片检查,放射性核素显影、CT、MRI检查。
2. 生化测定。
3. 血尿常规检查。
4. 活检、细胞学穿刺等病理检查。

【诊断要点】

根据骨肿瘤患者的病史、特征,再结合辅助检查,确诊良恶性骨肿瘤较为容易。

【治疗】

恶性骨肿瘤一般采用以手术为主的综合治疗方法。术前、术后均应与化疗、放疗、免疫疗法、中药疗法相结合。

思 考 题

良恶性骨肿瘤的鉴别、诊断（症状、体征、生化、影像学）要点有哪些?

（鲁晓波　葛建华）

第九章

脊柱外科疾病

第一节　骨折的概论

目的要求

1. 掌握骨折的定义、临床表现与重要合并症的诊断方法和治疗原则,掌握影响骨折愈合的因素。

2. 熟悉骨折的急救及治疗原则。了解开放性骨折的处理原则,了解骨折延迟愈合与不愈合的防治原则。

3. 了解骨折内固定的适应证与外固定应用原则,熟悉石膏外固定应用。

知 识 要 点

骨折定义　骨的完整性或连续性中断称为骨折(fracture)。

实 习 方 法

教师指导学生了解骨折诊治程序。教师对典型骨折病案予以评述,尤其对骨折致伤、移位机制进行重点讲解,指导学生拟定治疗方案。通过实习培养学生的临床工作思维能力。结合病例,了解皮牵引术、骨牵引术、石膏绷带技术及外固定技术的适应证及操作要点。

【采集病史】

问　　诊

1. 受伤的原因、时间与部位。
2. 疼痛、畸形部位,程度及功能障碍情况。
3. 伤后处理经过、运送方式。
4. 有无伤口及出血、出血量。
5. 是否合并其他脏器损伤。
6. 既往病史。

查　　体

1. 骨折专有体征检查

(1)畸形:暴力所致骨折及移位,以及骨折后的制动不当及肌肉收缩使骨折端移位产生畸形。

（2）假关节活动：在肢体没有关节的部位，骨折后可出现关节样活动。

（3）骨擦音或骨擦感：骨折断端活动时可听到骨擦音，触及骨擦感。

（4）骨传导音减弱：将听诊器置放于胸骨柄或耻骨联合上，用手叩击双上肢或双下肢同一骨突部位（肱骨外髁、桡骨茎突、髌骨、股骨外髁、胫骨结节、腓骨头或外踝等），比较双侧肢体骨传导音强弱。

2. 疑似骨折的检查

（1）骨折局部疼痛，从损伤局部沿骨干触压可查明压痛点。

（2）叩击伤肢末端，可引起骨折部纵向叩痛。

（3）分离、挤压两侧髂骨翼可检查骨盆骨折。按压胸廓可查肋骨骨折。

3. 瘀斑和肿胀　损伤部位的瘀斑或肿胀提示可能骨折，会阴部瘀斑可见于骨盆骨折等。

4. 功能障碍　骨折后患肢可出现功能障碍且局部有特定压痛与纵向叩击痛。注意肢端感觉、运动及脉搏变化。

辅 助 检 查

X 线片检查可显示骨折的位置和类型。X 线片检查包括两位（正侧位）、两节（上下关节）、两次（2 周后复查）、两侧（患、健侧对比）检查。

【诊断要点】

1. 外伤史。

2. 全身情况。

3. 局部情况　局部有肿胀、畸形、青紫瘀斑、骨擦音或骨擦感、假关节活动。

4. X 线片检查　可明确骨折的部位和分类。

【治疗】

骨折治疗原则是复位、固定、功能锻炼。

1. 复位

（1）复位标准：分为解剖复位和功能复位。必须达到功能复位，争取达到解剖复位。

（2）复位时间：尽快进行复位，若全身情况不允许或局部软组织肿胀严重，需待全身或局部情况好转后再进行复位。

（3）复位的方法：在良好的麻醉下，进行手法复位、牵引复位和切开复位。切开复位应注意适应证。切开复位指征包括：①手法复位未达到功能复位；②关节内骨折，需解剖复位；③骨折断端间有软组织嵌顿；④多发性或同一肢体多发性骨折，或同一骨多段骨折；⑤合并重要血管、神经损伤的骨折；⑥有畸形愈合的陈旧性骨折，对患肢功能有影响者。

2. 固定　固定的方法有内固定法和外固定法之分。

（1）固定的作用：①维持复位，以利骨折愈合；②减轻疼痛，便于护理；③为关节和肌肉的活动锻炼创造条件。

（2）固定的方法：①外固定法：包括小夹板法、石膏绷带法及外固定器法。小夹板法、石膏绷带法和各种塑料支具适用于四肢闭合性骨干骨折。小夹板法的操作要点是必须加衬垫，保持固定的适宜松紧度，布带可上下移动1cm，应严密观察。石膏绷带的塑形能力好，固定可靠。塑料支具较轻便，其使用同石膏绷带。注意各种外固定均有发生骨筋膜室高压综合征的可能，因此外固定后3天内必须严密观察骨折远端的感觉、运动、循环变化。外伤早期伤员多使用外固定便于运送。固定范围必须包括骨折的远、近关节。外固定器法适用于感染性、Ⅲ度开放性骨折或关节内骨折。②内固定法：骨折复位后，利用内固定材料，如钢钉、钢板、髓内钉及克氏针等固定骨折断端，以维持骨折端稳定性和促进骨折愈合。一般四肢长管骨骨折时以髓内钉固定为主。

3. 功能锻炼　功能锻炼的作用是促进骨折愈合和恢复功能。可在理疗师帮助下，利用器械与仪器促进伤后骨折关节功能恢复，避免发生骨折病（肌肉萎缩、关节僵硬、骨质疏松）。

思考题

1. 骨折的临床表现及治疗原则有哪些？
2. 骨折发生后，内外固定后应该注意观察什么？
3. 骨折愈合的影响因素有哪些？

（王　清）

第二节　脊柱骨折及脊髓损伤

目的要求

1. 熟悉胸椎、腰椎骨折的损伤机制、分类、临床表现、治疗原则及脊髓损伤的表现和救治原则。
2. 了解脊柱骨折的诊断和急救方法。
3. 了解颈椎骨折诊断及治疗方法。
4. 了解颈椎骨折颈脊髓损伤的六大并发症及其处理。

知识要点

脊柱骨折（fracture of the spine）以胸腰段（T_{11}-L_2）骨折多见，由于其并发脊髓和马尾神经损伤，有很高的致残率，并可危及患者的生命。目前高能量损伤（车祸、高处坠落）是引起胸椎、腰椎骨折的重要原因。

实习方法

通过教师病例示教，了解脊柱骨折临床表现及治疗方法。教师指导学生床前采集患者病史、查体。使学生掌握脊柱骨折时各脊椎脊髓神经根损伤平面的特点，以及损伤的预后。教师结合临床病例向学生讲解颈椎骨折并脊髓损伤的六大并发症及其特点以及其防治措施。

【采集病史】

问　诊

1. 外伤史,包括受伤时间、部位、姿势、机制等。
2. 脊柱骨折的疼痛部位、肿胀、畸形及功能障碍情况。
3. 伤后运送搬运方式,治疗过程。
4. 有无四肢活动障碍和感觉异常、大小便障碍等。
5. 既往病史。

查　体

1. 检查患者神志、呼吸、循环等全身情况有无异常。
2. 检查局部情况
(1) 可有局部疼痛、肿胀、畸形。
(2) 可有脊髓及马尾神经损伤表现,即损伤平面以下运动及感觉障碍。
(3) 检查是否合并其他脏器的损伤。

辅　助　检　查

1. 一般检查　包括血常规、出凝血时间、尿常规、大便常规、心电图、腹部超声检查等。
2. 特殊检查　包括 X 线片、CT、MRI 检查等。

【诊断要点】

1. 有明确外伤史。
2. 有局部疼痛、肿胀、畸形,有无运动及感觉功能障碍。
3. X 线片、CT、MRI 可明确脊柱、脊髓损伤部位及类型。
4. 全身检查以排除其他系统损伤。

【治疗】

1. 抢救搬运　正确的搬运患者(颈托制动保护颈椎,怀疑损伤者按颈椎骨折处理,胸腰椎应整体翻身保护)。
2. 保守治疗　单纯而稳定的脊柱骨折采取卧床休息,3 周左右行腰背肌功能锻炼并可适当下地活动。3 个月后复查行 X 线检查,可逐渐增加下地时间。
3. 手术治疗
(1) 手术目的:解除脊髓神经根压迫和重建脊柱稳定性,恢复脊髓序列。
(2) 手术指征:①脊柱骨折、脱位,脊柱不稳定;②脊柱骨折伴神经损伤,需手术解除神经压迫。
(3) 固定方式:①前路固定常用钉板系统或钉棒系统;②后路固定常用椎弓根螺钉系统。

4. 并发症防治

（1）肺部感染：雾化排痰，使用抗生素，肺部功能锻炼；必要时气管插管或气管切开。

（2）尿路感染：正确插入导尿管，定时排尿，训练膀胱功能。加强尿道护理，尽早拔出导尿管，口服小苏打碱化尿液。

（3）预防深静脉血栓：加强下肢主、被动功能锻炼，使用抗凝药物预防。

（4）褥疮：定期翻身，避免骨凸部位软组织长时间压迫缺血坏死。

（5）中枢性高热：将患者置于 24~26℃空调环境，物理降温，肌注赖氨匹林等药物。

（6）低钠血症：高盐饮食，静脉输注高渗氯化钠等。

思考题

1. 颈、胸、腰椎骨折的分类及其急救原则是什么？
2. 全瘫和不全瘫的鉴别诊断有哪些？

（王　清）

第三节　腰腿痛及颈肩痛

目的要求

1. 熟悉腰腿痛及颈肩痛的病因、发病机制。
2. 掌握腰椎间盘突出症和颈椎病的临床表现和诊断、治疗原则。

知识要点

腰腿痛、颈肩痛（low back and sciatic pain, cervical-shoulder pain）的症状和病因以退行性病变和损伤最常见，常与职业和生活、劳动习惯方式有关，其疼痛性质常为局部疼痛、放射痛，疼痛类型对腰腿痛、颈肩痛的诊断有重要意义。

一、腰椎间盘突出症

腰椎间盘突出症为腰椎间盘的生理结构损伤，髓核突出导致神经结构受压而出现以腰痛、腿痛、下肢麻木、无力等主要表现的一组临床综合征。

腰椎间盘突出症的主要病因为腰椎间盘退行性改变，好发于青壮年，男女发病率之比为 4:1~6:1，80% 的腰椎间盘突出症患者年龄在 20~50 岁，90% 以上腰椎间盘退行病变出现在 L_4、L_5 和 L_5、S_1 两椎间隙，其中又以前者多见。

实习方法

学生借助腰腿痛典型病例了解腰椎间盘突出症的病因和发病机制。通过床前采集病史、查体明确腰椎间盘突出症的诊断、鉴别诊断方法及临床治疗原则。

【采集病史】

问　诊

1. 年龄。
2. 有无诱发因素,包括腰姿不正,突然负重,腰部外伤。
3. 询问腰痛,坐骨神经痛,大小便情况。

查　体

1. 可见脊柱生理弧度改变,腰椎侧突,活动受限情况。
2. 局部叩压痛。病变棘突间及棘突旁 1cm 处按压有压痛和放射痛。
3. 直腿抬高加强试验是否阳性。
4. 神经系统感觉异常,肌力下降及反射减弱或消失。

辅 助 检 查

X 线片、X 线造影(脊髓造影)、CT、MRI 检查是腰椎间盘突出症的主要检查方法。

【诊断要点】

1. 年龄。
2. 由于行走、负重和腹压增加诱发的腰痛、坐骨神经痛症状。腰椎间盘突出症患者腰痛发生率可达 91%,坐骨神经痛发生率可达 97%。
3. 脊柱姿态改变、局部压痛、神经系统改变、直腿抬高加强试验呈阳性。
4. X 线片、CT、MRI 检查能准确显示病变间隙、突出物方向及大小、神经受压情况。

【治疗】

1. 非手术治疗　非手术治疗可使 80% 患者症状缓解或治愈。非手术治疗的指征:①年龄、初次发作或病程短;②症状轻且休息后症状缓解。
2. 手术治疗　严格保守治疗半年无效或神经受压严重者可行椎间盘及髓核摘除术,严重的神经损伤或马尾损伤需急诊手术。

二、颈 椎 病

颈椎病(cervical spondyelosis)的主要病因是颈椎退行性病变,多见于中老年男性。颈椎病可分为颈型、神经根型、脊髓型、椎动脉型、交感神经型、食道压迫型和混合型 7 类。

实习方法

教师通过典型病案示教,加深学生对颈椎病的病因、发病机制及治疗原则的了解。教师指导学生阅读影像学资料(如 CT、MRI、脊柱 X 线片等)。

【采集病史】

问　诊

应以 7 种类型的颈椎病的主要表现特点进行问诊,包括:

1. 脊髓损害症状,如下肢僵硬、麻木、无力、行走费力、躯体束带感等。
2. 上肢神经损害症状,如颈肩痛、上肢疼痛麻木、无力、手精细动作能力下降。
3. 是否有交感神经兴奋或抑制的症状,如头痛、头晕、耳鸣,心跳过速或过缓的症状。
4. 是否有脑供血不足,如头昏、头痛。
5. 有无颈部疼痛,颈背部僵硬,沉重感。
6. 有无吞咽困难。

查　体

1. 可有头颈姿势异常,上肢肌萎缩,局部有压痛,上肢活动受限。
2. 可有上肢牵拉试验,压头试验阳性。
3. 可有下肢感觉障碍、生理反射亢进、肌张力亢进、病理反射阳性。

辅 助 检 查

1. X 线片、CT、MRI 检查多能确诊。
2. 神经肌电图可帮助判断脊髓病变、脊髓压迫或神经根损伤。
3. 血管造影椎动脉 3D-CT 可了解椎动脉畸形及压迫等。

【诊断要点】

1. 职业、工种。
2. 病史、症状。
3. 查体。
4. 辅助检查依据以上资料,可明确患者所患颈椎病的类型。交感型颈椎病与椎动脉型颈椎病症状相似,应仔细加以辨别。

【治疗】

1. 保守治疗　包括头带牵引、理疗、颈操锻炼,非甾体类消炎药物,肌肉松弛剂和营养神经药物。
2. 手术治疗　主要目的是解除脊髓压迫、重建颈椎稳定性和恢复颈椎弧度。包括前路手术和后路手术治疗。

思 考 题

1. 颈椎病的定义是什么?怎样分型?
2. L_4 至 L_5,L_5 至 S_1 椎间盘突出症的定位体征有哪些?

（王　清）

第四节　脊柱畸形

目的要求

1. 熟悉青少年特发性脊柱侧凸的病理改变、临床表现、测量方法、治疗原则。
2. 了解其他脊柱侧凸的原因及分类。

知识要点

特发性脊柱侧凸（adolescent idiopathic scoliosis）好发于青少年胸腰段，由于可造成严重的外观畸形及影响胸廓、心肺发育，严重者并发神经损害，给青少年带来严重的身心健康危害，故应尽量做到广普查、早发现、早治疗。

实习方法

根据教师的病例示教，学生应了解青少年特发性脊柱侧凸的临床表现、测量方法、治疗原则。教师指导学生采集病史、查体、畸形测量，使学生掌握青少年特发性脊柱侧凸的病理改变、临床表现、测量方法以及治疗方案的选择。

【采集病史】

问　诊

1. 患者基本信息、畸形发现时间、有无进展、有无伴随神经症状。
2. 月经史、目前身高、身高增长情况。
3. 对日常活动情况的影响，对于治疗的要求。

查　体

1. 检查全身情况　重点是胸廓畸形程度（剃刀背）、心肺功能检查。
2. 畸形检查　棘突滑动触诊法，脊柱前屈、后伸、左右侧屈等活动度检查。
3. 神经系统检查　四肢及躯干感觉、运动、反射、病理征等。
4. 是否合并其他体表异常　如咖啡牛奶斑、雀斑、神经纤维瘤等。

辅 助 检 查

1. 一般检查　三大常规、血凝、肝肾功能。
2. 特殊检查　X 线、CT、MRI、肺功能、心脏超声等。

【诊断要点】

1. 明确畸形发现历史，可伴有进行性加重。
2. 体格检查明确畸形表现。

3. 辅助检查明确畸形的范围、程度、分型。

【治疗】

1. 原则　广普查、早发现、早治疗。
2. 保守治疗　观察：侧凸角度 Cobb 角 <35°；支具：每年进展 >5° 且 Cobb 角 >35°。
3. 手术　发育未成熟者，Cobb>40° 且有进展趋势；发育成熟者 >50°。

思考题

1. 为什么青少年特发性脊柱侧凸应尽量做到广普查、早发现、早治疗？
2. 青少年特发性脊柱的病理改变是什么？
3. 青少年特发性脊柱的治疗原则是什么？

（王　清）

第五节　脊柱结核

目的要求

1. 掌握脊柱结核的早期诊断方法和治疗原则。
2. 熟悉脊柱结核的临床表现，影像学表现。
3. 熟悉脊柱结核保守治疗和手术治疗适应证。

知识要点

脊柱结核（spinal tuberculosis）占全身骨关节结核的首位（50%），其中以椎体结核占大多数，附件结核罕见。在整个脊柱中，腰椎活动度最大，腰椎结核发生率也最高，胸椎次之，颈椎更次之。脊柱结核分型：中央型、边缘型、骨膜下型、附件结核、结核脓肿。随着医疗设备的更新、诊疗水平的提高以及对脊柱结核的认识逐渐加深，绝大多数脊柱结核通过单纯全身抗结核药物或联合手术治疗能明显提升患者生存率。

实习方法

对典型病例进行讲解，使学生了解脊柱结核的临床表现、实验室检查、影像学表现及治疗原则。

【采集病史】

问　诊

1. 年龄，既往有无肺结核病史或结核患者接触史。

2. 是否有低热、盗汗、精神食欲减退、消瘦、全身乏力等全身结核中毒症状。

3. 是否有颈肩部和腰骶部等局部疼痛,四肢麻木和乏力等表现。

查 体

1. 脊柱有无后凸、前凸、侧凸畸形,有无包块、有无窦道、瘘管。

2. 脊柱各棘突、椎间隙有无压痛、叩击痛,有无包块。

3. 有无感觉减退,肌力下降,浅反射、深反射改变,瘫痪。

4. 四字试验、拾物试验、Thomas 征。

辅 助 检 查

1. 实验室检查 血常规 + 血沉、结核杆菌培养、痰涂片、结核菌素试验(purified protein derivative,PPD)、分子鉴定等辅助检查。

2. 影像学检查 X 线、CT、MRI、ECT 等辅助检查。

【诊断要点】

1. 既往有无肺结核病史或结核患者接触史。

2. 有无低热、盗汗、食欲减退、消瘦、全身乏力等全身结核中毒症状。

3. 查体局部压痛、叩击痛,可出现后凸畸形及脊柱活动受限,拾物试验阳性。

4. 活动期血沉加快,脊柱结核合并神经损害者可在脊髓受压平面以下出现不完全或完全瘫痪。

5. 影像学检查提示可有寒性脓肿形成,不规则骨质破坏,可伴椎体塌陷及空洞、死骨形成,多有椎间隙变窄或消失。

【治疗】

1. 全身营养支持治疗。

2. 抗结核药物治疗。

3. 手术治疗为脊柱结核治疗的辅助治疗方式,目的为病灶清除、神经减压、植骨融合、畸形矫正、重建脊柱稳定性。

4. 手术指征:①出现脊髓受压症者尽早手术;②寒性脓肿及窦道形成伴反复感染,非手术治疗无效;③脊柱后凸畸形及进行性加重后凸畸形;④脊柱稳定性破坏。

思考题

脊柱结核药物治疗的原则是什么?

（王 清）

第六节　脊柱肿瘤

目的要求

1. 熟悉脊柱肿瘤的分类,良恶性肿瘤的鉴别诊断。
2. 了解脊柱常见肿瘤的临床表现、诊断要点和治疗原则。

知识要点

脊柱肿瘤(Tumors of the Spine)常由于肿瘤组织直接破坏脊椎骨质,导致脊柱稳定结构损坏并累及脊髓神经根等重要结构,致残、致死率高。脊柱肿瘤占全身骨肿瘤的 6%~10%,可分为原发性和转移性肿瘤,而转移性骨肿瘤则占脊柱肿瘤半数以上,转移性肿瘤以乳腺癌、肺癌、前列腺癌最为常见。

实习方法

对典型病例进行讲解,使学生了解常见的脊柱原发性肿瘤及转移性肿瘤的临床表现、实验室检查、影像学表现及治疗原则。

【采集病史】

问　诊

1. 年龄　既往有无恶性肿瘤病史,有无轻微外伤致骨折病史。
2. 是否有夜间痛、贫血、消瘦、恶病质等全身症状。
3. 是否有脊髓受压及神经根损害、坐骨神经痛等全身症状。

查　体

1. 脊柱有无畸形,有无包块、有无窦道、瘘管。
2. 脊柱各棘突、椎间隙有无压痛、叩击痛。
3. 有无感觉减退,肌力下降,浅反射、深反射改变。

辅助检查

1. 实验室检查　血常规+血沉、碱性磷酸酶、肿瘤标志物等辅助检查。
2. 影像学检查　X线、CT、MRI、ECT、PET-CT、骨密度等辅助检查。

【诊断要点】

1. 有无肿瘤病史。
2. 可有夜间痛、贫血、消瘦、恶病质、脊髓受压等全身症状。

3. 查体局部压痛、叩击痛明显,有时可触及包块,存在脊髓神经根受压体征。

4. 实验室检查提示,贫血、碱性磷酸酶升高、肿瘤标志物升高;影像学可有单节或多节段椎体破坏,多侵犯椎弓根,病理检查为金标准。

5. 典型 X 线片表现,若系椎体转移肿瘤,多呈椎体的溶骨性破坏;成骨性椎体肿瘤多见于前列腺癌转移。骨巨细胞瘤多呈偏心性、溶骨性、膨胀性骨破坏。CT 可以发现脊柱椎弓根破坏,MRI 显示椎体和椎管周围软组织包块,脊髓受压情况。

【治疗】

1. 良性肿瘤的治疗以手术切除为主。

2. 严格掌控手术适应证,转移性肿瘤具备以下条件的考虑手术治疗:

(1)预期生存期大于 6 个月。

(2)脊柱不稳定,脊髓、神经根及受压症状进行性加重。

(3)一般状况可能耐受手术,放化疗不明感,脊髓受压。

(4)经皮穿刺活检失败或难以实现。

3. 对手术困难者非手术治疗

(1)全身支持治疗。

(2)全身放化疗、免疫治疗、激素治疗、骨溶解抑制剂和生物治疗等。

思考题

1. 脊柱转移瘤的特征是什么?

2. 脊柱肿瘤的诊断治疗原则是什么?

（王　清）

第十章

烧伤外科疾病

目的要求

1. 掌握烧伤伤情的判断及烧伤休克期补液治疗。
2. 熟悉烧伤急救。
3. 了解烧伤病理及修复。
4. 拓展烧伤与全身性外科感染的关系。

知识要点

烧伤（burn）是由热力作用所引起的组织损伤。常见致伤原因为火焰、热液（水、汤、油等）、蒸汽、高温气体、激光、炽热金属液体或固体（如钢水、钢锭）等。电能、化学物质、放射线等所致的组织损害和临床过程与热力烧伤相近，因此，临床上习惯将其归在烧伤范畴。烧伤伤情判断主要依据烧伤面积估算结合烧伤深度的识别。

一、烧伤面积估算

1. 中国9分法，
（1）成人：头面颈（$1 \times 9\%$）+ 双上肢（$2 \times 9\%$）+ 躯干（$3 \times 9\%$）+ 双下肢（$5 \times 9\%$）+1%
（2）儿童：头面颈：9%+（12－年龄）%

双下肢：46%－（12－年龄）%

2. 手掌法：病员手掌、五指自然并拢，为体表面积的1%。

烧伤深度的识别：采取三度四分法即Ⅰ度、浅Ⅱ度、深Ⅱ度、Ⅲ度。

两者结合可对烧伤严重程度分度：

（1）轻度：Ⅱ°烧伤面积10%以下。

（2）中度：Ⅱ°烧伤面积11%~30%，或Ⅲ°烧伤面积<10%。

（3）重度：①Ⅱ°烧伤面积31%~50%；②Ⅲ°烧伤面积11%~20%，或面积不足者伴有休克、吸入性损伤、较重的复合伤。

（4）特重烧伤：①烧伤总面积>50%；②Ⅲ°烧伤面积>20%。

二、烧伤现场急救、转送

1. 迅速去除致伤原因。

2. 妥善保护创面,用干净敷料或布类保护。

3. 保持呼吸道通畅,如有 CO 中毒者,应移至通风处,并给氧气。

4. 其他救治措施:

（1）严重大面积烧伤早期尽量避免长途转送,就地抗休克治疗;如必须转送,也应保持静脉输液,保持呼吸道通畅。

（2）安抚病员,镇静止痛,有心跳呼吸停止、复合伤等危及生命者,应立即相应的急救处理。

初期处理:

1. 轻度烧伤清创包扎疗法（四肢等便于包扎部位）、暴露（头面颈、会阴不便包扎部位）,应用抗生素、破伤风抗毒素（tetanus antitoxin, TAT）。

2. 中重度烧伤应采取

（1）了解病史、记录生命体征（血压、脉搏、呼吸）,注意有无呼吸道烧伤（吸入性损伤）及其他复合伤,严重吸入性损伤者需及早气管切开。

（2）立即建立静脉通道补液。

（3）留置尿管,观察尿量、尿比重、尿 pH,并注意有无血红蛋白尿。

（4）颈、躯干（胸）、四肢深度环形创面,应行焦痂切开减压。

（5）估算面积深度,制订第一个 24 小时输液计划。

（6）大面积烧伤一般采用暴露疗法,应用抗生素、TAT。

实习方法

教师指导学生病床前采集患者病史、检查体格,结合辅助检查结果,讨论、分析病情,作出诊断并拟定治疗方案。教师结合临床并紧密联系前面所学休克、感染等章节内容,重点讲解烧伤伤情的判断及烧伤休克期补液治疗,烧伤急救。拓展:烧伤与全身性外科感染的关系,最后教师结合临床对实习内容进行总结。

【采集病史】

问　诊

1. 烧伤经过及入院前治疗情况。

2. 判断烧伤伤情。

3. 有无吸入性损伤。

4. 有无复合伤。

查　体

1. 烧伤部位　是否有环状焦痂,肢（指、趾）端循环情况,创面渗出及伴有的症状,有无呼吸道烧伤情况。如来院时创面已感染,应检查创面感染情况。如系电烧伤,应检查电流出入口。

2. 烧伤面积　烧伤面积的估计,应依创面所占全身体表面积的百分比计算。

3. 烧伤深度　注意烧伤部位的颜色、水疱的大小、创面基底的颜色及伴同的表现。

辅 助 检 查

1. 血常规　注重红细胞比容、白细胞计数及中性粒细胞比例、血小板计数。

2. 尿常规　注重尿比重、有无血尿、尿糖等情况。

3. 肝功能指标。

4. 肾功能指标。

5. 电解质及营养指标。

6. 血糖及酮体情况。

7. 血气分析注重有无酸碱平衡紊乱情况。

8. 创面分泌物及痰、血液、尿液、大便培养(注意结合全身情况分析培养结果的意义)。

9. 心电图、超声、X 线及 CT 检查(注意手术耐受性)。

【诊断要点】

1. 有烧(烫)伤史。

2. 有烧(烫)伤创面。

3. 吸入性损伤者多在密闭室内烧伤;伴面、颈和前胸部烧伤,特别口、鼻周围深度烧伤;鼻毛烧焦,口唇肿胀,口腔、口咽部红肿有水疱或黏膜发白;刺激性咳嗽,痰中有炭屑;声嘶、吞咽困难或疼痛;呼吸困难和(或)哮鸣;纤维支气管镜检查发现气道黏膜充血、水肿、黏膜发白、坏死、剥脱等,是诊断吸入性损伤最直接和准确的方法。

【治疗】

1. 烧伤休克防治

伤后第一个 24 小时

成人:S×1.5ml×kg + 基础水分 2000ml

广泛深度烧伤或小儿:S×2ml×kg+ 基础水分 2000ml

小儿另按年龄体重计算

补液的质:

面积较小浅度烧伤:胶:晶 =0.5:1

面积较大深度烧伤:胶:晶 =1:1

基础水分为:5%G.S

补液的速度:

伤后前 8 小时输入一半

伤后 16 小时补入另一半

伤后第 2 个 24 小时:补液量为计算量 1/2+ 基础水分 2000ml

2. 延迟复苏者

伤后第一个 24 小时:

成人：S×2.6ml×kg+基础水分 2000ml（胶体液与电解质液比例 1∶1）

伤后第二个 24 小时：

成人：S×1ml×kg+基础水分 2000ml（胶体液与电解质液比例 1∶1）

小儿另按年龄体重计算

注意：①需在有创的血流动力学指标监测下；②容量补充＋动力扶持；③增补 1.25% 碳酸氢钠；④强调休克监测。

烧伤全身性感染诊断

1. 性格（神志）改变：兴奋、多语、幻觉、谵妄。
2. 体温骤升骤降，幅度（1~2℃），高热伴寒战、体温不升。
3. 心率加快（成人常在 140 次 / 分以上）。
4. 呼吸急促。
5. 创面骤变常可一夜之间出现创面生长停滞创缘变锐、干枯、出血坏死斑等。
6. 白细胞总数骤升或骤降。
7. 血培养阳性（寒战时抽血）。

烧伤全身性感染防治

1. 积极正确纠正休克 正确处理创面，早期切（削）痂植皮。
2. 应用抗生素 抗生素使用依据血培养、创面培养或联合判断。
3. 其他综合措施 营养支持：肠内与肠外结合。

纠正水、电解质、酸碱平衡等。

脏器功能维护。

思考题

请给出一个男性，50 岁，面颈部、双上肢及躯干前侧深二度烧伤 2 小时入院患者第一个 24 小时的补液方案。

（熊爱兵 李 颖 夏德林）

第十一章

小儿外科疾病

第一节 小儿普外疾病

目的要求

1. 掌握小儿急性阑尾炎的诊断、鉴别诊断和治疗。
2. 了解小儿急性阑尾炎的病因、临床病理分型、并发症及其处理。
3. 了解阑尾切除术的操作步骤。

知识要点

急性阑尾炎是小儿常见的外科急腹症,占小儿急腹症的 1/4 左右。可以发生在任何年龄段,以 6~12 岁为高峰。5 岁以下相对减少,但年龄越小、症状越不典型、穿孔率越高、误诊越多。其病理变化分为单纯性阑尾炎、化脓性阑尾炎、坏疽性阑尾炎、穿孔性阑尾炎和阑尾周围脓肿。

一、小儿急性阑尾炎

实习方法

教师将学生分成小组,每 4~5 人一组分别查看患者,包括详细的询问病史和查体。每组选择 1 人汇报本组病例的情况,总结主要病史和阳性体征,小组其他人补充,最后教师评价指出不足和错误并讲解。

【采集病史】

问　诊

1. 既往史及年龄。
2. 腹痛部位。
3. 腹痛的性质与程度。
4. 诱发、加重或缓解腹痛的因素。
5. 腹痛的伴随症状,如发热、寒战、盗汗、食欲缺乏、体重下降等;消化系统症状如恶心、呕吐、腹泻等。

6. 曾接受过什么治疗。

查 体

1. 检查腹痛的部位、性质和程度、与体位的关系。

2. 全身检查,注意有无发热、皮肤苍白、黄染、出血点、腹痛与发热、黄染是否同时出现、有无体表淋巴结肿大等。

特别注意:由于婴幼儿查体不能配合,年长儿亦不能准确定位,因此对腹痛儿童进行体格检查时,应耐心仔细,反复检查。检查时应首先观察患儿的面色、表情、体位、精神状态、呼吸、皮疹等一般情况,腹部检查应按视、触、叩、听顺序全面进行。

辅 助 检 查

1. 诊断性腹腔穿刺 对小儿急性阑尾炎,先可考虑腹腔穿刺检查,并行脓细胞涂片。

2. 实验室检查 血常规,生化检查,凝血检查,输血前检查。

3. 影像学检查 超声检查,CT 检查。

【诊断要点】

1. 病史 转移性右下腹痛或右下腹持续性痛(胃肠道症状,感染中毒表现)。

2. 体征 右下腹固定压痛、反跳痛及肌紧张。

3. 辅助检查 血常规,超声。其中体征更具有客观性,诊断价值最大。

【治疗】

治疗原则:72 小时内,无论是何种类型的急性阑尾炎均需要手术切除阑尾,避免感染扩散。72 小时后阑尾炎,手术往往不能消除病灶,且可破坏已形成的粘连,使感染扩散,故多用非手术疗法。如已成为局限性阑尾周围脓肿,抗炎治疗症状无减轻,可先行脓肿切开引流,待痊愈后再择期切除阑尾。

1. 非手术治疗

(1)适应证:急性单纯性阑尾炎,症状轻,家属选择非手术治疗。病程超过 3 天,阑尾已穿孔,形成局限性脓肿且张力不高,全身炎症反应不重。

(2)治疗措施:抗生素的应用、中药外敷、维持内环境稳定等。

2. 手术治疗

(1)方式:传统的剖腹阑尾切除术和腹腔镜下阑尾切除术均可选用。

(2)术后常见并发症:切口感染、腹腔残余感染、肠梗阻等。

思 考 题

1. 简述小儿急性阑尾炎的临床表现及诊断。

2. 简述小儿急性阑尾炎的鉴别诊断。

3. 简述小儿急性阑尾炎的治疗原则。

二、先天性胆管扩张症

目的要求

1. 掌握先天性胆总管囊肿的诊断、鉴别诊断和治疗。
2. 了解先天性胆总管囊肿的病因、临床病理分型、并发症及其处理。
3. 了解先天性胆总管囊肿的手术方式和术后并发症等。

知 识 要 点

先天性胆管扩张可以发生在肝内外胆管，以胆总管囊状扩张最常见，又称先天性胆总管囊肿（congenital choledochal cyst），是小儿常见的先天型胆道发育畸形，胰胆管合流异常是公认的病因之一。任何年龄均可发病，以婴幼儿及学龄儿童多见，成人发病占 5%~10%，有的终身不发病。

实 习 方 法

教师在示教室讲明实习目的、内容、步骤及具体要求；带习教师带领实习生入病室示范，如正确询问病史、规范化体格检查等。各组到指定（重点）的病例床前实习，询问病史并做可行的体检，酌情阅读影像学资料；全小组熟悉病历，重点是了解辅助检查的结果。教师做小结。

【采集病史】

问　　诊

1. 既往史及年龄。
2. 腹痛部位、性质与程度，诱发、加重或缓解腹痛的因素。
3. 腹痛的伴随症状，如发热、寒战、盗汗、食欲缺乏等；消化系统症状如恶心、呕吐、腹泻等。
4. 腹部包块所在部位、发现的时间、生长的速度等。
5. 黄疸，皮肤黄染开始的部位、速度、程度及大小便颜色。
6. 曾接受过什么治疗。

查　　体

1. 先天性胆总管囊肿在临床检查中，常常无阳性发现，主要检查上腹部是否有压痛及包块存在。
2. 腹痛部位、性质和程度、与体位的关系。
3. 腹部包块，注意包块的位置、大小、形态、质度、有无压痛及移动度等。

辅 助 检 查

1. 实验室检查　血常规，CRP、ESR，肝功能，淀粉酶（血、尿、胆汁），电解质、动脉血气分析),胆汁培养、血培养。

2. 影像学检查 超声、CT、MRI、MRCP、PTC、ERCP 及术中胆道造影。

【诊断要点】

1. 兼有腹痛、黄疸及包块者临床比例并不高,且多数合并有肝胆胰系统疾病。单纯根据临床表现其确诊率甚低。

2. 由于超声、CT、MRI 等影像学技术的应用,胆管扩张症的确诊已变得容易了,在术前需要明确肝内外胆管的影像,胰胆管合流情况,为手术方式的选择提供依据。

【治疗】

1. 抗感染、保肝、纠正水电解质紊乱。

2. 补充维生素。

3. 抑制胰酶治疗。

4. 一经确诊就需要手术治疗。如囊肿切除(包括胆囊切除)、胰胆分流及胆管重建手术已成为治疗先天性胆管扩张症的标准手术。随着腔镜技术的推广和器械的改进,腹腔镜下囊肿切除(包括胆囊切除)胆管重建微创手术已在广泛开展。

思考题

1. 简述小儿胆管扩张症的临床表现及诊断。

2. 简述小儿胆管扩张症的鉴别诊断。

3. 简述小儿胆管扩张症的治疗原则。

目的要求

1. 掌握急性肠套叠的诊断、鉴别诊断和治疗。

2. 了解急性肠套叠的病因、临床病理分型、并发症及其处理。

3. 了解急性肠套叠的手术方式和术后并发症等。

知识要点

急性肠套叠是指肠管及相应的肠系膜套入邻近肠腔内引起的肠梗阻,是婴幼儿期最常见的急腹症。1 岁以内发病最多,尤其 4~10 个月龄为高峰期。男孩发病多于女孩。春夏两季发病较多。90% 以上为原发性,发生套叠的肠管多为邻近回盲部,以回结型套叠为主要类型。

三、急性肠套叠

实习方法

教师选择急性肠套叠病历中有典型病史和体征及较完善辅助检查结果的(如 X 线片、

CT片、各种生化指标及常规化验等)病例1~2例,并进行讲解。后将学生分组,分别查看患者,包括详细的询问病史和查体。每组选择1人汇报本组病例的情况,总结主要病史和阳性体征,小组其他人补充,最后教师评价指出不足和错误并讲解。

【采集病史】

问 诊

1. 既往史及年龄。
2. 腹痛部位、性质与程度,诱发、加重或缓解腹痛的因素。
3. 腹痛的伴随症状,如发热、寒战、盗汗、食欲缺乏等;消化系统症状如恶心、呕吐、腹泻等。
4. 阵发性哭闹,哭闹持续时间,间歇性时间,哭闹不安,屈腿,两臂乱动或以手抓按腹部,面色苍白,出汗。
5. 腹部包块所在部位、发现的时间等。
6. 便血颜色、次数,性状及量。
7. 曾接受过什么治疗。

查 体

1. 全身检查 有无发热,面色有无苍白,有无食欲不振或拒乳。精神状态有无脱水、昏迷及休克等中毒症状。
2. 腹部包块 注意包块的位置、大小、形态、质度、有无压痛、移动度以及触痛有无哭闹等。
3. 肛门指检 肛门口有无外痔,肛门括约肌紧张度,肠腔内粪块情况。指套退出后有无染血。

辅 助 检 查

1. 实验室检查 血常规,生化+电解质。
2. 影像学检查 超声,空气灌肠,CT。

【诊断要点】

1. 症状 阵发性哭闹、呕吐、便血、腊肠样肿块。一个或两个症状均要考虑该病,三个可确诊。
2. 腹部超声。
3. 空气灌肠可确诊。

【治疗】

1. 非手术治疗 超声或X线下空气灌肠复位,95%以上成功。
2. 手术治疗 空气灌肠复位失败或全身情况差者,行开腹或腹腔镜辅助下手法复位或肠切肠吻术。

思 考 题

1. 简述小儿急性肠套叠的临床表现及诊断。
2. 简述小儿急性肠套叠的鉴别诊断。
3. 简述小儿急性肠套叠的治疗原则。

四、先天性巨结肠

目的要求

1. 了解先天性巨结肠的病理分型。
2. 掌握先天性巨结肠发病特点,诊断方法。
3. 了解先天性巨结肠的临床特点及它们的治疗原则。

知 识 要 点

先天性巨结肠是指由于各种原因导致的受累肠壁内神经节细胞缺如,引起近端结肠被动扩张肥厚的继发性病变,其病理实质是肠管无神经节细胞症(aganglionosis)。本病由丹麦医生 Hirschsprung 首先描述,所以也将该症称为 Hirschsprung 病(HD)。此病发病率高,居先天性消化道畸形第二位。根据无神经节细胞受累范围常分为超短段型、短段型、常见型、长段型及全结肠型。

实 习 方 法

教师选择先天性巨结肠病历中有典型病史和体征及较完善辅助检查结果的(如 X 线片、CT 片、各种生化指标及常规化验等)病例 1~2 例,并进行讲解。后将学生分组,分别查看患者,包括详细的询问病史和查体。每组选择 1 人汇报本组病例的情况,总结主要病史和阳性体征,小组其他人补充,最后教师评价指出不足和错误并讲解。

【 采集病史 】

问　　诊

1. 既往史及年龄。
2. 胎便排出情况,出生后多长时间排出胎便,排出胎便颜色、次数,性状及量。
3. 腹胀发生的时间,是否为突发,还是进行性加重;与腹泻、便秘的关系。
4. 呕吐发生的时间、频率、呕吐物的气味、性状、量、加重或缓解因素。
5. 曾做过什么检查,接受过什么治疗。

查　　体

1. 腹部腹围,是否伴有腹壁静脉怒张,肠型及蠕动波,可否触及肠石。

2. 直肠指检肛门口有无外痔,肛门括约肌紧张度,直肠壶腹部有无空虚感,肠腔内粪块情况,有无"爆破样"排便、排气。

辅 助 检 查

1. 实验室检查　血常规,生化 + 电解质。
2. 影像学检查
（1）X 线检查,直立前后位摄片。
（2）钡剂灌肠（包括延迟摄片）。
（3）肛管直肠测压检查。
（4）直肠黏膜吸引活检。

【诊断要点】

1. 新生儿期多有急性肠梗阻表现,常于半个月后自行缓解,缓解十余天后出现排便困难,腹胀,常 3~7 天不能自行排便,最多者可达十余天。肛诊可有裹手感,指出后出现爆发性排便。
2. X 线钡剂灌肠。
3. 直肠肛管测压。
4. 直肠活检。
5. 组织化学检查方法。

【治疗】

1. 非手术治疗包括回流洗肠、扩肛等。
2. 手术治疗
（1）肠造瘘术:是在非手术治疗无效、又不能实施根治性手术时的过渡性治疗措施。
（2）根治性手术:单纯经肛门直肠肌鞘内结肠切除近端拖出吻合术,腹腔镜辅助腹会阴直肠肌鞘内结肠切除近端拖出吻合术。

思 考 题

1. 简述先天性巨结肠的临床表现及诊断。
2. 简述先天性巨结肠的鉴别诊断。
3. 简述先天性巨结肠的治疗原则。

目的要求

1. 掌握肛周脓肿的诊断方法及治疗原则。
2. 了解肛周脓肿的病因及病理。
3. 了解肛周脓肿的临床表现。

知 识 要 点

肛周脓肿是新生儿期和婴幼儿期较常发生的一种急性肛周化脓性感染,若感染未控制,则形成肛周脓肿,脓肿破溃或切开后常形成肛瘘(anal fistula)。脓肿是肛周感染的急性期,而肛瘘则为其慢性期。

五、肛周脓肿

实习方法

学生分组询问病史、查体。教师提供相关图片资料供学生实习。教师指导学生讨论并制订治疗方案。

【采集病史】

问 诊

肛周有无包块,包块是否有红肿热痛及波动感等表现。

查 体

1. 患儿肛周有无包块,包块是否有红、肿、热、痛及波动感。
2. 检查全身其他部位是否有脓肿形成。
3. 检查有无全身感染性症状。

辅 助 检 查

若脓肿形成有波动感,行穿刺检查可抽出脓液。

【诊断要点】

1. 肛周包块。
2. 包块有红、肿、热、痛及波动感。
3. 穿刺可有脓液。
4. 全身感染症状轻。

【治疗】

脓肿切开引流是治疗肛周脓肿的主要方法,一旦诊断明确,即应切开引流。对于肛周广泛蜂窝织炎或伴有全身感染症状患儿,可抗生素治疗,辅以温水坐浴和局部理疗。

思考题

1. 简述肛周脓肿的临床表现及诊断。
2. 简述肛周脓肿的治疗原则。

（植 勇 杜一华 刘 铭）

第二节 新生儿外科疾病

一、肥厚性幽门狭窄

目的要求

1. 掌握肥厚性幽门狭窄的诊断方法及治疗原则。
2. 了解肥厚性幽门狭窄的病因及病理。
3. 了解肥厚性幽门狭窄的临床表现。

知 识 要 点

肥厚性幽门狭窄是婴儿期常见的消化道畸形,其主要特征是幽门环肌层肥厚、幽门管狭窄和胃排空延迟。发病率约 1/1000~3/1000,存在地域、季节和种族差异。男女发病比例约为 4:1~5:1。

实 习 方 法

学生分组询问病史、查体。教师提供相关检查资料供学生实习。教师指导学生讨论并制订治疗方案。

【采集病史】

问 诊

1. 有无进行性加重的呕吐病史,且呕吐物是否为不含胆汁的胃内容物,呕吐后患儿是否有食欲。
2. 有无消瘦、脱水及电解质紊乱等。

查 体

1. 患儿是否有营养不良的表现,如消瘦、皮下脂肪少等。
2. 检查有无胃型及蠕动波。
3. 检查右上腹是否能扪及橄榄样肿块。

辅 助 检 查

1. 超声检查 诊断标准包括幽门肿块的三项指标,即幽门肌层厚度≥4mm,幽门管长度≥18mm,幽门管直径≥15mm。
2. 上消化道造影 典型的影像包括胃扩张、胃蠕动波增强,胃排空延迟;幽门管腔狭窄,呈线样征、双轨征、鸟嘴征;幽门管腔增长。

【诊断要点】

1. 多有出生后 2~3 周开始的进行性加重的呕吐病史,呕吐物不含胆汁,呕吐后患儿食欲仍较旺盛。
2. 消瘦、脱水、电解质紊乱。
3. 肉眼可见胃型及蠕动波,右上腹可扪及橄榄样肿块。
4. 超声、上消化道造影结果提示幽门肥厚狭窄。

【治疗】

诊断明确后应积极行术前准备,尽早手术治疗。手术采用开腹或腹腔镜下幽门环肌切开术。

思考题

1. 简述肥厚性幽门狭窄的临床表现及诊断。
2. 简述肥厚性幽门狭窄的鉴别诊断。
3. 简述肥厚性幽门狭窄的治疗原则。

二、肠旋转不良

目的要求

1. 掌握肠旋转不良的诊断方法及治疗原则。
2. 了解肠旋转不良的病因及病理。
3. 了解肠旋转不良的临床表现。

知识要点

肠旋转不良是指肠管在胚胎发育过程中以肠系膜上动脉为轴心的旋转运动发生异常或不完全,导致肠道位置发生变异和肠系膜附着不全,易引起肠梗阻的一种先天性疾病。该病可引发肠梗阻和(或)肠扭转。55% 的肠旋转不良症状出现在出生后 1 周内,80% 在生后 1 个月内,少数在婴儿或儿童期散发。发病率约 1∶6000。男性发病率高于女性,约 2∶1。有时肠旋转不良合并其他严重畸形,如腹裂、膈疝等。正常人群中约 0.2% 存在未被发现的肠旋转不良。

实习方法

学生分组询问病史、查体。教师提供相关检查资料供学生实习。教师指导学生讨论并制订治疗方案。

【采集病史】

问 诊

1. 何时出现呕吐,呕吐物是否含有胆汁。
2. 出生后排便是否正常,呕吐后是否伴有大便异常,尤其是有无血便。

查 体

1. 患儿是否有明显的脱水、电解质紊乱,是否伴有发烧、发绀、四肢发凉,皮肤花纹等中毒休克表现。
2. 有无腹胀、腹壁静脉扩张、腹壁皮肤发红、指压痕、肠鸣音消失等表现。
3. 有无血便。

辅 助 检 查

1. 腹部平片 典型的影像为胃和十二指肠扩大。表现为"双泡征"或"三泡征",与十二指肠狭窄或闭锁很难鉴别。
2. 钡灌肠 是诊断肠旋转不良的重要依据,如能显示盲肠位置异常,对肠旋转不良的诊断具有决定性意义。
3. 超声检查 主要判断肠系膜上动脉和肠系膜上静脉位置关系是否正常。

【诊断要点】

1. 出生后 3~5 天出现胆汁性呕吐病史,腹部无明显阳性体征。
2. X 线提示胃和十二指肠扩大,表现为"双泡征"或"三泡征"。
3. 钡灌肠提示结肠框及回盲部位置异常。

【治疗】

新生儿期无症状者可继续观察。梗阻症状或急性腹痛发作是手术指征,均应早期手术治疗。肠道出血或腹膜炎体征提示发生扭转,必须急诊处理,术前准备不超过 2~3 小时。

思 考 题

1. 简述肠旋转不良的临床表现及诊断。
2. 简述肠旋转不良的治疗原则。

三、先天性肠闭锁与肠狭窄

1. 掌握肠闭锁的临床表现。
2. 熟悉其临床诊断思路,各种肠闭锁的 X 线片特点和治疗原则。

知 识 要 点

先天性肠闭锁和肠狭窄是一种比较少见的先天性疾病,严重威胁患儿生命。肠道任何部位都可能发生闭锁和狭窄,最多见于回肠和空肠下部,其次是十二指肠和空肠近端,结肠闭锁较少见。一般为单一闭锁,10% 至 25% 可为多发闭锁。临床分类:十二指肠闭锁与狭窄,空回肠闭锁与狭窄,结肠闭锁与狭窄。

实 习 方 法

实习前由学生作好病史询问和体格检查,并记录完整病史,教师带领同学进行教学查房,使学生了解先天性肠闭锁与肠狭窄的临床表现。回示教室由中心组汇报病史,总结临床特点,提出诊断及处理意见,然后结合该例由老师组织讨论病因、发病机理、病理、临床表现、诊断、鉴别诊断、治疗、预防,并示教腹部平片特征。

【采集病史】

问　　诊

1. 既往史及年龄　主要问诊产检情况。
2. 呕吐　发生的时间、频率、呕吐物的气味、性状、量、加重或缓解因素。
3. 胎便排出情况　有无正常胎便排出,排出胎便颜色、次数,性状及量。
4. 曾做过什么检查,接受过什么治疗。

查　　体

1. 腹部　腹围,是否伴有腹壁静脉怒张,肠型及蠕动波。
2. 直肠指检　肛门口有无外痔,肛门括约肌紧张度,肠腔内粪块情况。指套退出后有无染血。
3. 全身情况　营养状况,有无消瘦、贫血等表现。

辅 助 检 查

1. 实验室检查　血常规,生化 + 电解质。
2. 影像学检查　宫内超声,腹部 X 线片,钡剂灌肠,CT 检查。

【诊断要点】

1. 新生儿出生后频繁呕吐胆汁或胎便,有腹胀以及无正常胎粪从肛门排出,即应高度疑。
2. 高位肠闭锁在腹部直立位平片可见到"三泡征"或一个大液平,低位肠闭锁显示多个液平及扩张之肠襻,但无结肠气体影。

【治疗】

1. 一经确诊,立即手术。
2. 术前的治疗包括禁食、胃肠减压、输液、输血、矫正脱水、维持营养和提高机体抵抗力、控制感染。
3. 术后的营养管理。

思 考 题

1. 简述先天性肠闭锁的临床表现及诊断。
2. 简述先天性肠闭锁的治疗原则。

（杜一华　郭　静　刘　铭）

第三节　小儿骨科疾病

一、发育性髋关节脱位

目的要求

1. 掌握发育性髋关节脱位临床表现、诊断方法和治疗原则。重点掌握新生儿检查法。
2. 熟悉发育性髋关节脱位分类及分型。了解发育性髋关节脱位的病理变化。

知 识 要 点

本病既往一直被称为先天性髋关节脱位（congenital dislocation of the hip，CDH），目前认为应称着发育性髋关节脱位（Developmental Dysplasia of the Hip，DDH），是最常见的四肢畸形，通常包括股骨头完全脱位、半脱位及髋臼发育缺欠。80% 至 90% 为女孩患病，80% 为第一胎。20% 左右有家族史。对本病而言，早期诊治事半功倍，贻误诊治事倍功半。

实 习 方 法

1. 由教师讲解该病的病因、病理改变特点，学生选择典型病例进行问诊查体，加深对该病的认识。
2. 教师指导学生了解骨科诊治程序。教师对各实习组学生收集的典型病案予以评述，尤其对不同年龄阶段发育性髋关节脱位的治疗重点讲解，指导学生拟定治疗方案。通过实习培养学生的临床工作思维能力。
3. 结合病例、了解保守治疗、手术治疗的适应证及相关术前准备及并发症。

【采集病史】

问　诊

1. 出生时分娩方式、复苏措施、襁褓方式。
2. 如何发现脱位及治疗情况。
3. 既往病史。

查　体

1. 新生儿体征检查
（1）皮纹不对称，肢体不等长。
（2）Allis 阳性、Ortolani 试验阳性。
（3）Barlow 试验阳性证实髋关节不稳定。
2. 婴幼儿体征检查
（1）走路跛行、下肢短缩。
（2）Allis 阳性、外展试验阳性。

辅　助　检　查

X 线片检查可显示发育性髋关节脱位的类型和程度。X 线骨盆正位片检查主要发现，股骨近端间歇增宽、shenton 线破坏和髋臼指数增大、股骨头不位于 PerKin 内下象限。

【诊断要点】

1. 生产史、遗传史。
2. 查体情况，皮纹不对称，肢体不等长、走路跛行、下肢短缩、Allis 阳性、Ortolani 试验阳性、外展试验阳性。
3. X 线片检查可明确发育性髋关节脱位的分类和程度。

【治疗】

发育性髋关节脱位的治疗原则：越早治疗、方法越简单效果越好，根据不同年龄和病理变化差异选择不同治疗方法。

1. 保守治疗　Pavlik 支具，年龄在 6 个月以下婴儿，Ortolani 试验阳性，应用支具 3~4 个月。

2. 6 个月至 2 岁婴幼儿需手法复位，为防止股骨头坏死、应先牵引、内收肌切断、全麻下轻柔手法复位，术后用蛙式石膏固定；3 个月后更换支具，待关节囊回缩到正常位置，髋关节稳定，3 次石膏即可去掉固定。闭合复位失败或复位后不能稳定固定者，需要切开复位加骨盆截骨。

3. 2 岁以上一般需要切开复位、骨盆截骨和股骨截骨。6 岁以下，髋臼指数小于 45 度，宜选用 salter 骨盆截骨术，年龄大于 6 岁，髋臼指数大于 45 度，应行 Pemberton 髋臼成形术。如前倾角大于 45°，应行股骨近端旋转截骨。

4. 8 岁以后治疗较困难。多需要联合截骨，术后效果不定，并发症较多。

5. 术后并发症：主要有再脱位、关节僵硬和股骨头缺血性坏死。

思考题

1. 发育性髋关节脱位的临床表现及治疗原则有哪些？
2. 发育性髋关节脱位术后并发症主要有哪些？

二、先天性马蹄内翻足

目的要求

1. 熟悉先天性马蹄内翻足临床表现和治疗。
2. 了解先天性马蹄内翻足的病因、病理及分型。

知 识 要 点

先天性马蹄内翻足是常见的一种先天畸形,其发病率约 1/1000,男孩为女孩的 2 倍,单侧稍多于双侧。畸形包括前足内收、踝关节马蹄及跟骨内翻。随着患儿年龄增加病理改变日渐加重,早期正确处理对预后极为重要。

实 习 方 法

教师针对先天性马蹄内翻足病理改变进行讲述,从而加深学生对课堂学习内容的理解。

【采集病史】

问　诊

1. 有无家族史。
2. 孕产史。

查　体

检查患足出现的畸形:足下垂、前足内收、跟骨内翻、小腿内旋。

辅 助 检 查

X 线片。

【诊断要点】

1. 生后即出现足下垂、前足内收、跟骨内翻、小腿内旋畸形。
2. X 线片显示跟骨和距骨成角的大小。

【治疗】

治疗原则:越早越好,出生后开始。

1. 保守治疗　一般出生后即可手法板正。目前,Poseti 的旋后外展手法矫正和系列长腿石膏管型固定被公认为首选的保守治疗方法。

2. 手术治疗　如僵硬型石膏固定失败,宜 6 个月后手术治疗

（1）软组织松解术:6~18 个月为最佳时机。

（2）肌力平衡手术：主要用于保守治疗后的补充治疗。

（3）骨性手术：大龄僵硬儿童。

思 考 题

先天性马蹄内翻足主要畸形及治疗原则是什么？

三、先天性肌性斜颈

目的要求

1. 了解先天性肌性斜颈的病因。

2. 熟悉先天性肌性斜颈的治疗原则。

知 识 要 点

先天性肌性斜颈病变在胸锁乳突肌，是由一侧胸锁乳突肌挛缩、纤维化导致，引起颈部歪斜，头偏向患侧，下颌转向健侧。单侧发病，颜面部逐渐不对称。往往在出生 1 个月内发现，及早诊断、尽早治疗，效果好。

实 习 方 法

由教师讲解先天性肌性斜颈病因学特点，学生选择典型病例进行查体，加深认识。

【采集病史】

问　　诊

1. 询问妊娠史。

2. 生产史。

3. 临床表现。

查　　体

检查局部情况：新生儿期局部可扪及一圆形、质硬的包块，头向一侧偏斜，年长儿胸锁乳突肌纤维化挛缩，头向一侧偏斜，双侧面颊不对称。

辅 助 检 查

检查：包括 X 线片、超声检查。

【诊断要点】

1. 可有臀位产史。

2. 新生儿期局部可扪及一圆形、质硬的包块，头向一侧偏斜。

3. 年长儿胸锁乳突肌纤维化挛缩,头向一侧偏斜,双侧面颊不对称。

4. X线片排除颈椎畸形等导致的骨性斜颈。

【治疗】

原则:早诊断、早治疗。

1. 保守治疗 出生后即可手法矫正,即颈部按摩,头部被动矫正,一般 6~12 个月,1 岁以内多能奏效。

2. 手术治疗 保守治疗不成功,1 岁以后行患侧胸锁乳头肌切断术,术后颈托固定 2~4 周,术后仍需手法矫正和按摩 1 至 2 年。

思 考 题

1. 先天性肌性斜颈的临床特点及治疗原则是什么?

2. 先天性肌性斜颈需与哪些疾病进行鉴别诊断?

四、骨关节化脓性感染

目的要求

1. 掌握骨与关节急性化脓性感染的发病机制、早期诊断及治疗原则。

2. 熟悉慢性化脓性骨髓炎的病因、诊断方法及治疗原则。

知 识 要 点

化脓性骨髓炎(suppurative osteomyelitis)的病因为化脓性细菌感染所致,可波及骨膜、骨松质、骨皮质。其感染途径有:①血源性感染;②开放性感染;③邻近软组织直接蔓延。

(一)急性血源性骨髓炎

急性血源性骨髓炎(acute haematogenous osteomyelitis)以溶血性金黄色葡萄球菌感染最为常见。儿童骨骺板附近血流丰富,流动缓慢,因此急性血源性骨髓炎好发于儿童长骨干骺端。本病的病理变化为骨质破坏与死骨形成,后期有新生骨成为骨性包壳。早期诊断是本病治疗的关键。

实 习 方 法

教师选择急慢性骨与关节化脓性感染的典型病例,学生在教师指导下进行病史采集后,分组讨论、分析并拟定诊断及治疗方案。

【采集病史】

问 诊

1. 年龄、有无外伤史。

2. 有无毒血症症状,有无昏迷、感染性休克症状。

3. 患区是否剧痛。

查 体

1. 可见肢体半屈曲状,皮温高,有局限性、环周性肿胀和压痛。
2. 有时可出现病理性骨折体征。

辅 助 检 查

1. 一般检查 包括白细胞计数、分类检查,脓培养、血培养检查,局部脓肿分层穿刺检查。
2. 特殊检查 包括 X 线片、CT、放射性核素骨显像检查。

【诊断要点】

1. 本病儿童多见,常有外伤史及皮肤感染史。
2. 起病急骤,毒血症症状重。
3. 剧烈疼痛时体呈屈曲状,皮温高,有局限性、环周性肿胀和压痛,有时可出现病理性骨折体征。
4. 白细胞计数 $>10 \times 10^9/L$,中性粒细胞比例增高,脓培养、血培养检查呈阳性,局部脓肿分层穿刺检查可见穿刺物培养阳性;X 线检查提示 2 周后出现骨膜反应;放射性核素骨显像可早期提示诊断;CT 可以显示骨髓腔和骨膜下及软组织脓肿。

【治疗】

1. 早期诊断 是本病治疗的关键。
2. 抗生素治疗 早期、足量、联合、有效的抗生素治疗在发病 5 天内可以控制炎症。可根据血培养与药敏试验结果选择抗生素。
3. 手术治疗 本病的手术治疗方法为钻孔引流法或开窗减压法。

(二) 慢性骨髓炎

慢性骨髓炎(chronic osteomyelitis)的发病原因为:①骨髓炎在急性感染期未得到彻底控制且反复发作;②骨髓炎系低毒性细菌感染引起。

实 习 方 法

教师对典型病例进行分析,使学生了解慢性骨髓炎的临床特征、演变特点与治疗措施。最后,学生在教师的指导下拟定慢性骨髓炎的治疗方案。

【采集病史】

问 诊

1. 是否有急性血源性骨髓炎或开放性骨折史。
2. 是否有持续或间断低热、局部肿痛、窦道经久不愈症状。

查 体

1. 可见局部红、肿、压痛、窦道形成,皮肤色素沉着。
2. 可并发病理骨折体征,可见邻近关节畸形。

辅 助 检 查

X线片检查是慢性骨髓炎的主要检查方法。

【诊断要点】

根据病史、体征,结合X线片,诊断慢性骨髓炎不难,特别是有死骨排出史,诊断更易。

【治疗】

慢性骨髓炎的治疗以手术为主,治疗原则是消除死骨、炎性肉芽组织和消灭死腔。

思考题

1. 慢性骨髓炎的病理演变过程是怎样的?
2. 血源性骨髓炎的诊断及治疗原则是什么?

(刘 铭 谭 毅 杜一华)

第四节 小儿胸外疾病

一、胸腹裂孔疝

目的要求

1. 掌握胸腹裂孔疝的诊断方法及治疗原则。
2. 了解胸腹裂孔疝的病因及病理。
3. 了解胸腹裂孔疝的临床表现。

知识要点

先天性膈疝(congenital diaphragmatic hernia)是由于某些因素使膈肌发育延迟或停顿,使膈肌出现薄弱区或缺损,腹腔内脏就会通过这些部位进入胸腔,形成解剖关系异常的一种疾病。分三种类型:胸腹裂孔疝(Bochdalek hernia)、胸骨后疝(又称 Morgagni 孔疝)和食道裂孔疝(congenital hiatus hernia of esophagus)。

胸腹裂孔是膈肌在形成过程中后外侧未能愈合形成的缺损,左侧膈肌闭合较右侧晚,故左侧胸腹裂孔疝多见,占85%~90%。疝内容物最常见的是小肠,其次是肝脏、胃、脾脏等。

腹内脏器进入胸腔后压迫肺脏,导致肺发育不良。

实习方法

1. 学生分组询问病史、查体。
2. 教师提供相关检查资料供学生实习。
3. 教师指导学生讨论并制订治疗方案。

【采集病史】

问 诊

1. 出生后有无出现进行性加重的呼吸困难、发绀。
2. 是否伴有呕吐症状,呕吐物是否含胆汁或粪质。
3. 有无消瘦、脱水及电解质紊乱等。

查 体

1. 患儿有营养不良的表现,如消瘦、皮下脂肪少等。
2. 气管向健侧移位,患侧呼吸运动减弱,叩诊为鼓音或浊音,听诊呼吸音减弱或消失,可闻及肠鸣音和振水音。

辅 助 检 查

1. 胸片和胸部 CT 检查　纵隔向健侧移位,胸腔内可见充气肠管,有时可见肝脾进入胸腔,患侧肺明显受压。
2. 上消化道造影　部分消化道进入患侧胸腔,造影剂排空延迟或滞留。

【诊断要点】

1. 出生后出现进行性加重的呼吸困难、发绀。
2. 伴有呕吐症状,呕吐物含胆汁或粪质。
3. 有消瘦、脱水及电解质紊乱等。
4. 胸片、胸部 CT 以及上消化道造影提示有腹腔脏器进入胸腔。

【治疗】

新生儿期发病,且有明显呼吸困难或消化道梗阻表现者应急诊手术。若呼吸道和消化道症状不明显,尤其幼儿或年长儿患儿,肺发育相对完善,可以择期手术。手术可经胸或经腹进行,近年很多医生在胸腔镜或腹腔镜下完成微创修补术,效果满意。

思考题

1. 膈疝的常见类型有哪些?
2. 胸腹裂孔疝的治疗原则是什么?
3. 胸腹裂孔疝的常用辅助检查措施有哪些?

二、膈 膨 升

目的要求

1. 掌握膈膨升的诊断方法及治疗原则。
2. 了解膈膨升的病因及病理。
3. 了解膈膨升的临床表现。

知 识 要 点

膈膨升（eventration of the diaphragm）是由于先天性或获得性原因引起的膈肌张力异常降低而向胸腔过度抬高。先天性膈膨升指在胚胎发育过程中，膈肌发育障碍，膈肌纤维或胶原纤维层不同程度缺陷，导致膈肌薄弱，出现膈膨升。后天性膈膨升是由于膈神经损伤，使膈肌张力降低，而出现膈肌异常抬高。

实 习 方 法

学生分组询问病史、查体。教师提供相关图片资料供学生实习。教师指导学生讨论并制订治疗方案。

【采集病史】

问 诊

1. 由于膈肌的松弛程度不同，膨升的高低各异，临床症状出现的早晚、轻重各有不同，轻者可没有症状；
2. 有无反复肺部感染的病史，有无呼吸困难、发绀等症状。

查 体

临床症状轻重不一，重者出现患侧呼吸动度减弱，叩诊浊音。气管向健侧移位，有时闻及肠鸣音。

辅 助 检 查

1. 胸部 X 片提示患侧膈肌抬高，常达第二、三肋间水平，膈肌弧度光滑不中断，其下方为胃肠阴影。
2. 胸透可见患侧膈肌与健侧有矛盾呼吸现象。

【诊断要点】

1. 有反复肺部感染的病史。
2. 有呼吸困难、发绀等症状。

3. 患侧呼吸动度减弱,叩诊浊音,气管向健侧移位,有时闻及肠鸣音。

4. 胸片提示患侧膈肌抬高,胸透患侧膈肌与健侧有矛盾呼吸现象。

【治疗】

1. 新生儿膈膨升若有严重呼吸困难、发绀者,需急诊手术治疗。

2. 无症状的膈膨升需长期随访观察,暂不手术治疗。

3. 婴幼儿和年长儿临床症状轻微或不明显,但有反复呼吸道感染,膈肌膨升位置较高,一般大于两个肋间隙,可择期手术治疗。

4. 手术常采用经胸途径行膈肌折叠缝合术,近年腔镜下微创手术已广泛开展,效果满意。

思 考 题

1. 膈膨升的临床表现有哪些?

2. 膈膨升的治疗原则是什么?

3. 膈膨升的常用辅助检查措施有哪些?

三、漏 斗 胸

目的要求

1. 掌握漏斗胸的诊断方法及治疗原则。

2. 了解漏斗胸的病因及病理。

3. 了解漏斗胸的临床表现。

知 识 要 点

漏斗胸(pectus excavatum)是以胸骨体下端及剑突为中心的胸骨及相连的肋软骨向内凹陷,形成漏斗状的前胸廓畸形。胸骨体下端及剑突向内凹陷,深浅不一,随着年龄增长而加重,严重影响患儿的呼吸和循环功能。根据外观畸形形态和凹陷范围,漏斗胸分为广泛型、普通型、局限型和不规则形。

实 习 方 法

学生分组询问病史、查体。教师提供相关检查资料供学生实习。教师指导学生讨论并制订治疗方案。

【采集病史】

问   诊

1. 与同龄儿童相比有无活动受限,心悸气促表现。

2. 有无反复呼吸道感染病史。

查 体

1. 通过外观即可诊断,有典型的漏斗胸表现,即胸骨肋骨凹陷,呈漏斗状,腹前突,脊柱偶有侧弯。

2. 漏斗程度用下列方法测量:

（1）漏斗容积:患儿仰卧,注入漏斗的水量来表示,平均 30~50ml。

（2）漏斗指数:轻度凹陷 FI<0.2;中度凹陷 0.2<FI<0.3;重度凹陷 FI>0.3。

（3）胸脊间隙:胸骨与脊柱间距离（L）,L>7cm 为轻度;L=5 至 ~7cm 为中度;L<5cm 为重度。

辅 助 检 查

1. 胸部 X 线片　正位胸片了解心脏有无移位和形态变化,侧位片了解胸骨体后缘和胸椎前缘之间的最小距离。

2. 胸部 CT　能更准确和直观反映其严重程度和心肺受压情况。

3. 心电图　大多数有异常变化,如不完全传导阻滞和心肌受损改变。

【诊断要点】

1. 通过外观即可诊断,有典型的漏斗胸表现,即胸骨肋骨凹陷,呈漏斗状,腹前突。

2. 结合胸片、胸部 CT、心电图改变可进一步准确判断漏斗胸严重程度。

【治疗】

1. Haller 指数 >3.25,对心肺功能有影响,畸形明显有心理负担的需手术治疗。

2. 手术年龄一般认为大于 3 岁较为理想。

3. Nuss 微创手术是近年来新开展的术式,创伤小,手术时间短,切口隐蔽,恢复快,目前漏斗胸治疗最为广泛采用的术式。

4. 胸骨翻转术,无内固定,但创伤大,现已少用。

5. 胸骨抬举术,创伤较大。

6. 胸骨悬吊术,创伤较小,悬吊物限制了患儿活动,患儿不易配合。

7. 胸壁负压吸引法,无创,极少医院采用,远期疗效有待进一步观察。

思考题

1. 漏斗胸的临床表现是什么?

2. 漏斗胸的治疗原则是什么?

（廖凯男　杜一华　刘 铭）

第五节 小儿泌尿外科疾病

一、包 茎

目的要求

1. 了解包茎的原因。
2. 掌握包茎的临床表现。
3. 熟悉包茎的诊断方法、治疗原则和治疗方法。

知识要点

包皮口狭小或包皮与阴茎头粘连,使包皮不能上翻露出尿道口和阴茎头,称为包茎。包茎分先天性和后天性,先天性包茎包皮外口窄,包皮与龟头粘连,不能上翻。后天性包茎系炎症、外伤等使包皮口粘连狭窄所致。先天性包茎随阴茎的生长、勃起,包皮可自行向上退缩显露阴茎头。

实习方法

首先教师简单讲解关于包茎的病因、临床表现、诊断及治疗方法等内容;然后带学生到病床旁指导学生询问典型患者的病史,进行采集病史、查体。最后教师组织学生讨论、总结。

【采集病史】

问 诊

1. 阴茎外观情况及表现时间,有无导致原因。既往有无包皮炎及包皮外伤史。
2. 有无包皮口发炎、排尿困难、尿线变细、排尿时间延长、排尿疼痛或脓性分泌物现象。

查 体

检查包皮口能否外露,局部是否有瘢痕、周围皮肤是否有增厚、是否有红肿、是否有脓性分泌物,是否有包皮及龟头溃疡、在冠状沟处是否可扪及小肿块。

辅 助 检 查

无特殊。

【诊断要点】

1. 包皮过长、外口狭小、不能翻起、使阴茎头不能裸露者为包茎。因屡发包皮阴茎头炎,致使两者粘连使包皮不能上翻、阴茎头不能裸露者为继发包茎。

2. 包茎之外口较小,偶尔勉强将包皮上翻至冠状沟区,并嵌顿于该处不能下翻者为嵌顿包茎。历时稍久,嵌顿环远端之包皮发生明显水肿甚至坏死,严重者可影响排尿。

【治疗】

婴幼儿期的先天性包茎可将包皮反复试行上翻,以便扩大包皮口。手法要轻柔,不可过分急于把包皮退缩上去。当阴茎头露出后,清洁包皮垢,涂抗生素药膏或液状石蜡使其润滑,然后将包皮复原,否则会造成嵌顿包茎。大部分小儿经此种方法治疗,随年龄增长均可治愈,只有少数需做包皮环切术。后天性包茎患者由于其包皮口呈纤维狭窄环,需行包皮环切术。

1. 包皮环切术的适应证
（1）包皮口有纤维性狭窄环。
（2）反复发作阴茎头包皮炎。
（3）5 岁以后包皮口狭窄,包皮不能退缩而显露阴茎头。
（4）包茎伴有膀胱输尿管反流。
2. 手术方式　包皮环切术或包皮套扎术
3. 包皮环切术的并发症　切口感染、出血、包皮切除过多、包皮保留过多、包皮口形成瘢痕狭窄环、阴茎损伤、尿道口狭窄。
4. 术后护理
手术后用温盐水或 33% 浓度硫酸镁溶液清洗阴茎部,防止阴茎勃起出血和发炎外,并应注意包扎敷料的干燥,万一被尿液浸湿应及时更换,一般术后 5~7 日拆线（新的圈套术不需拆线）。

思 考 题

1. 包茎的病因有哪些?
2. 包茎的手术适应证有哪些?

二、隐匿性阴茎

目的要求

1. 了解隐匿性阴茎的原因。
2. 掌握隐匿性阴茎的临床表现。
3. 熟悉隐匿性阴茎的诊断方法、治疗原则和治疗方法。

知 识 要 点

隐匿性阴茎是一种先天性外生殖器畸形。其特征是阴茎体发育正常,其病因为阴茎皮肤没有正常附着于深层筋膜,而是呈松弛状态,致使阴茎隐匿于耻骨下皮肤中。另外,肉膜筋膜发育不良,失去弹性,进而会限制阴茎的伸展,可能也是引起本病的原因之一。在肥胖的年长儿及青少年,则是由于其下腹部尤其是耻骨前脂肪堆积,而使阴茎呈隐匿状,部分患者上述病因可以同时存在。

实习方法

教师指导学生在病床前采集患者病史、体格检查,综合讨论、分析病情,做出诊断并拟定治疗方案。最后教师结合临床重点讲授隐匿性阴茎的治疗原则。

【采集病史】

问 诊

询问患儿出生后及发育过程中阴茎外观及变化情况。

查 体

阴茎外观短小,隐匿于耻骨前皮下,包皮口与阴茎根距离短。包皮似一鸟嘴包住阴茎,阴茎皮肤与阴茎体不附着,内板多,外板少。整体呈宝塔状。用手握住阴茎同时将周围皮肤后推,可以显示正常阴茎体。

辅 助 检 查

无特殊。

【诊断要点】

结合患者病史及查体,隐匿性阴茎诊断容易。隐匿阴茎经常合并包茎。一部分类似于埋藏性阴茎,该病为患儿肥胖及耻骨前脂肪异常堆积所致,应加以区别。此外本病还应与阴茎阴囊融合、小阴茎相鉴别。

【治疗】

如能上翻包皮暴露阴茎头可不必手术,隐匿阴茎可随年龄增长逐渐好转。6岁后外观若无明显改善可考虑手术治疗。手术方式较多,目的是扩大包皮口,暴露阴茎头,促进阴茎正常发育。手术方式为阴茎包皮整形术,不宜简单做包皮环切手术。

思考题

隐匿性阴茎如何与埋藏性阴茎及单纯包茎鉴别?

三、尿 道 下 裂

目的要求

1. 了解尿道下裂的原因。
2. 掌握尿道下裂的临床表现。
3. 熟悉尿道下裂的诊断方法、治疗原则和治疗方法。

知识要点

尿道下裂是因前尿道发育不良而致,尿道外口位于正常位置近端至会阴部的途径上,且大部分患儿并发阴茎下弯。是小儿泌尿系统中常见的先天性畸形。本病发病率约为8/1000,病因尚未十分明确,其发病有明显的家族倾向,为多基因遗传病。对于尿道下裂合并双侧隐睾的患者要鉴别有无性别异常。

实习方法

教师指导学生在病床前采集患者病史、体格检查,综合讨论、分析病情,作出诊断并拟定治疗方案。最后教师结合临床重点讲授尿道下裂的治疗原则。

【采集病史】

问　诊

1. 患儿出生后阴茎发育情况,包括阴茎外观、尿道口位置等。
2. 日常排尿情况,是否站立排尿,如体位、尿线、射程等。
3. 家族中其他成员有无类似疾病史。

查　体

1. 尿道口开口异常　可异位于从正常尿道口近端至会阴部尿道的任何部位。
2. 阴茎下弯　向腹侧弯曲按阴茎头和阴茎体纵轴交接夹角可将阴茎下弯分为轻度:<15°;中度:15°~35°;重度:>35°。其中又有阴茎头下屈和阴茎体下弯两种情况。
3. 包皮异常分布　包皮呈帽状堆积于阴茎头背侧而阴茎头腹侧包皮因未能在中线融合呈V形缺损,包皮系带缺如。阴茎腹侧异常纤维索带附着。
4. 伴发畸形,腹股沟斜疝和睾丸下降不全常见,许多还合并阴茎阴囊转位、阴茎扭转,小阴茎,重复尿道等。

辅助检查

尿道下裂如伴有其他系统畸形,应行上尿路常规检查。术前应常规检查性激素8项、外周血染色体,完善心电图、胸片、凝血、生化检验等相关术前准备。

【诊断要点】

尿道下裂是肉眼可见畸形,无需过多辅助检查,结合患者病史及查体,诊断容易。诊断要点为阴茎下弯、尿道开口异常及包皮异常附着。可分为阴茎头型、阴茎体型、阴囊型、会阴型等类型。

【治疗】

1. 手术年龄　为消除患儿心理障碍,2~5岁为最佳手术时间。
2. 手术方法　有200多种,主要包括阴茎下弯畸形矫正、尿道成形、阴茎头、阴茎皮肤、阴囊皮肤整形几个主要步骤。

3. 手术治疗结果应达到以下标准

（1）尿道口位于阴茎头正位。

（2）阴茎下弯完全矫正。

（3）阴茎外观满意,接近正常。

（4）能站立排尿。

（5）成年后能进行正常性生活。

思 考 题

尿道下裂患儿长大后能否有正常的生育功能。

四、隐　睾

目的要求

1. 了解隐睾的原因。

2. 掌握隐睾的临床表现。

3. 熟悉隐睾的诊断方法、治疗原则和治疗方法。

知 识 要 点

隐睾（cryptorchidism）从字面上讲是指隐藏着的睾丸,睾丸未能按正常发育过程从腹膜后下降至阴囊底部,但有些情况也被包括在内,如睾丸缺如、真性睾丸未降或睾丸下降不全及睾丸异位等,是泌尿生殖系的一种常见先天畸形。

实 习 方 法

首先教师简单讲解关于隐睾的病因、临床表现、诊断及治疗方法等内容;然后带学生到病床旁指导学生询问典型患者的病史,进行采集病史、查体。最后教师组织学生讨论、总结。

【采集病史】

问　诊

1. 出生后发现阴囊空虚的时间,近期有无受什么刺激如寒冷或惊吓,睾丸是否一直未能扪及。

2. 曾做过何种辅助检查、诊断、治疗,治疗的结果如何。

查　体

检查空虚阴囊内有无睾丸,于体表主要是腹股沟区可否扪及肿块,是否能推入阴囊,有无触痛及对侧阴囊情况。是否合并鞘膜积液等。

辅 助 检 查

阴囊、双侧睾丸、附睾或腹腔内彩超,判断患侧有无睾丸及隐睾所处的位置。

【诊断要点】

1. 病史是否自幼阴囊空虚。
2. 查体在腹股沟区是否能触及肿块。
3. 行阴囊、双侧睾丸及附睾彩超判断患侧有无睾丸及隐睾所处的位置。
4. 需要与回缩性睾丸及游走性睾丸相鉴别。

【治疗】

主要目的是下降固定睾丸于阴囊内,为睾丸创造合适的环境,使其正常发育。

1. 激素治疗 绒毛膜促性腺激素(human chorinic gonadotrophin, HCG);促黄体素释放素(luteinizing hormone releasing hormone, LHRH)。

2. 手术治疗

(1)手术指征:在 1 岁以后 2 岁之前进行手术治疗。

(2)手术方式:隐睾的手术方法较多,睾丸下降固定术是主要治疗方法。高位隐睾可采用分期睾丸固定术、分期切断精索血管下移睾丸(Fowler-Stephens 术)、也可行睾丸自体移植、睾丸切除术。腹腔镜下睾丸下降或腹腔镜辅助下睾丸下降固定术是近年应用较广的微创手术方式。

【预后】

受隐睾的发育情况、下降固定情况、手术时的年龄等多种因素影响。一般年龄越小对生育影响越小。若对侧睾丸正常一般不影响生育。

思考题

1. 如何确定隐睾的手术时机?
2. 隐睾不治疗的可能危害有哪些?

五、先天性肾积水

目的要求

1. 了解先天性肾积水的原因。
2. 掌握先天性肾积水的临床表现。
3. 熟悉先天性肾积水的诊断方法、治疗原则和治疗方法。

知识要点

先天性肾积水多数（85%至90%）是由先天性肾盂输尿管连接处梗阻（ureteropelvic junction obstruction）导致，是小儿较常见的泌尿系统畸形。也可以因迷走的血管压迫、肾盂输尿管连接处瓣膜等原因所致。男性多于女性，左侧多于右侧，双侧者占10%左右，偶可见孤立肾肾积水。

实习方法

教师先简单介绍肾积水的病因、病理生理、临床表现、诊断及治疗方法等，然后带学生到病床旁观察典型病例，增加学生对先天性肾积水的理性和感性认识。

【采集病史】

问　诊

1. 多数无特殊症状，很多是体检发现肾积水。
2. 有无腹部肿块、腰部疼痛、消化道症状、血尿和脓尿及氮质血症。
3. 接受过什么检查、治疗。

查　体

检查腰腹部有无肿块、压痛，以及肾区有无叩击痛。

辅　助　检　查

1. 腹部超声观察肾盂、肾盏扩大的程度及肾实质厚度。
2. 静脉肾盂造影（intravenous pyelography，IVP）与重复肾、输尿管囊肿及发育不良肾鉴别。
3. 放射性核素检查用于经IVP不显影者。
4. 排尿性膀胱尿道造影与膀胱输尿管反流、输尿管囊肿、尿道瓣膜和尿道憩室鉴别。

【诊断要点】

1. 病史是否有腹部肿块、腰部疼痛、消化道症状、血尿和脓尿及氮质血症。
2. 辅助检查腹部超声、静脉肾盂造影（IVP）、放射性核素检查、排尿性膀胱尿道造影。

【治疗】

重度积水的患儿需要手术治疗。一般为超声提示肾盂积水大于3cm，或ECT提示患肾分肾功能小于40%或进行性下降。

1. 治疗原则　手术解除梗阻，恢复患肾功能。
2. 手术方式　可采用传统开放或腹腔镜下离断式肾盂输尿管成形术（Anderson-Hynes术式）。

【预后】

解除梗阻后原有症状可消失,肾功能和肾实质厚度可有一定恢复,术后 6 个月内恢复较快,术后 1 年基本定型。除早期轻度积水外,大多数病例已扩张的肾盂、肾盏不能恢复到正常状态。

思考题

1. 肾积水的病因有哪些?
2. 肾积水临床表现有哪些?
3. 如何早期发现肾积水?

（彭　强　杜一华　刘　铭）